"大国三农"系列规划教材

普通高等教育"十四五"规划教材

食品毒理学实验

车会莲　主编

贺晓云　张春玲　副主编

罗云波　主审

U0219495

中国农业大学出版社

·北京·

内 容 简 介

食品毒理学实验是食品科学与工程类专业的基础实验课程。食品毒理学实验的研究范围广,涉及领域多,与化学、生物化学、微生物学、生理学、实验动物学、统计分析等有着密切联系。本教材以探索性和创新性的实验为主,充分调动学生的主观能动性,提高学生的创新能力,让学生掌握必要的毒理学实验技能。本教材共10章,包括食品毒理学理论基础、食品毒理学实验基础、食品毒理学实验内容、食品安全性毒理学评价程序与规范、一般毒性作用及其实验方法、致突变作用及其实验方法、致癌实验、外源化学物的生殖发育毒性、免疫毒性及其实验方法、食品毒理学实验方法的应用等。本书既可作为高等院校的教材,也可作为专业科技人员的参考书。

图书在版编目(CIP)数据

食品毒理学实验 / 车会莲主编. --北京:中国农业大学出版社,2022.10
ISBN 978-7-5655-2875-0

Ⅰ.①食… Ⅱ.①车… Ⅲ.①食品毒理学-实验-高等学校-教材 Ⅳ.①R994.4-33

中国版本图书馆 CIP 数据核字(2022)第 193188 号

书 名	食品毒理学实验
作 者	车会莲 主编 贺晓云 张春玲 副主编 罗云波 主审

策划编辑	宋俊果 王笃利 魏 巍	责任编辑	魏 巍
封面设计	郑 川		
出版发行	中国农业大学出版社		
社 址	北京市海淀区圆明园西路 2 号	邮政编码	100193
电 话	发行部 010-62733489,1190	读者服务部	010-62732336
	编辑部 010-62732617,2618	出 版 部	010-62733440
网 址	http://www.caupress.cn	E-mail	cbsszs @ cau.edu.cn
经 销	新华书店		
印 刷	北京时代华都印刷有限公司		
版 次	2023 年 1 月第 1 版 2023 年 1 月第 1 次印刷		
规 格	185 mm×260 mm 16 开本 12.25 印张 305 千字		
定 价	36.00 元		

图书如有质量问题本社发行部负责调换

编 审 人 员

主　编　车会莲（中国农业大学）

副主编　贺晓云（中国农业大学）

张春玲（西北农林科技大学）

编　者　（按姓氏拼音排序）

车会莲（中国农业大学）

额尔敦巴雅尔（内蒙古农业大学）

谷小珍（合肥工业大学）

韩诗雯（中国农业大学）

贺晓云（中国农业大学）

胡英新（中国农业大学）

李秀芬（云南农业大学）

龙芳羽（西北农林科技大学）

罗擎英（四川农业大学）

田金龙（沈阳农业大学）

王　琦（中国农业大学）

吴　薇（青岛农业大学）

夏　菠（湖南农业大学）

张春玲（西北农林科技大学）

朱丽叶（中国农业大学）

主　审　罗云波（中国农业大学）

出 版 说 明
（代总序）

  岁月如梭，食品科学与工程类专业系列教材自启动建设工作至现在的第 4 版或第 5 版出版发行，已经近 20 年了。160 余万册的发行量，表明了这套教材是受到广泛欢迎的，质量是过硬的，是与我国食品专业类高等教育相适宜的，可以说这套教材是在全国食品类专业高等教育中使用最广泛的系列教材。

  这套教材成为经典，作为总策划，我感触颇多，翻阅这套教材的每一科目、每一章节，浮现眼前的是众多著作者们汇集一堂倾心交流、悉心研讨、伏案编写的景象。正是大家的高度共识和对食品科学类专业高等教育的高度责任感，铸就了系列教材今天的成就。借再一次撰写出版说明（代总序）的机会，站在新的视角，我又一次对系列教材的编写过程、编写理念以及教材特点做梳理和总结，希望有助于广大读者对教材有更深入的了解，有助于全体编者共勉，在今后的修订中进一步提高。

  一、优秀教材的形成除著作者广泛的参与、充分的研讨、高度的共识外，更需要思想的碰撞、智慧的凝聚以及科研与教学的厚积薄发。

  20 年前，全国 40 余所大专院校、科研院所，300 多位一线专家教授，覆盖生物、工程、医学、农学等领域，齐心协力组建出一支代表国内食品科学最高水平的教材编写队伍。著作者们呕心沥血，在教材中倾注平生所学，那字里行间，既有学术思想的精粹凝结，也不乏治学精神的光华闪现，诚所谓学问人生，经年积成，食品世界，大家风范。这精心的创作，与敷衍的粘贴，其间距离，何止云泥！

  二、优秀教材以学生为中心，擅于与学生互动，注重对学生能力的培养，绝不自说自话，更不任凭主观想象。

  注重以学生为中心，就是彻底摒弃传统填鸭式的教学方法。著作者们谨记"授人以鱼不如授人以渔"，在传授食品科学知识的同时，更启发食品科学人才获取知识和创造知识的思维与灵感，于润物细无声中，尽显思想驰骋，彰耀科学精神。在写作风格上，也注重学生的参与性和互动性，接地气，说实话，"有里有面"，深入浅出，有料有趣。

三、优秀教材与时俱进，既推陈出新，又勇于创新，绝不墨守成规，也不亦步亦趋，更不原地不动。

首版再版以至四版五版，均是在充分收集和尊重一线任课教师和学生意见的基础上，对新增教材进行科学论证和整体规划。每一次工作量都不小，几乎覆盖食品学科专业的所有骨干课程和主要选修课程，但每一次修订都不敢有丝毫懈怠，内容的新颖性，教学的有效性，齐头并进，一样都不能少。具体而言，此次修订，不仅增添了食品科学与工程最新发展，又以相当篇幅强调食品工艺的具体实践。每本教材，既相对独立又相互衔接互为补充，构建起系统、完整、实用的课程体系，为食品科学与工程类专业教学更好服务。

四、优秀教材是著作者和编辑密切合作的结果，著作者的智慧与辛劳需要编辑专业知识和奉献精神的融入得以再升华。

同为他人作嫁衣裳，教材的著作者和编辑，都一样的忙忙碌碌，飞针走线，编织美好与绚丽。这套教材的编辑们站在出版前沿，以其炉火纯青的编辑技能，辅以最新最好的出版传播方式，保证了这套教材的出版质量和形式上的生动活泼。编辑们的高超水准和辛勤努力，赋予了此套教材蓬勃旺盛的生命力。而这生命力之源就是广大院校师生的认可和欢迎。

第1版食品科学与工程类专业系列教材出版于2002年，涵盖食品学科15个科目，全部入选"面向21世纪课程教材"。

第2版出版于2009年，涵盖食品学科29个科目。

第3版（其中《食品工程原理》为第4版）500多人次80多所院校参加编写，2016年出版。此次增加了《食品生物化学》《食品工厂设计》等品种，涵盖食品学科30多个科目。

需要特别指出的是，这其中，除2002年出版的第1版15部教材全部被审批为"面向21世纪课程教材"外，《食品生物技术导论》《食品营养学》《食品工程原理》《粮油加工学》《食品试验设计与统计分析》等为"十五"或"十一五"国家级规划教材。第2版或第3版教材中，《食品生物技术导论》《食品安全导论》《食品营养学》《食品工程原理》4部为"十二五"普通高等教育本科国家级规划教材，《食品化学》《食品化学综合实验》《食品安全导论》等多个科目为原农业部"十二五"或农业农村部"十三五"规划教材。

本次第4版（或第5版）修订，参与编写的院校和人员有了新的增加，在比较完善的科目基础上与时俱进做了调整，有的教材根据读者对象层次以及不同的特色做了不同版本，舍去了个别不再适合新形势下课程设置的教材品种，对有些教材的题目做了更新,使其与课程设置更加契合。

在此基础上,为了更好满足新形势下教学需求,此次修订对教材的新形态建设提出了更高的要求,出版社教学服务平台"中农 De 学堂"将为食品科学与工程类专业系列教材的新形态建设提供全方位服务和支持。此次修订按照教育部新近印发的《普通高等学校教材管理办法》的有关要求,对教材的政治方向和价值导向以及教材内容的科学性、先进性和适用性等提出了明确且具针对性的编写修订要求,以进一步提高教材质量。同时为贯彻《高等学校课程思政建设指导纲要》文件精神,落实立德树人根本任务,明确提出每一种教材在坚持食品科学学科专业背景的基础上结合本教材内容特点努力强化思政教育功能,将思政教育理念、思政教育元素有机融入教材,在课程思政教育润物细无声的较高层次要求中努力做出各自的探索,为全面高水平课程思政建设积累经验。

教材之于教学,既是教学的基本材料,为教学服务,同时教材对教学又具有巨大的推动作用,发挥着其他材料和方式难以替代的作用。教改成果的物化、教学经验的集成体现、先进教学理念的传播等都是教材得天独厚的优势。教材建设既成就了教材,也推动着教育教学改革和发展。教材建设使命光荣,任重道远。让我们一起努力吧!

罗云波

2021 年 1 月

前　言

近年来我国食品毒理学研究得到迅速的发展，它在保障食品安全和人类生命健康、维护环境友好与生态平衡、促进经济可持续发展中发挥了重要作用。随着大量外源化学物涌入我们的生产、生活及周围环境，食品毒理学在研究食品中各种外源化学物的来源、性质、不良作用、可能的有益作用及作用机制，确定这些物质的安全限量和评价其在食品中的安全性，确保人类健康方面发挥着越来越大的作用。随着食品毒理学实验方法和技术的快速发展，未来它将由被动研究向主动研究发展，由高剂量测试向低剂量测试发展，由低通量测试向高通量测试发展，由单一用途向多用途、多领域发展，实验动物由单一性模型向特征性模型发展等。

为了更好地对食品毒理学实验相关知识进行系统性梳理，完善构建相关研究体系，从而加强学科教学、深入食品毒理学研究，由中国农业大学车会莲教授牵头，与食品毒理学领域各专家共同编写了本教材，以期为该专业领域的实验教学提供科学系统的帮助。

本教材内容涉及化学、生物化学、微生物学、生理学、实验动物学、统计分析等专业理论知识，以探索性和创新性实验为主，注重调动学生的主观能动性、提高学生的创新能力，让学生掌握必要的食品毒理学实践技能。

本教材共 10 章，包括食品毒理学理论基础、食品毒理学实验基础、食品毒理学实验内容、食品安全性毒理学评价程序与规范、一般毒性作用及其实验方法、致突变作用及其实验方法、致癌实验、外源化学物的生殖发育毒性、免疫毒性及其实验方法、食品毒理学实验方法的应用等。

本书主要作为食品专业学生的教材，也可作为成人教育、自学考试指导教材及指导用书。参加本教材编写的编者均为毒理学教学研究领域的一线专业人员，编者所在单位均给予了大力支持，业内资深专家罗云波教授对书稿进行了审阅，在此表示衷心的感谢！同时，本教材参考和引用了国内外有关著作中的理论、观点和方法，在此谨向有关作者致以诚挚的谢意！感谢中国农业大学出版社编辑为本教材的语言文字表达的严谨、内容的丰富完善和质量的提升花费了大量的宝贵时间和精力。

编者在编写过程中投入了极大的热情和精力，尽最大努力进行编写，并不断完善，但由于编写时间较紧张，编者水平有限，书中难免存在不妥之处，恳请广大读者谅解并指正，以便再版时修正，使本教材日臻完善。

编　者
2022 年 4 月

目　　录

第 1 章
食品毒理学理论基础

本章学习目的与要求

我国食物资源和种类极其丰富,人们在享受大自然馈赠的同时也经常发生各种急慢性食物中毒事件。食品毒理学的研究对象是食品中所含有的化学物,通过对这些物质作用于生物体的毒性特征和毒作用机制的研究,确定其安全限量,评价食品(包括食品添加剂)的安全性,保障食品安全,从而保障人类健康。掌握和了解食品毒理学基础知识是学好本门课程的首要任务。具体学习要求:

1.掌握食品毒理学的基本概念,如毒物、毒性与毒效应、选择毒性与靶器官、安全性与危险性、生物学标志、食品中残留物的安全限值等。

2.掌握食品毒理学的基础知识,如生物转运与生物转化的方式及特点,吸收、分布与排泄的主要途径,首过效应,肝肠循环,生物转化的Ⅰ相反应和Ⅱ相反应。

3.熟悉剂量-反应(效应)关系,毒性参数,生物膜的基本结构,毒效应谱和毒作用带,机体对外源化学物的吸收、分布、代谢及排泄过程,生物转化酶的组成及生物转化的意义,以及化学结构对化学物毒性的影响。

4.了解影响外源化学物毒性作用的因素。

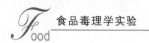

1.1　毒物、毒性与毒效应谱

通常将人体内原有的和代谢过程产生的化学物称为"内源化学物"（endogenous compounds），如含氧自由基与含氮自由基；外界环境中可能与人体接触并进入人体，并在体内呈现一定生物学作用的化学物，称为"外源化学物"（xenobiotics）。食品毒理学主要以食品中对人体有害的外源化学物作为研究对象。

1.1.1　毒物与中毒

毒物（toxicant）是指在一定条件下，以较小的剂量进入机体就能干扰机体正常的生理功能或生化过程，引起暂时或永久性的病理改变，甚至危及生命的化学物质，它包括内源性毒物和外源性毒物。毒物的概念是相对的，著名毒理学家 Paracelsus 提出格言："所有物质都是毒物，剂量将它们区分为毒物和药物。"这是由于所有的化学物在一定条件下都有损伤机体的可能，例如，通常认为无毒的食盐，一次大剂量摄入可导致体内电解质紊乱甚至造成机体死亡。此外，毒物与非毒物无明显的分界线，使二者之间发生互变的重要条件主要为摄入剂量、作用对象及接触方式。例如，通常认为有毒的亚硝酸盐是氰化物中毒者的解毒剂；眼镜蛇毒口服可治痈，但注射或接触损伤组织可引起机体中毒或死亡。

中毒（toxication）是指生物体受到毒物的作用而引起功能性或器质性变化的疾病状态。根据病变发生的快慢，可分为急性、亚急性、亚慢性和慢性中毒。《中华人民共和国食品安全法》将食物中毒明确归入食源性疾病的范畴。

根据外源化学物的来源及分布，食品中的毒物可分为5大类：第1类是食品原料自身存在的或因有害微生物或环境污染而产生的毒物，如河豚毒素、发霉的花生和玉米中的黄曲霉毒素、大豆中的蛋白酶抑制剂、马铃薯因发芽产生的龙葵素等；第2类是在食品动植物原料生产过程中人为使用的化学物，如农药、兽药等；第3类是在食品加工过程中人为使用的化学物，如食品包装材料和食品添加剂中的化学物等；第4类是在食品加工过程中产生的有毒化学物，如酱油酿造时产生的氯丙醇，食品在高温、油炸烹调过程中形成的多环芳烃、丙烯酰胺等；第5类是食品在体内代谢过程中产生的有害中间产物或终产物，如亚硝酸盐和仲胺类物质在胃内酸性环境中可反应生成致癌物亚硝胺。

1.1.2　毒性、危险性与安全性

1.1.2.1　毒性与毒效应

毒理学中用毒性与毒效应来评价毒物的损害作用。毒性（toxicity）是指外源化学物引起有害作用的固有能力。毒性是化学物本身所固有的、不变的生物学性质，毒性大小取决于物质的化学结构。毒效应又称毒作用，指毒物或药物在一定条件下对机体所致的有害生物学变化，如痉挛、致畸、致癌或致死等效应，改变条件就可能影响毒效应。毒物的毒性大小是相对的，在一定意义上，只要达到一定剂量，任何物质都具有毒性；如果低于一定剂量，任何物质都不具备毒性。通常，外源化学物毒性越强，其对机体损害作用越大；对同一损害指标而言，需要的外源化学物剂量越小，其毒性越大。外源化学物在一定剂量和一定接触条件下才会表现出毒性，接触条件包括接触途径、接触时长、接触频率、吸收与排泄速率。

1.1.2.2　选择毒性与靶器官

选择毒性(selective toxicity)是指一种外源化学物只对某种生物产生损害作用,而对其他种类的生物无害;或只对机体某一组织、器官产生毒性,而对其他组织、器官无毒性作用。毒物直接发生毒性作用的器官或组织称为靶器官(target organ)。毒效应的强弱取决于毒物在靶器官的浓度,但毒物蓄积的器官未必是靶器官,如铅蓄积于骨,但主要损伤神经系统、造血系统、肝、肾等;DDT 蓄积于脂肪组织,但主要作用于神经系统和肝脏。目前选择毒性的概念得到了扩充,可以发生在物种之间、个体内(易感器官为靶器官)和群体内(易感人群为高危人群)。外源化学物对机体存在选择毒性可能有以下原因:

(1)物种和细胞学差异。如细菌有细胞壁,而人体细胞没有细胞壁,利用该差异研制出来的各种抗菌药物可以杀死致病菌而对人体细胞无害。

(2)不同生物或组织器官生物转化过程的差异。如一氧化碳与血红蛋白的二价铁具有高度亲和力,一氧化碳浓集于红细胞中将阻断氧的摄取和释放,发挥其毒性。百草枯(除草剂)主要蓄积在肺内,导致肺组织损伤并纤维化,使其丧失通气功能。

(3)不同组织器官对化学物所致损害的修复能力的差异。如脑组织的再生能力很差,一旦发生实质性的损害就很难恢复,而肝脏的再生能力很强,被化学物损伤后如果脱离接触,就可望得到修复,恢复正常功能。

选择毒性反映了生物现象的多样性和复杂性,所以将毒理学动物实验结果外推至人体时存在困难。但也正是选择毒性的存在,使得人类可以发明各种特异性药物,用于临床医学、农业和畜牧业等领域,并从中获益。

1.1.2.3　安全性与危险性

安全性(safety)是指在通常接触条件下外源化学物对人体健康不会引起有害作用的概率。安全性常被解释为无风险性和无损伤性。

危险性(risk)又称危险度或风险度,指在具体暴露条件下,某化学物致使机体发生损害可能性的定量估计,或特定接触条件终生接触某环境因素引起个体或群体产生有害效应(损伤、疾病或死亡)的预期概率。

安全性和危险性均属于统计学概念。安全性是相对的,没有一种食品是绝对安全的,也没有一种食品是绝对会对机体产生毒害作用的。即使是机体必需的营养成分,摄入过多也会损害机体健康。对于已确定阈值的外源化学物,只有暴露剂量低于其阈值时才认为是安全的,但在实际情况下往往难以精确确定某些化学物的阈值。而对于遗传毒性致癌物和致突变物等无阈值化学物而言,要求绝对安全更加难以实现。为此,毒理学家提出了可接受危险度(acceptable risk)这一概念,它是指公众和社会在精神、心理等各方面均能承受的危险度。危险度评价是毒理学的重要内容,需要指出,化学毒物的毒性大小与其引起中毒的危险性大小并非同一概念,有些物质的毒性极大,如极少量肉毒杆菌毒素即可致人死亡,但人们实际接触它的机会甚少,故罕见中毒;乙醇的毒性虽小,却常有人因饮酒过度出现乙醇中毒,危险性反而较大。

1.1.3　毒效应谱

外源化学物与机体接触后,引起的毒性效应包括肝、肾、肺等实质器官损伤,内分泌系统紊乱,免疫抑制,神经行为改变,出现畸胎,形成肿瘤等多种形式。当处理组使用强度较低(剂量较低,作用时间较短)的外源化学物,同时机体的生理适应和抗损伤能力相对较强时,机体仅有生理负荷增加或生理意义不明的一些改变,不会出现损害作用。但随着外源化学物剂量增高或作用时间延长,损伤作用超出了机体的调节能力,则机体就可能发生功能、结构及病理的变化,如可逆性病理适应。而当作用强度进一步增加时,机体会出现一系列特异的重度症状和体征。因此,外源化学物对机体造成毒性作用的性质和强度的变化构成毒效应谱(spectrum of toxic effect),范围从微小生理生化正常值的异常改变到明显的临床中毒表现,直至死亡。

1.1.4 毒性作用及其分类、生物学标志

1.1.4.1 毒性作用及其分类

毒性作用(toxic effect),又称毒作用、毒效应,指外源化学物在一定剂量和一定接触条件下对生物体的损害作用。毒作用根据其特点、发生的时间和部位,可分为以下几种类型。

(1)速发毒作用与迟发毒作用 速发毒作用(immediate toxic effect),是指某些外源化学物在接触机体后短时间内引起的毒性作用,如氰化钾引起的急性中毒。通常,机体接触这些化学物后会迅速中毒,说明该化学物吸收、分布快,毒作用直接;反之则说明该化学物吸收缓慢或需经代谢转化后才可发挥毒作用。若机体中毒后迅速恢复,说明该外源化学物能很快被解毒或被排出;否则说明解毒或排出效率低,或已经产生的病理或生化方面的损害难以恢复。

迟发毒作用(delayed toxic effect),是指机体一次或多次接触某种外源化学物后,经一定时间间隔才出现的毒性作用。例如,马拉硫磷、敌百虫、乐果等有机磷农药的迟发性神经毒作用通常在急性中毒症状恢复后十几天出现。又如,人体初次接触某致癌物后,一二十年后才会出现肿瘤。

(2)局部毒作用与全身毒作用 局部毒作用(local toxic effect),是指某些外源化学物在机体接触部位直接造成的损害作用,如接触腐蚀性强酸引起皮肤灼伤,接触刺激性气体引起呼吸道损伤。全身毒作用(systemic toxic effect),是指外源化学物被机体吸收并分布到多个组织器官引起的损害作用,如一氧化碳引起的全身性缺氧。

(3)可逆毒作用与不可逆毒作用 外源化学物的可逆毒作用(reversible toxic effect),是指机体停止接触外源化学物后,损害逐渐消失的毒性作用。一般情况下,机体接触毒物的浓度越低、时间越短、损伤越小,脱离接触后损伤也越容易恢复。不可逆毒作用(irreversible toxic effect),是指机体停止接触外源化学物后其毒性作用仍然存在,甚至对机体的损害作用可进一步加深。外源化学物的毒性作用是否可逆,在很大程度上取决于受损组织的修复和再生能力。

(4)过敏反应(hypersensitivity) 也称为变态反应(allergic reaction),是机体对外源化学物产生的一种病理性免疫反应。引起过敏反应的化学物称为过敏原(allergen)或致敏原,过敏原是完全抗原或半抗原。外源化学物作为半抗原进入机体后,与内源性蛋白质结合形成抗原,从而激发抗体的产生。当机体再次接触该化学物或结构类似物时,即可引发抗原-抗体反应,产生过敏症状。

某些个体对特定外源化学物具有高反应性,即一次接触小剂量的该化学物便会产生显著的、远高于正常人的毒性损伤,称为高敏感性,这部分人群称为易感人群。高敏感性与过敏反应并不相同,高敏感个体只要一次接触小剂量特定外源化学物即可产生毒性作用,不需要预先接触,且其化学反应本质不属于抗原-抗体反应。相对而言,某些个体对特定外源化学物特别不敏感,能够耐受远高于大多数个体所能耐受的剂量,称为高耐受性。

（5）非损害作用与损害作用　外源化学物在生物体内可引起一定的生物学效应，其中包括非损害作用和损害作用。非损害作用（non-adverse effect）是指在外源化学物作用下，机体的生物学变化尚处于机体代偿和调节代偿能力范围内，当机体停止接触该种外源化学物后，机体维持内稳态的能力不应有所降低，且机体对其他外界不利因素的易感性也没有增高。与非损害作用相对的是损害作用，是毒理学的主要研究内容。损害作用（adverse effect）是外源化学物毒性的具体表现。外源化学物对机体的损害作用具有以下特点：①机体的正常形态、生长发育过程受到影响，寿命可能缩短；②机体功能容量或额外应激代偿能力降低；③机体维持稳态能力下降；④机体对某些环境因素不利影响的易感性增高。

在许多情况下，区别外源化学物造成的是非损害作用还是损害作用比较困难。随着生命科学的发展，以及检测技术和手段的进步，化学物毒作用的机制将获得更深层次的阐明，过去认为的非损害作用可能会被判定为损害作用，损害作用的指标和概念将不断更新。因此，非损害作用与损害作用的判定具有相对性和发展性。

（6）特异体质反应（idiosyncratic reaction）　是指遗传因素导致的个体对某些外源化学物表现出的异于普通个体的反应，一般较为罕见。例如，体内缺乏氧化型辅酶Ⅱ高铁血红蛋白还原酶的人群，对亚硝酸盐等能引起高铁血红蛋白症的外源化学物异常敏感。

（7）特殊毒性作用　特殊毒性作用包括致畸、致癌、致突变作用及生殖毒性。外源化学物对遗传物质的损伤，被称为外源化学物的遗传毒性。

1.1.4.2　生物学标志

生物学标志（biomarker/biological marker），又称生物学标记或生物标志物，是指外源化学物通过生物学屏障进入组织或体液后，对该化学物及其代谢产物或其引起的生物学效应采用的检测指标。生物学标志可分为接触生物学标志、效应生物学标志和易感生物学标志（图1-1）。

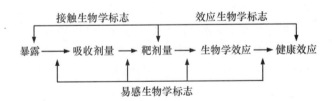

图1-1　从暴露到健康效应的模式图及其与生物学标志的关系

（1）接触（暴露）生物学标志（biomarker of exposure）　也称为暴露生物学标志，是测定组织、体液或排泄物中吸收的外源化学物及其代谢产物，或与内源化学物作用的反应产物，作为吸收剂量或靶剂量的指标。接触生物学标志包括内剂量标志和生物效应剂量标志。内剂量标志反映机体中外源化学物及其代谢物的含量，如化学物原型及其代谢物，即内剂量或靶剂量。生物效应剂量标志反映外源化学物或其代谢物与靶细胞或靶分子作用形成的产物含量，如血红蛋白加合物、DNA加合物等。这些接触（暴露）生物学标志物与剂量相关或与毒作用效应相关，有助于准确建立剂量-反应关系，可用于评价接触水平或建立阈值。

（2）效应生物学标志（biomarker of effect）　是指机体中可以测出的生理、生化、行为等方面的异常变化或病理组织学方面的变化。效应生物学标志包括早期效应生物学标志、结构和（或）功能改变效应生物学标志及疾病效应生物学标志3个类型。早期效应生物学标志反映外源化学物与机体作用后在分子水平发生的改变，如代谢酶诱导活化与抑制、原癌基因活化与抑癌基因失活、DNA损伤等。结构和(或)功能改变效应生物学标志反映的是化学物造成的组织器官功能失调或形态改变,如谷丙转氨酶活力增高可反映肝损伤。疾病效应生物学标志则与化学物导致机体出现的亚临床或临床表现密切相关,常用于疾病的筛选与诊断。

(3)易感生物学标志(biomarker of susceptibility) 是体现机体对外源化学物毒作用敏感程度的指标。易感性差异的产生是以遗传因素为主,多种因素综合作用的结果。外源化学物在接触者体内的代谢酶及靶分子的基因多态性,直接影响外源化学物在其机体的生物转化途径和产物种类,以及与生物大分子作用的活性。环境因素作为应激原时,机体的神经、内分泌和免疫系统的反应及适应性也可反映机体的易感性。易感生物学标志主要用于易感人群的筛检与监测,保护高危人群。

1.2 剂量-反应(效应)关系

1.2.1 剂量、效应与反应

1.2.1.1 剂量

剂量(dose)是指给予机体或与机体接触的毒物的数量,是外源化学物对机体造成损害作用的最主要因素。剂量通常以单位体重接触的外源化学物数量(mg/kg BW)或环境中的质量浓度(mg/m³ 空气或 mg/L 水)来表示。

剂量是一个广泛的概念,包括给予剂量(又称潜在剂量)、应用剂量、内剂量、送达剂量和生物有效剂量。给予剂量是指机体实际摄入、吸入或应用于皮肤的外源化学物的量;应用剂量是指直接与机体的吸收屏障接触可供吸收的量;内剂量(又称吸收剂量)是指已被吸收进入体内的量;送达剂量是指内剂量中可到达所关注器官组织的部分;生物有效剂量(靶剂量)是指送达剂量中到达毒作用部位的量。通常,接触或摄入的剂量越大,靶器官内的剂量也越大。因此,剂量的一般概念多指机体接触化学物的量或给予机体的外源化学物的量,也可指外源化学物在食物中的浓度。提及剂量时必须说明给毒途径,化学物经不同途径给予机体时,机体对其吸收系数和吸收速率各不相同,中毒反应也有差别。

1.2.1.2 效应与反应

效应(effect)为量反应(graded response),是指外源化学物引起个体、器官或组织的生物学变化,如脑电、心电、血象、免疫功能、酶活性的变化以及各种中毒症状和死亡的出现,其变化程度可被定量测定,用计量单位来表示,如酶活力的下降、白细胞数减少等。

反应(response)为质反应(qualitative response),指接触某一外源化学物的群体中出现某种效应个体在群体中所占的比率,一般以百分率或比值表示,如死亡率、肿瘤发生率、致畸率等。质反应属于计数资料,没有强度的差别,不能以具体数值表示,其观察结果只能以"正常或异常""阴性或阳性""有或无"等表示。

1.2.2 剂量-反应关系

剂量-反应关系可分为剂量-量反应关系(graded dose-response relationship)和剂量-质反应关系(qualitative dose-response relationship)。剂量-反应关系可以通过剂量-反应曲线来直观地表示。剂量-反应关系以剂量为横坐标,以反应强度(反应率)为纵坐标,反映某种暴露(干预)水平的变化与结果指标发生风险的潜在关系。主要的曲线类型包括直线型、抛物线型、S曲线型(对称/非对称)和"全或无"反应。

1.2.2.1　直线型

反应的强度与剂量呈直线关系,随着剂量的增加,反应强度也随之增强,二者呈正比关系。在生物有机体内,直线型关系极少出现,仅某些体外实验中,在一定剂量范围内可能出现。

1.2.2.2　抛物线型

随着剂量的增加,效应或反应强度增强,最初急速增强,随后变得缓慢,曲线呈先陡峭后平缓的抛物线形。计算时,可将剂量换算为对数值,则呈直线。

1.2.2.3　S曲线型

S曲线型是典型的剂量-反应曲线,其特点为低剂量范围内,随着剂量增加,反应强度增加较为缓慢;剂量较高时,反应强度随之急剧增加;但剂量继续增加时,反应强度增加又趋于平缓。S曲线型可分为对称S曲线型和非对称S曲线型2种。

(1)对称S曲线型　当群体中全部个体对某一外源化学物的敏感性呈正态分布时,剂量与反应率之间的关系表现为对称S曲线型。多见于实验组数和每组实验动物数均足够多时,毒理学研究中仍较少见。

(2)非对称S曲线型　与对称型相比,该曲线在靠近横坐标左侧一端的曲线由平缓状态转为陡峭状态的距离较短,而右侧一端曲线则伸展较长,即随着剂量增加,反应率呈偏态分布(图1-2)。由于毒理学实验的实验组数和动物数均有限,剂量越高时生物体内干扰因素越多,自稳调节机制对效应的调节越明显,加之群体中高耐受性个体的存在,所以这种曲线最常见。

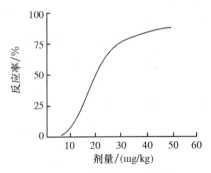

图 1-2　非对称 S 曲线型

1.2.2.4　"全或无"反应

在某些毒性实验中可见到"全或无"反应(all or none-response)现象,此现象仅在一个狭窄的剂量范围内才能观察到,为坡度极陡的线性剂量-反应曲线关系。如致畸实验中,低剂量时,致畸率的增长不明显;当剂量增加到一定程度时,致畸率迅速增高;随后剂量稍有增加,即可引起胎儿或母体的死亡。因此,高剂量范围内致畸率增高的曲线就无法被观察和描述。

不同毒物在不同条件下引起的反应类型是不同的,除上述几种反应类型的曲线外,剂量-反应关系还可能表现为其他曲线形式,如指数曲线型、双曲线型、双向剂量-反应曲线或受干扰的曲线型。双向剂量-反应曲线一般表现为高剂量时对生物体有害,而低剂量时对生物体有

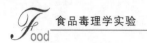

益,又称低剂量兴奋效应(hormesis)。通过低剂量毒物对机体内稳态的微干扰,启动一系列修复和维持机制,当剂量增加超过阈剂量时,综合表现为有害作用。营养物质常表现为此种类型,呈 U 曲线型。

1.3　毒性参数与安全限值

毒性参数的测定是毒理学中剂量-反应关系研究的重要内容。化学物毒性大小是以引起某种损害作用的剂量来衡量的,剂量越小,毒性越大;剂量越大,毒性则越小。毒理学中常用致死剂量、阈剂量和最大无作用剂量、毒作用带等参数来反映化学物的毒性。

1.3.1　致死剂量或浓度

致死剂量或浓度(lethal dose, LD 或 lethal concentration, LC)是指引起实验动物死亡的最小剂量或浓度。在一个群体中,个体死亡率有很大程度的差别,所需的剂量也不一致,通常按照引起动物不同死亡率所需的剂量来表示。因此,致死剂量又有下列不同的概念。

1.3.1.1　绝对致死剂量或浓度

绝对致死剂量或浓度(absolute lethal dose, LD_{100} 或 absolute lethal concentration, LC_{100})指引起实验组动物全部死亡的最小剂量或浓度。由于存在个体差异,一个群体中不同个体对外源化学物的耐受性不同,总有少数高耐受性的个体。因此,LD_{100} 常有很大的波动性。

1.3.1.2　半数致死剂量或浓度

半数致死剂量或浓度(median lethal dose, LD_{50} 或 median lethal concentration, LC_{50})指引起全部实验组动物半数死亡的剂量或浓度,又称致死中量。LD_{50} 的单位为 mg/kg BW。LD_{50} 或 LC_{50} 是经过统计学处理得到的数值,能较好地减少动物个体反应差异的影响,常用来表示外源化学物急性毒性的大小。不同外源化学物的 LD_{50} 差异很大。LD_{50} 的数值越小,表示外源化学物的毒性越强。不同动物物种、品系,外源化学物与机体接触的途径和方式都可影响外源化学物的 LD_{50}。因此,表示 LD_{50} 时必须注明实验动物的种类及与外源化学物接触途径。如果其毒性存在性别差异,还应说明实验动物的性别。此外,还应注明 LD_{50} 的 95% 置信限。

与 LD_{50} 概念相似的毒性参数还有半数致死浓度(LC_{50})。一般空气中外源化学物的 LC_{50} 的单位为 mg/m³,水中外源化学物的 LC_{50} 的单位为 mg/L。用 LC_{50} 来表示外源化学物经呼吸道与机体接触后产生的毒性作用,是指能使一组实验动物在接触外源化学物一定时间(一般为 24 h)后,并在一定观察期限内(一般为 14 d)死亡 50% 所需的质量浓度。

在环境毒理学中还有半数耐受限量(median tolerance limit, MTL),也称为半数存活浓度,用于表示一种环境污染物对某种水生生物的急性毒性。MTL 指一群水生生物中 50% 个体在一定时间(如 48 h)内可以耐受(不死亡)的某种环境污染物在水中的质量浓度,其单位为 mg/L。

1.3.1.3　最小致死剂量或浓度

最小致死剂量或浓度(minimal lethal dose, MLD 或 LD_{01};minimal lethal concentration, MLC 或 LC_{01})指实验动物组中,仅引起个别动物死亡的最小剂量或浓度。低于此剂量即不会出现机体死亡。

1.3.1.4　最大耐受剂量或浓度

最大耐受剂量或浓度（maximum tolerance dose，MTD 即 LD_0；minimal tolerance concentration，MTC 即 LC_0），也称为最大非致死剂量，指实验动物组中，不引起任何一个动物死亡的最大剂量或浓度。接触此剂量的个体可以出现严重的毒性作用，但不会发生死亡。最大耐受剂量或浓度应略低于最小致死剂量或浓度。

1.3.2　阈剂量和最大无作用剂量

1.3.2.1　阈剂量

中毒阈剂量又称中毒阈值（threshold dose）也被称为最小有作用剂量（minimal effect level，MEL）、最低可见不良作用水平（lowest observed adverse effect level，LOAEL），是指在规定的暴露条件下通过实验和观察，一种外源化学物引起机体在形态、功能、生长、发育或寿命上可以检测到有害改变的最低剂量或浓度。阈剂量包括急性阈剂量（acute threshold dose，Lim_{ac}）和慢性阈剂量（chronic threshold dose，Lim_{ch}）。确定阈剂量是毒理学研究工作的重要内容，也是制定卫生标准的主要依据，特别是慢性阈剂量是制定某物质在环境或食品中最高容许浓度时不可缺少的参数。

1.3.2.2　最大无作用剂量

最大无作用剂量（maximal no-effect level，MNEL 或 ED_0），也称未观察到有害作用剂量（no observed adverse effect level，NOAEL），指外源化学物在一定时间内通过一定途径与机体接触后，根据现有认识水平，用最灵敏的实验方法和观察指标，未能观察到其对机体造成任何损害作用或使机体出现异常反应的最高剂量。如果涉及外源化学物在环境中的浓度，则称为最大无作用浓度。理论上，最大无作用剂量与最小有作用剂量应该相差极微。MNEL 是根据亚慢性毒性实验或慢性毒性实验结果确定的，是评价外源化学物对机体造成损害作用的主要依据。以此为基础，可制定出某种外源化学物的每日允许摄入量和最高允许浓度。

未观察到作用剂量（no observed effect level，NOEL）是一个与 NOAEL 类似的概念，即在规定的暴露条件下，通过实验和观察，与同一物种、品系的正常机体比较，一种外源化学物不引起机体形态、功能、生长、发育或寿命发生可检测到的改变的最高剂量或浓度。

1.3.3　毒作用带

毒作用带（toxic effect zone），也称毒作用范围，是阈剂量作用下限与致死毒作用上限之间的距离，是反映外源化学物毒性和毒作用特点的重要参数之一，可分为急性毒作用带和慢性毒作用带。

急性毒作用带（acute toxic effect zone，Z_{ac}）为半数致死剂量与急性阈剂量的比值，$Z_{ac} = LD_{50}/Lim_{ac}$。$Z_{ac}$ 值越小，说明外源化学物从产生轻微损害到导致急性死亡的剂量范围越窄，引起急性致死性的危险性越大；反之，则说明外源化学物引起急性中毒死亡的危险性越小。

慢性毒作用带（chronic toxic effect zone，Z_{ch}）为急性阈剂量与慢性阈剂量的比值，$Z_{ch} = Lim_{ac}/Lim_{ch}$。$Z_{ch}$ 值越大，说明 Lim_{ac} 与 Lim_{ch} 之间的剂量范围越大，机体由轻微的慢性毒效应到较为明显的急性中毒之间的剂量范围越宽，易被忽视，故发生慢性中毒的危险性越大；反之，则说明其发生慢性中毒的危险性越小。

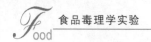

1.3.4　安全限值

食物中残留物种类繁多,需要制定相应的安全限量并进行严格检测。制定最大残留限量通用、通行的程序是指根据农药的毒理学和残留化学实验结果,由动物实验外推于人群获得其安全限值,然后结合本国居民膳食结构和消费量,对因膳食摄入的农药残留产生风险的可能性及程度进行量化评价。动物实验结果外推到人群通常有三种基本方法:利用不确定系数(UF,即安全系数 SF)、利用药物动力学、利用数学模型。以下是毒理学中几个重要的安全限值。

(1)参考剂量或浓度(reference dose,RfD)　是由美国环境保护局(U. S. Environmental Protection Agency,USEPA)首先提出的,用于非致癌物的危险度评价。RfD 为环境介质(空气、水、土壤等)中外源化学物的日平均接触剂量或浓度的估计值。

(2)每日允许摄入量(acceptable daily intake,ADI)　是指正常成人每日允许由外环境摄入体内的特定外源化学物的总量。终生每日摄入此剂量的该化学物不会对人体健康造成任何可检测出的健康危害,单位为 mg/kg。

(3)最高容许浓度(maximal allowable concentration,MAC)　是指某一外源化学物可以在环境中存在而不会对人体造成任何损害作用的浓度。MAC 的概念对生活环境(大气、水体、土壤等)和生产环境(车间等)都适用,但人类在生活与生产活动中的具体接触情况存在较大差异,同一外源化学物在生活环境中与生产环境中的 MAC 也不同。

(4)阈限值(threshold limit value,TLV)　是美国政府工业卫生学家委员会(American Conference of Governmental Industrial Hygienists,ACGIH)推荐的生产车间空气中有害物质的职业暴露限值,为绝大多数工人每天反复暴露不致引起损害作用的浓度。由于个体敏感性的差异,在此浓度下不排除少数工人出现不适,导致既往疾病恶化,甚至有发生职业病的风险。

(5)基准剂量　动物实验获得的 LOAEL 和 NOAEL 是计算参考剂量(RfD)和确定安全系数(SF)的关键参数,是制定人群安全限值的重要依据,但常常受样本量、实验组数及剂量组距等因素影响。基准剂量(benchmark dose,BMD)被 USEPA 推荐用来替代 NOAEL 或 LOAEL,作为外推的起始点来推导 RfD。外源化学物的安全限值一般是将 LOAEL 和 NOAEL 缩小一定的倍数(安全系数或不确定系数)来确定。选择安全系数或不确定系数时要考虑多种因素,如外源化学物的急性毒性等级、在机体内的蓄积能力、挥发性、测定 LOAEL 或 NOAEL 采用的观察指标、慢性中毒的后果、种属与个体差异的大小、中毒机制与代谢过程是否明了等。食品采用的标准一般都比较严格,从 NOAEL 外推用于人体的 ADI 值,安全系数常采用 100,但根据毒性资料,可供选用的范围也很大,世界卫生组织(World Health Organization,WHO)曾建议可在 10~2 000 中选用。

$$ADI(mg/kg\ BW)=NOAEL(mg/kg\ BW)/安全系数$$

1.4　外源化学物在机体内的生物转运

化学毒物对机体的毒性作用一般取决于两个因素:一是化学物的固有毒性和接触量,二是化学物及其活性代谢产物到达作用部位的效率(与机体对其处理方式密切相关)。机体对化学毒物的处理划分为 4 个相互关联的过程,即吸收(absorption)、分布(distribution)、代谢(metabolism)和排泄(excretion),简称为 ADME 过程,如图 1-3 所示。外源化学物与机体接触后进入循环系统的过程称为吸收;由循环系统分散到全身组织细胞的过程称为分布;在组织细胞内经酶催化发生化学变化的过程称为代谢,代谢过程中形成的衍生物称为代谢物;外源化学物及其代谢物离开机体的过程称为排泄。化学物在体内的物理移动过程称为生物转运(biotransportation),包括吸收、分布和排泄。外源化学物在机体内经酶催化发生化学变化的过程则称为生物转化(biotransformation)。

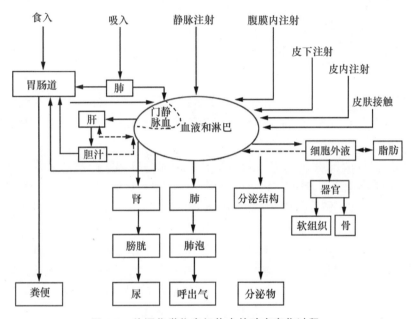

图 1-3　外源化学物在机体内的动态变化过程

1.4.1　生物膜及转运方式

外源化学物的吸收、分布和排泄过程(即生物转运过程)都是通过生物膜屏障的过程。在吸收、分布和排泄过程中,外源化学物到达靶组织的过程中需要穿过由生物膜构成的多种类型的屏障,包括皮肤或黏膜、毛细血管膜、细胞膜和细胞器膜。外源化学物在机体内的生物转运过程是多次穿越生物膜的过程,即跨膜迁移过程。

1.4.1.1　生物膜

生物膜(biomembrane)主要包括细胞膜(cell membrane)和细胞器膜(organelle membrane)。细胞膜是包裹在细胞表面的一层薄膜,也称质膜(plasma membrane),厚度为 6~10 nm,是一种具有特殊结构和功能的选择透性膜,主要发挥能量转换、物质转运、信息识别与传递的作用。细胞器膜则包括核膜、线粒体膜、内质网膜和溶酶体膜等。

生物膜结构一般被描述为流动镶嵌模型,主要由脂质、蛋白质等组成,此外还有少量糖类物质。生物膜的基本构架是流动的脂质双分子层,其间镶嵌着许多具有不同结构和生理功能的蛋白质,在脂质和(或)蛋白质上则分布着糖链。生物膜的结构特点与化学物转运密切相关。

(1)生物膜双层结构的主要成分为各种脂质,其熔点低于正常体温,在正常情况下维持生

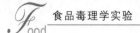

物膜的液体流动状态,这种脂质成分对水溶性化学物具有屏障作用。

(2)镶嵌在脂质中的蛋白质可以起到载体和特殊通道的作用,使某些水溶性化学物得以通过生物膜。

(3)生物膜上分布有很多水溶性小分子化学物的微孔通道。

许多外源化学物的毒性作用与生物膜有关,特别是毒性较强和毒作用较为特异的物质更是如此。许多外源化学物在生物膜上都有特异的受体,受体的本质就是镶嵌在生物膜脂质双分子层中的某些特殊蛋白质,受体即外源化学物作用的靶。由于受体的存在,某些外源化学物才能选择性地作用于一定的靶细胞或靶器官。

1.4.1.2 生物转运方式

外源化学物在生物体内的转运包括被动转运、主动转运和膜动转运几种方式。

1. 被动转运

被动转运(passive transport),也称被动运送或被动吸收,是指物质从高浓度一侧顺浓度梯度通过膜运送到低浓度一侧的过程,整个过程不需要耗能。外源化学物的被动转运主要包括简单扩散、易化扩散和滤过3种类型。

(1)简单扩散(simple diffusion) 是大多数外源化学物的主要转运方式。化学物从浓度较高的一侧向浓度较低的一侧经脂质双分子层进行扩散性转运。由于这些外源化学物大部分具有一定脂溶性,因此也被称为脂溶扩散(lipid diffusion)。经简单扩散通过生物膜的外源化学物应具备以下条件:

①生物膜两侧存在浓度差。浓度差越大,外源化学物的扩散越快,反之扩散越慢。

②外源化学物具有脂溶性。化学物在脂质中的溶解度,可用脂/水分配系数(lipid/water partition coefficient)表示。脂/水分配系数指一种物质在脂相和水相的分配达到平衡状态时,其在脂相和水相中溶解度的比值。该比值越大,化学物越容易在脂质中溶解,易透过生物膜。但对于仅能溶于脂相或仅能溶于水相或在两相中均难溶解的外源化学物,则不符合上述规律。

③外源化学物是解离状态。外源化学物的解离程度既受其本身解离常数(pK_a,化学物在溶液中50%解离时的pH)影响,也受其所在溶液pH的影响。以离子形式存在的弱有机酸或碱的脂溶性低,难以透过细胞膜。相反,以非离子形式存在的弱有机酸或碱,脂溶性高,通过生物膜的速率与其脂溶性成正比。一般而言,外源化学物只有在不带电荷或处于非离子化形态时才可通过被动扩散跨膜运输。但氨基糖苷类化学物即使是非离子化的形态也难以穿过生物膜,这是由于其糖分子部分拥有许多氢键,使其在非离子化时也呈现亲水特性而使其脂溶性差。

(2)易化扩散(facilitated diffusion) 与简单扩散相似,易化扩散也不需要消耗能量,但需要特定蛋白质载体。某些氨基酸、葡萄糖、甘油、嘌呤碱等亲水性化学物在体内的转运都是通过易化扩散完成的。根据载体蛋白质的不同,易化扩散可分为经载体转运的易化扩散和经通道转运的易化扩散两种。

经载体转运的易化扩散,是载体蛋白与被转运物质在高浓度一侧结合,引起载体蛋白的构象改变,将转运物传送到低浓度一侧再解离的跨膜转运过程。机体内的一些小分子水溶性物质,如葡萄糖和氨基酸等主要依靠这种转运方式进入细胞内。

经通道转运的易化扩散,是指一些带电离子,如钠离子、钾离子、钙离子、氯离子等在通道蛋白的帮助下,顺着浓度梯度或电位梯度进行的跨膜转运过程。

（3）滤过（filtration）　生物膜上有一些亲水性孔道或间隙，由嵌入型脂质双分子层的蛋白质结构里的某些亲水性氨基酸构成。当在膜的两侧存在流体静压差或者渗透压差时，水就能携带小分子溶质经亲水性膜孔顺压差透过生物膜。滤过是外源性化学物透过生物膜上的亲水性孔道的过程。毛细血管和肾小管的膜上具有较大的孔（约 4 nm），可通过相对分子质量小于白蛋白（相对分子质量为 60 000）的分子。然而，大部分细胞的膜孔都较小（约 0.4 nm），相对分子质量小于 100，不带电荷的极性分子，如水、乙醇、尿素、乳酸等水溶性小分子和 O_2、CO_2 等气体分子可通过水溶扩散跨膜转运。

2. 主动转运

主动转运（active transport）是指小分子物质利用细胞代谢产生的能量，逆浓度梯度或电位梯度进行的跨膜转运过程。主动转运是机体中许多外源化学物排泄的主要方式。其特点是：①逆浓度梯度进行转运；②需要载体参加；③载体对转运的外源化学物具有特异性和选择性；④载体存在饱和竞争性。主动转运对易吸收的化学物在体内的不均匀分布和排泄具有重要意义，而与吸收的关系较小。如铅、砷、镉等化学毒物，通过肝细胞的主动转运进入胆汁，随胆汁排泄。

3. 膜动转运

膜动转运（cytosis）是细胞与外界环境交换颗粒物和大分子物质的过程，主要发生在肺泡、肝和脾的网状内皮系统中。在真核细胞中，大分子物质如蛋白质、多糖、多肽等的跨膜运输，就是通过细胞质膜的变形运动完成的。膜动转运可分为内吞作用和外吐作用。

（1）内吞作用（endocytosis）　又称为入胞作用或胞吞作用，是通过脂膜的变形运动将细胞外部的物质转运入细胞内的过程。根据入胞物质的大小及入胞机制的不同，可将内吞作用分为吞噬作用、胞饮作用和受体介导的内吞作用三种类型。

①吞噬作用（phagocytosis）是指摄入直径大于 1 μm 的颗粒物质的过程。在摄入颗粒物质时，细胞部分变形，使质膜凹陷或形成伪足将颗粒包裹摄入细胞内部。人体内具有一些特化的吞噬细胞，如巨噬细胞和中性粒细胞。

②胞饮作用（pinocytosis）又称为吞饮作用，是一种非选择性地连续摄取细胞外基质中液滴的内吞过程。吞入的物质通常是液体或溶解物，所形成的小囊泡的直径小于 150 nm。

③受体介导的内吞作用（receptor mediated endo cytosis）是细胞依靠其表面的受体，特异性地摄入细胞外蛋白质或其他化学物的过程。受体介导的内吞作用是一种选择浓缩机制，既可保证细胞大量地摄入特定的大分子，同时又避免了吸入细胞外大量的液体。低密度脂蛋白、运铁蛋白、糖蛋白等都是通过受体介导的内吞作用摄入的。其基本特点是：配体与受体的结合是特异的，具有选择性，需要形成特殊包被的内吞泡。

（2）外吐作用（exocytosis）　又称为出胞作用或胞吐作用，是一种与内吞作用相反的过程。细胞内物质形成小泡，小泡逐渐移到细胞表面，小泡膜与细胞膜融合在一起，并且向细胞外张开，将其内含物排出细胞外。

1.4.2　外源化学物的生物转运

1.4.2.1　外源化学物的吸收

吸收是指外源化学物从机体接触部位，通常是机体的外表面（皮肤）或内表面（消化道黏膜、肺泡等)透过生物膜转运至循环系统的过程,也包括一些特殊途径,如腹腔内注射、肌肉注射、静脉注射或皮下注射等。

1. 经胃肠道吸收

胃肠道也称为消化道(gastrointestinal tract,GIT),是外源化学物的主要吸收部位,从口腔到直肠的各个部位都可能吸收外源化学物,主要在小肠内进行。胃肠道吸收的方式主要涉及被动扩散、膜孔过滤及载体中介吸收过程。此外,一些颗粒的外源化学物可通过吞噬或胞饮作用进入小肠上皮细胞。除外源化学物本身的物理性质外,经消化道吸收主要受胃肠液 pH、胃肠蠕动、胃肠道内食物的量和质、肠内菌群等的影响。

(1)首过效应(first-pass effect) 又称第一关卡效应,指外源化学物经口给药,在尚未吸收进入血液循环之前,在肠黏膜和肝脏处被代谢,而使进入血液循环的原型化学物减少的现象。涉及首过效应的部位主要有肠腔、肠壁和肝脏。肠腔内的消化液、消化道酶,甚至肠道菌群产生的酶,均可使化学物活性改变。

(2)肝肠循环(hepatoenteral circulation) 也称为肠肝循环(enterohepatic cycle),是指经胆汁或部分经胆汁排入肠道的外源化学物,在肠道中又被重新吸收,经门静脉又返回肝脏的现象。肝肠循环主要发生在经胆汁排泄的化学物中,有些由胆汁排入肠道的原型化学物如毒毛旋花苷,极性高,很少能再从肠道被吸收,大部分从粪便排出。反之,有些药物如氯霉素、酚酞等在肝内与葡糖醛酸结合后,水溶性增强,随胆汁入肠道,在肠道细菌酶作用下水解释放出原型药物,又被肠道吸收进入肝脏。

2. 经呼吸道吸收

空气中的外源化学物(气体/蒸汽/气溶胶)主要通过呼吸道进入机体。依据解剖结构,人体的呼吸道是由上至下不断缩小的管径,起到过滤作用,可以防止大颗粒气溶胶到达呼吸道最末端——肺泡。肺是气体与蒸汽的交换场所,吸收的位点是肺泡-毛细血管膜。

空气传播的毒物可简单地分为气体和气溶胶两类。气态毒性物质的水溶性影响其吸收部位,易溶于水的气体大都在上呼吸道被吸收,水溶解性较差的气体如二氧化氮、光气等则可深入肺泡,并主要通过肺泡吸收。气态物质达到肺泡后,经简单扩散透过呼吸膜进入血液,其吸收速度受肺泡和血液中物质的浓度(分压)差和血/气分配系数等多种因素影响。血/气分配系数(blood/gas partition coefficient)指气体物质在呼吸膜两侧的分压达到动态平衡时,它在血液内的浓度与在肺泡空气中浓度的比值。此系数越大,气体物质越易被吸收入血液。血液中的溶解度、肺通气量和肺血流量的大小是影响气态物质吸收的主要因素。

气溶胶等颗粒类毒物在呼吸道的沉积部位和吸收主要取决于颗粒大小。直径$>5~\mu m$ 的颗粒物通常在鼻咽部沉积;直径为 $2\sim5~\mu m$ 的因沉降作用,大部分阻留在气管和支气管中;直径$<5~\mu m$ 随气流到达呼吸道深部。一般只有直径$<1~\mu m$ 才能到达肺泡。由于肺泡中的细胞90% 为吞噬细胞,可将颗粒物吞噬。被吞噬的颗粒一部分随黏液排出,一部分则随巨噬细胞进入淋巴系统。未被吞噬的直径$<1~\mu m$ 的颗粒,可穿过肺泡壁进入肺间质、呼吸性细支气管及小血管的周围,形成网状纤维结构的尘灶结。影响颗粒物沉积的参数及其直径与沉积部位的关系如图 1-4 和图 1-5 所示。

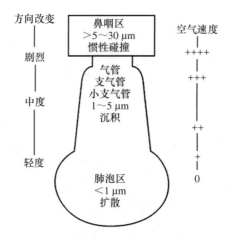

图 1-4　影响颗粒物沉积的参数

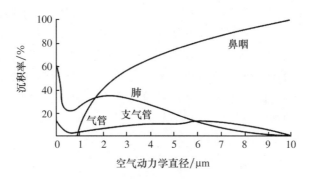

图 1-5　颗粒物直径大小与其沉积部位的关系

3. 经皮肤吸收

皮肤主要通过 3 种途径吸收外界物质,即角质层(主要途径)、毛囊皮脂腺开口及汗管口。其中,角质层是皮肤吸收的最主要途径。正常情况下皮肤只能吸收一些电解质、小分子物质及少量脂溶性物质,对于一些大分子物质不能直接吸收。此外,一些多环芳烃和重金属也可经皮肤吸收。外源化学物要经过皮肤的多层上皮细胞和结缔组织才能到达体液循环系统。皮肤的真皮和皮下组织对皮肤透过的影响相对较小,如果外源化学物穿过表皮,就很容易穿过其他层。一般来说,外源化学物通过皮肤的吸收量与其脂溶性成正比,与分子量成反比。脂、水都溶的物质,如苯胺,它们可被皮肤迅速吸收。而只脂溶不水溶的物质,如苯反而容易贮藏于角质层,随时间延长而缓慢吸收,因而半衰期较长。皮肤的构造和通透性因体表部位而异,人体不同部位皮肤对化学物的通透性为阴囊>腹部>额部>手掌>足底。不同物种的皮肤通透性不同,大鼠和兔的皮肤比猫的皮肤通透性高。与大鼠、小鼠和兔相比,人的皮肤渗透性最小。在解剖学和生理学上,猪的皮肤更接近于人。

1.4.2.2　外源化学物的分布

分布是指外源化学物通过吸收进入血液和淋巴液后,随血液和淋巴液分散到全身各组织器官的过程。血液中的外源化学物按浓度梯度从血液向组织液分布。大多数外源化学物在体内各器官组织的分布是不均匀的。分布情况受组织局部的血流量、游离型化学物的浓度梯度、从毛细血管向体细胞的转运速度、外源化学物与组织结合点的亲和程度的影响。

根据外源化学物与器官组织的亲和力大小及血流量的差异,外源化学物吸收进入机体内可选择性地分布到某些器官或组织。进入血液的外源化学物在某些组织、器官蓄积而浓度较高时,如果对组织、器官造成毒性损伤,则称这些组织、器官为靶组织、靶器官;未显示明显的毒作用,则称这些组织、器官为储存库。靶器官和储存库对于研究外源化学物的分布和毒性具有重要意义。

1. 分布及再分布

外源化学物被吸收后,首先向血流量大的器官分布,如心脏、肝、肺、肾脏和脑等。而随着时间延长,化学物受到扩散速度和器官亲和性的影响,被选择性地输送到肌肉、皮肤、脂肪及大多数脏器中,在体内达到动态平衡状态。这种外源化学物自血液向器官组织分布时先分布到血流量丰富的器官,再根据全身的特点转移到特定组织的现象称为再分布(redistribution)。

影响外源化学物分布的因素很多,其中,器官或组织的血流灌注速率和对外源化学物的亲和力是两个非常关键的因素。外源化学物的初始分布阶段主要取决于器官或组织的血流灌注速率。人体器官、组织血流灌注速率高[血流速率为 $55 \sim 100 \ \mathrm{mL/(min \cdot 100 \ g)}$]的有肺、肾上腺、肾脏、甲状腺、肝、心脏、小肠和脑;灌注速率低[血流速率为 $1 \sim 5 \ \mathrm{mL/(min \cdot 100 \ g)}$]的有皮肤、骨骼肌、结缔组织和脂肪组织。在分布的初始阶段,外源化学物在被灌注的器官或组织中的浓度较高,随着时间的延长,它们在机体内的分布受到经膜扩散速率及器官、组织对其亲和力的影响,引起外源化学物的再分布。例如,铅经口摄入 2 h 后,约有 50% 存在于肝脏内,30 d 后,机体内残留的铅约有 90% 与骨结合。

2. 外源化学物在组织中的储存

(1)与血浆蛋白结合作为储存库 血浆中各种蛋白质均有结合外源化学物的功能,白蛋白(也称为清蛋白)、转铁蛋白、球蛋白和脂蛋白都可以结合大量外源化学物。其中,白蛋白的结合量最大。根据是否与血浆蛋白结合,外源化学物在血液中存在的形式分为结合型和游离型,两者之间存在动态平衡。一般只有游离型化学物可经简单扩散方式通过生物膜到达靶部位。结合型化学物由于分子量增大,不能跨膜转运进入组织细胞,也不被代谢排泄,延缓了其被消除的过程,从而延长其对机体的毒作用时间。不同化学物与血浆蛋白的结合具有竞争性,结合力更强的外源化学物可取代结合者,使之成为游离态而显示毒性。例如,强毒性农药 DDT 的代谢产物 DDE 能竞争性置换已与白蛋白结合的胆红素,从而使血中游离胆红素升高,引发黄疸。

(2)肝脏和肾脏作为储存库 肝脏和肾脏具有多种结合外源化学物的能力,这些器官的细胞中含有一些特殊的结合蛋白。例如,肝细胞中有一种配体蛋白能和许多有机酸结合,还能与一些有机阴离子、偶氮染料致癌物和皮质类固醇结合,使这些有毒的化学结合物进入肝脏并储存。肝脏和肾脏还有一种可诱导蛋白,即金属硫蛋白,能与镉、汞、锌及铅结合。肝脏和肾脏既是机体内有毒物质转化和排泄的重要器官(可消除外源化学物),又可作为一些外源化学物的储存库,具有一定的化学物蓄积作用。

(3)脂肪组织作为储存库 脂溶性有机物,如有机氯农药和二噁英等,易分布在机体脂肪内,可降低其在靶器官中的浓度,减轻对靶器官的损害。不同人群机体内的脂肪含量存在差异,肥胖者的脂肪质量约占体重的 50%,消瘦者的脂肪质量约占体重的 20%。因此,与消瘦者相比,此类化学物对肥胖者的毒性较小。同理,当机体脂肪快速动员时,可能会导致血液中这些化学物浓度突然增高,从而引起中毒。

(4)骨骼组织作为储存库　骨骼组织中某些成分与某些外源化学物有特殊亲和力,所以这些毒物在骨骼中的浓度很高。例如,氟离子可替代骨骼中羟基磷灰石晶体基质中的—OH,使骨骼中氟含量增加。外源化学物在骨中的沉积和储存是否有损害作用,取决于化学物的性质。若骨组织不是这些外源化学物的靶组织,则对骨骼没有伤害。例如,铅和氟都可蓄积在骨组织中,铅对骨骼并无毒性,而氟可导致氟骨症。

外源化学物在体内的储存具有双重意义。一方面,若蓄积部位非化学物的靶组织或靶器官,则蓄积对化学物导致的急性中毒具有保护作用,可减少靶器官中的化学物含量;另一方面,蓄积部位的毒物浓度与血浆中的游离态毒物的浓度保持平衡,当血液中游离毒物清除后,蓄积部位的毒物可能被释放进入血液,成为游离型毒物的来源,具有潜在的危害。

3.外源化学物在分布过程中的屏障

屏障是阻止或减少外源化学物由血液进入某种组织器官的一种生理保护机制,但是生理屏障却不能有效地阻止亲脂性物质的转运。生物体内的屏障有以下几种。

(1)血-脑屏障(blood-brain barrier,BBB)　指脑毛细血管壁与神经胶质细胞形成的血浆与脑细胞之间的屏障,以及由脉络丛形成的血浆和脑脊液之间的屏障,由脑的连续毛细血管内皮及细胞间的紧密连接、完整的基膜、周细胞、星形胶质细胞脚板围成的神经胶质膜构成,其中血管内皮是血-脑屏障的主要结构。脑屏障是血-脑、血-脑脊液和脑脊液-脑三种屏障的总称。血-脑屏障能阻止某些物质,尤其是有害化学物由血液进入脑组织。外源化学物通过血-脑屏障的难易取决于两个因素:一是化学物的性质和状态,二是血-脑屏障的结构和功能。

影响外源化学物对脑的毒作用因素包括外源化学物的脂溶性、与血浆蛋白的结合程度、载体转运系统、生物转化作用及发育状况等。

①外源化学物的脂溶性。脂溶性强的物质易于透过细胞膜,而水溶性强的则不易透过。例如,相比于无机汞,甲基汞的脂溶性更强,更容易进入脑组织,引起中枢神经系统毒性。但也有例外,二噁英为脂溶性化学物,却不易进入脑组织。

②与血浆蛋白的结合程度。因为脑部毛细血管内皮细胞之间"焊接"十分紧密,通透性小,所以相对分子质量大于2 000的化学物不能由内皮细胞连接处通过。因此,与血浆蛋白结合的外源化学物就难以通过血-脑屏障。

③载体转运系统。脑毛细血管内皮细胞膜上有多种载体蛋白,如糖载体、中性氨基酸载体及短链单羧酸载体等,能促进一些本来难以通过血-脑屏障的极性分子的转运。

④生物转化作用。某些外源化学物在通过脑毛细血管内皮细胞时,会受到胞质内酶系统的作用而被破坏。因此,能进入毛细血管内皮细胞的物质,也不一定能通过血-脑屏障进入脑组织。例如,5-羟色胺会被细胞线粒体外膜上的单胺氧化酶转化,最终氧化而失活。

⑤发育的影响。新生儿血-脑屏障发育不全,通透性较高,这可能是吗啡等化学物对新生儿的毒性高于成年人的原因之一。

此外,病理情况下,如血管性脑水肿、脑肿瘤等也会引发血-脑屏障通透性增高。

(2)胎盘屏障(placental barrier)　是指胎盘绒毛组织与子宫血窦间的屏障。胎盘屏障使母体血液与胎盘血液分开,互不干扰,同时又选择性地进行物质交换。胎盘细胞层数因动物物种和妊娠阶段的差异而有所不同。例如,猪和马有6层;大鼠、豚鼠只有1层;家兔在妊娠初期

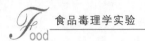

有6层,到妊娠末期仅有1层;人类有3层。胎盘的厚薄程度也有差异,如鼠胎盘比人类胎盘薄,外源化学物容易透过,故毒理学的致畸实验常用受孕大鼠。

影响外源化学物通过胎盘屏障的因素较多,一般弱酸、弱碱性外源化学物易于通过;脂溶性大,尤其是脂/水分配系数适当的外源化学物容易通过。相对分子质量<600的外源化学物容易通过,相对分子质量>1 000的则难以通过。虽有胎盘屏障,但至今还没有肯定胎盘在防止毒物从母体进入胚胎的特殊作用。致畸物可通过胎盘引起胚胎畸形,有些致癌物也可经胎盘致癌,这也是胎盘屏障是否存在的争议所在。

另外,还有血眼屏障、血睾屏障等其他屏障,都是为了保护相关机体组织和器官,减少或免受外源化学物的损害。例如,血睾屏障主要由多层细胞将生殖细胞与毛细血管分隔开,可阻止水溶性毒物进入生殖细胞。

1. 4. 2. 3　外源化学物的排泄

排泄是外源化学物及其代谢产物向机体外转运的过程,是生物转运的最后一个环节。人体对毒物的清除主要依赖肾脏、肝脏和肺。此外还包括其他排泄途径,如:皮肤、毛发、汗液、乳汁、唾液等。

1. 经肾脏随同尿液排泄

肾脏是人体最重要的排泄器官,其主要排泄机制有3种:肾小球滤过、肾小管分泌和肾小管重吸收。

肾小球滤过是指血液流经肾小球时,血浆中的水分子、小分子溶质(包括相对分子质量较小的血浆蛋白)从肾小球的毛细血管中转移到肾小囊的囊腔里,形成原尿。肾小球毛细血管壁具有7~8 nm的膜孔,分子量<60 ku的化学物几乎都能通过,因此大部分外来化学物或其代谢产物均可滤出。滤入肾小管腔的毒物有两条去路:随尿液排出体外,或经肾小管重吸收。脂/水分配系数高的毒物可经简单扩散的方式进入肾小管上皮细胞,被重新吸收入血。而水溶性高的化学物则随尿液排出。弱酸性物质在pH较高、弱碱性物质在pH较低的尿液中多数处于解离状态,可被大量排出体外。正常生理条件下,尿液的pH约为6,低于血浆pH,有利于弱碱性物质的排泄。

肾小管逆浓度梯度将外源化学物从近曲小管的毛细血管中主动转运到小管液中的过程,称为肾小管分泌。肾小管通过分泌H^+、K^+和NH_3,并与原尿中的Na^+进行交换,在调节电解质和酸碱平衡中起重要作用。

肾小管重吸收是指肾小管上皮细胞将小管液中的水分和某些溶质部分或全部地转运至血液的过程,总重吸收量为99%左右。原尿中的葡萄糖、氨基酸和少量蛋白质全部被肾小管重吸收,水和电解质大部分被重吸收,尿素部分被重吸收,肌酐完全不被重吸收。

2. 经肝脏随同胆汁排泄

肝脏除了作为外源化学物的主要代谢器官外,也是排泄的器官之一。肝脏中至少含有有机酸、有机碱和中性有机物三类有机物的主动转运系统。外源化学物经胃肠道吸收后,首先进入肝脏进行生物转化,其原型或代谢产物可以直接进入胆汁,最终随粪便排出体外。经胆汁排泄的主要是在肝内的代谢产物。肝胆排泄是脂溶性较大或水溶性强且相对分子质量较大的化学物的主要排泄途径,可视为经尿排泄的补充途径。通常,与葡糖醛酸、谷胱甘肽和甘氨酸结合的相对分子质量较大的化学物大都经肝胆排泄。在人体内,相对分子质量>500的外源化学物大多经肝、胆排泄；相对分子质量较小的主要由肾脏排泄；中等相对分子质量的则在两种器官都有排泄。除化学物的结构和理化性质外，胃肠道内的食物成分、胃肠道的健康状况及肠道菌群等因素都会影响肝胆排泄。

3. 经肺随同呼气排泄

常温下以气态存在的物质或挥发性物质主要经肺排泄。肺排泄的机制主要为单纯扩散方式，排出速度与吸收速度成反比。肺排泄的速度取决于肺泡壁两侧的气体分压差的大小，血/气分配系数小的外源化学物经肺排出的速度快。血液中溶解度低的气态物质，其排出速度受血流灌注限制，溶解度高的则受通气限制。血液中溶解度低的气体物质，如乙醚经肺排泄较快；溶解度高的气体物质，如氯仿排泄则较慢。黏附在气管、支气管和细支气管壁的气溶胶颗粒可随黏膜上的纤毛运动向上排出。

4. 乳汁及其他排泄途径

外源化学物主要以单纯扩散的方式进入乳汁中。由于乳汁富含脂肪并通常偏酸性，所以脂溶性化学物及弱碱性化学物容易在乳汁中浓集。已知有数十种化学物可随乳汁排泄。通过母体的哺乳，可能使乳儿接触外源化学物及其代谢产物，特别是强毒性的脂溶性物质二噁英、多氯联苯等持久性有机污染物（persistent organic pollutant，POP）。它们随脂肪从血液进入乳腺中，并通过乳汁排泄。人类也有可能通过食用含有这些污染物的乳及乳制品将其摄入体内。

其他排泄途径包括汗液或唾液、毛发与指甲等。非解离态、脂溶性毒物可经简单扩散排入汗液和唾液，通过汗液和唾液排泄。随汗液分泌排泄时，可能引起皮肤的炎症；随唾液排泄时，又可能被吞咽到消化道重吸收。汗液与唾液的排泄量都比较少，因而不是机体主要的排泄途径，但是可以利用这些途径对外源化学物和代谢产物进行无损检测。

1.5 外源化学物在机体内的生物转化

1.5.1 生物转化概述

生物转化（biotransformation）是指外源化学物在体内经过多种酶催化的代谢过程。一般而言，毒物通过生物转化，其毒性减弱或消失的过程，称为解毒（detoxification）或生物失活（biological deactivation）。但有些外源化学物经过生物转化，在体内生成新的毒性更强的化学物，称为生物活化（biological activation）。如农药对硫磷和乐果等，它们本身毒性较小，但在某些生物体内会分别氧化为毒性更大的对氧磷和氧乐果。

1.5.1.1 生物转化的过程

肝是体内最重要的代谢器官，外源化学物的生物转化过程主要在肝脏中进行。其他组织器官，如肺、肾、肠道、脑、皮肤等也具有一定的生物转化能力。

外源化学物的生物转化过程分为两个阶段，如图 1-6 所示。第一阶段为Ⅰ相反应，包括氧化反应、还原反应和水解反应。第二阶段为Ⅱ相反应，为结合反应，即外源化学物经Ⅰ相反应所形成的中间代谢产物与某些内源化学物反应形成结合物的过程。通过Ⅰ相反应，外源化学物的分子中的—OH、—NH₂、—SH 或—COOH 等功能基团暴露或增加，使得外源化学物的极性增加,脂溶性降低,水溶性增高,使其成为参与Ⅱ相反应的底物。大多数外源化学物在机体内的生物转化均需经过两相反应,仅极少数的只经过Ⅰ相反应。Ⅱ相反应是指外源化学物或经Ⅰ相反应的代谢产物,与人体内的某些内源化学基团结合产生水溶性结合化学物。这一结合掩盖了外源化学物的某些功能基团,使外源化学物的生物活性、分子大小、溶解度等发生改变,易于排出体外。Ⅱ相反应包括葡糖醛酸化、硫酸化、乙酰化、甲基化反应,谷胱甘肽结合及氨基酸结合。

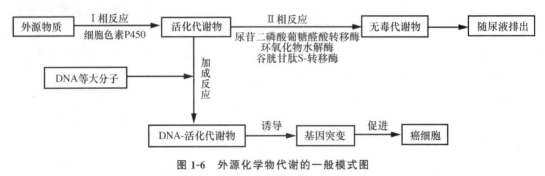

图 1-6　外源化学物代谢的一般模式图

(资料来源:高金燕. 食品毒理学. 北京:科学出版社,2017)

1.5.1.2　生物转化的酶系

生物转化的酶系广泛分布于全身组织,皮肤、鼻黏膜、肺、胃肠道、肾、脾、肝脏、心脏、大脑等组织中均有生物转化酶的分布,其中肝脏中与生物转化相关的酶最为丰富。在肝脏及大多数组织、器官中,生物转化酶主要位于内质网(微粒体)或胞液中,在线粒体、细胞核及溶酶体中则分布较少。生物转化酶的底物特异性广泛,一种酶或一类酶可催化代谢几种外源化学物。某些生物转化酶具有多态性,这也造成了外源化学物的生物转化速度存在个体差异。生物转化的酶系包括Ⅰ相反应酶和Ⅱ相反应酶。

Ⅰ相反应酶包括微粒体酶系和非微粒体酶系。其中微粒体酶系包括单加氧酶、黄素单加氧酶、环加氧酶、乙醇氧化酶、偶氮还原酶、硝基还原酶、酯酶、酰胺酶、微粒体环氧化物水解酶以及其他微粒体酶。非微粒体酶系包括醇脱氢酶、醛脱氢酶、醛氧化酶、黄嘌呤氧化酶、单胺氧化酶、双胺氧化酶、肽酶以及其他酶类。

Ⅱ相反应酶包括尿苷二磷酸葡糖醛酸转移酶、硫酸基转移酶、谷胱甘肽 S-转移酶、酰基转移酶、甲基转移酶及 N-乙酰转移酶等。

1.5.2　Ⅰ相反应

1.5.2.1　氧化反应

氧化反应是化学物在机体内最重要和常见的代谢反应,参与该代谢的主要为肝微粒体混合功能氧化酶系统,包括由细胞色素 P450 酶系催化的氧化反应、微粒体黄素单加氧酶催化的氧化反应、非微粒体混合功能酶系催化的氧化反应以及(单)胺氧化反应。

1. 细胞色素 P450 酶系催化的氧化反应

细胞色素 P450 酶系和黄素单加氧酶都可以催化单加氧反应,它们也被称为混合功能氧化酶。此类反应中,氧分子中的一个氧原子与底物结合,而另一个氧原子则被还原生成水分子,需要还原型烟酰胺腺嘌呤二核苷酸磷酸(NADPH)提供电子,使细胞色素 P450(CYP450)和黄素单加氧酶还原,并与底物形成复合物,该类反应的总反应式如下。

$$RH + O_2 + NADPH + H^+ \rightarrow ROH + H_2O + NADP^+$$

(1)羟化反应(hydroxylation) 羟化反应的总反应式如下。

$$RCH_3 \rightarrow RCH_2OH \text{ 和(或)} RC_6H_5 \longrightarrow RC_6H_4OH$$

脂肪族和芳香族碳的羟化通常是通过加氧使底物羟化,生成醇或醛,八甲磷的羟化反应如图 1-7 所示,黄曲霉毒素的羟化反应如图 1-8 所示。

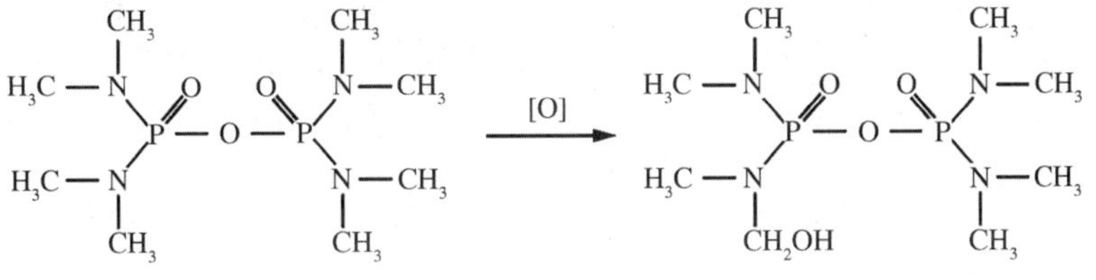

图 1-7 八甲磷的羟化反应

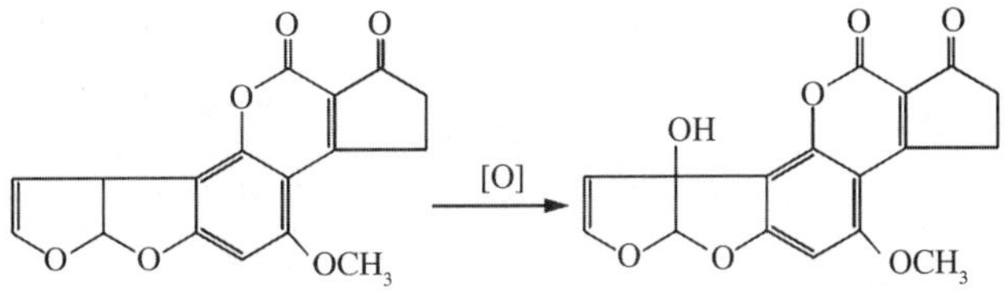

图 1-8 黄曲霉毒素的羟化反应

(2)环氧化反应(epoxidation) 含双键的烯烃类或芳香族化学物氧化时常常形成环氧化物(图 1-9)。一个氧原子在外源化学物相邻的两个碳原子之间形成桥式结构,即产生环氧化物。很多环氧化物都是亲电子剂,其毒性高于母体化学物,如氯乙烯的环氧化产物环氧氯乙烯是终致癌物。环氧化反应是许多外源性化学物代谢活化的重要步骤,如苯并[a]芘[B(a)P]的活化。B(a)P 首先由 P450 酶系催化生成 B(a)P-7,8 环氧化物,在环氧化物水解酶的作用下生成二氢二醇衍生物 7,8-二氢二醇,在细胞色素 P450 作用下进一步生成 7,8-二氢二醇-9,10-环氧化物,后者为终致癌物,可与核酸中的鸟嘌呤和腺嘌呤结合,产生 DNA 损伤。

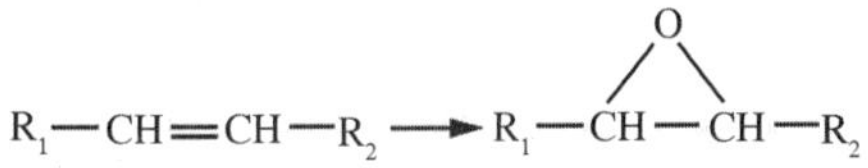

图 1-9 环氧化反应

(3)杂原子(O、S、N)的脱烷基反应 外源化学物中与 O、S、N 相连的烷基 α 碳原子被氧化并脱去一个烷基,分别得到含有巯基、羟基和氨基的化学物,并生成醛或酮。比如二甲基亚硝胺脱烷基后形成甲基自由基($\cdot CH_3$)可使细胞核酸分子的鸟嘌呤甲基化,诱发突变或癌变,反应见图 1-10。

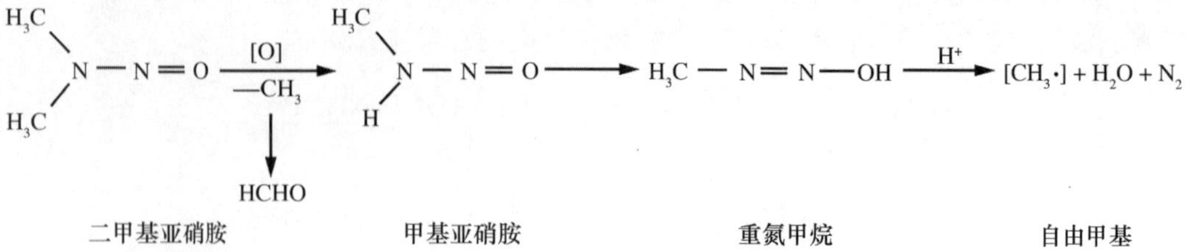

二甲基亚硝胺　　　　　甲基亚硝胺　　　　　重氮甲烷　　　　　自由甲基

图 1-10　二甲基亚硝胺脱烷基反应

（4）氧化基团的转移（oxidative group transfer）　是指经 CYP450 催化的氧化脱氨、氧化脱硫、氧化脱卤等作用。例如，苯丙胺氧化形成中间产物苯丙基甲醇胺，然后再脱去氨基形成苯丙基酮；苯丙基甲醇胺也可以经过氧化形成苯基丙酮肟；农药对硫磷经过氧化脱硫后形成对氧磷，毒性较母体强；DDT 氧化脱卤素来转化为具有高度脂溶性而代谢活性低的 DDE 和可随尿液排出的 DDA，见图 1-11。

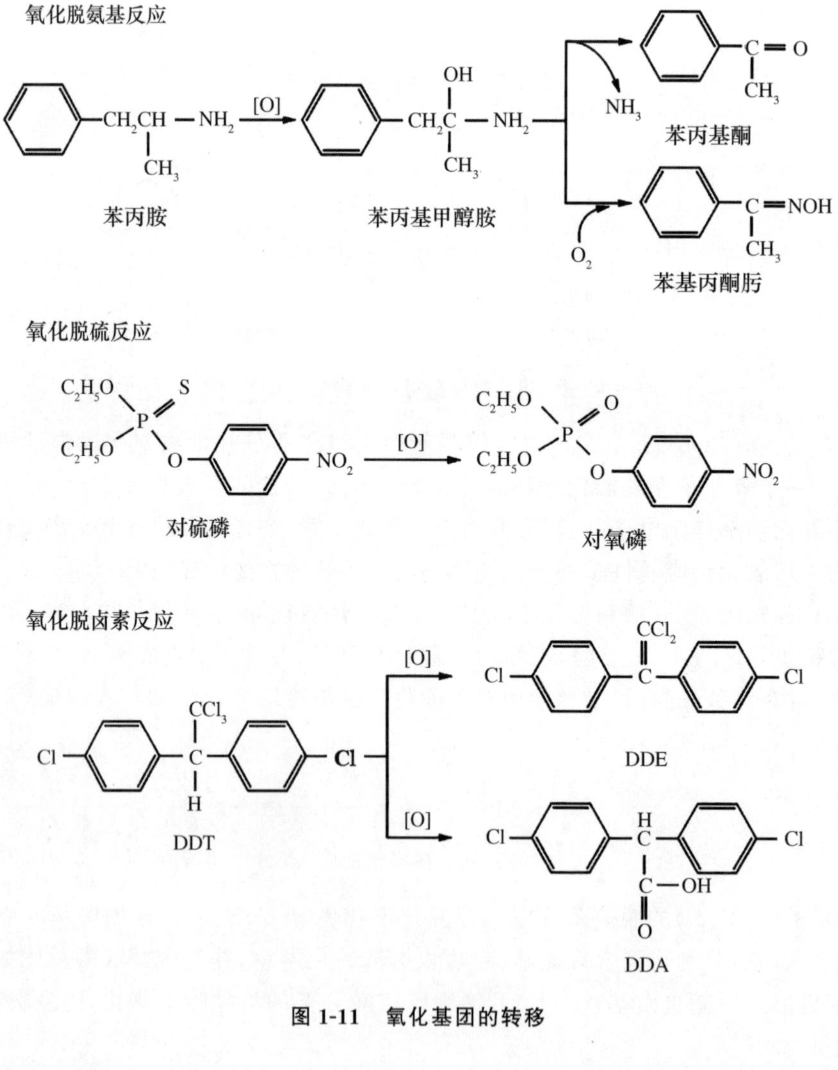

氧化脱氨基反应

苯丙胺　　　　　　苯丙基甲醇胺　　　　　苯丙基酮

苯基丙酮肟

氧化脱硫反应

对硫磷　　　　　　　　　对氧磷

氧化脱卤素反应

DDT　　　　　　DDE

DDA

图 1-11　氧化基团的转移

（5）脱氢反应（dehydrogenation）　CYP450 能够催化尼古丁、对乙酰氨基酚等外源化学物的脱氢反应。

（6）酯的裂解（cleavage fester）　酯类化学物经 CYP450 催化可发生酯的裂解。例如，羟酸酯类首先经酯酶水解生成羧酸类和醇类，生成的醇类再经 CYP450 催化后生成相应的醛类或羧酸类。此外，CYP450 也可催化磷酸酯类裂解。

2.微粒体含黄素单加氧酶催化的氧化反应

肝、肾、肺等组织的微粒体中含一种或几种黄素单加氧酶（FMO）。FMO 可以催化、氧化含有亲核性的氮、硫、磷等杂原子的化学物。FMO 的辅酶为黄素腺嘌呤二核苷酸（FAD），反应需要 NADPH 和 O_2 参与。很多由 FMO 催化的反应，也可由细胞色素 P450 催化。二者的功能有交叉或重叠的现象，作用底物也相同，但作用过程不尽相同。例如，烟碱经 CYP 催化反应生成的代谢产物为去甲烟碱，而经 FMO 催化则形成烟碱-N-氧化物。

3.非微粒体混合功能酶系催化的氧化反应

微粒体混合功能酶系主要存在于肝细胞线粒体和细胞液中，包括醇、醛脱氢酶及胺氧化酶类，主要催化醇、醛、酮类外源化学物的氧化反应。

醇、醛脱氢肝细胞液中含有醇脱氢酶、醛脱氢酶、醛氧化酶、黄嘌呤氧化酶等。醇脱氢酶催化醇转化为醛或酮，反应式如下：

$$RCH_2OH + NAD^+ \longrightarrow RCHO + NADH + H^+$$

醛脱氢酶可催化脂肪醛和芳香醛形成酸，形成的酸可以作为 Ⅱ 相反应酶的底物，反应式如下：

$$RCHO + NAD^+ \longrightarrow RCOOH + NADH + H^+$$

4.（单）胺氧化反应

胺氧化酶可催化单胺类和二胺类氧化形成醛类，反应式如下：

$$RCH_2NH_2 + H_2O \rightarrow RCHO + NH_3 + H_2O$$

1.5.2.2　还原反应

含硝基、偶氮基和羰基的化学物及二硫化物、亚砜化学物在机体内可被还原。此类反应主要在厌氧环境下由肠道菌群的还原酶催化发生，也可在机体细胞处于低氧状态下由酶催化发生。

1.硝基还原、偶氮还原及氮氧化物还原反应

硝基还原和偶氮还原是在肠道菌群和特定条件下（如低氧），由 CYP 和 NADPH-醌氧化还原酶催化发生微粒体还原反应。硝基苯的还原反应见图 1-12。

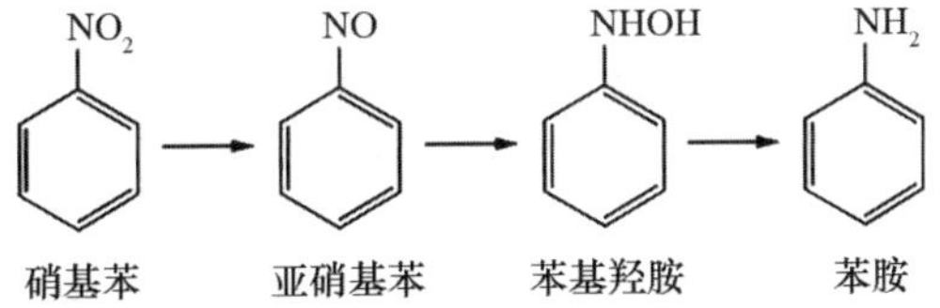

图 1-12　硝基苯的还原反应

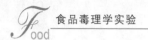

2. 羰基还原反应

外源化学物中的醛类和酮类化学物主要进行羰基还原反应,反应式见图 1-13。

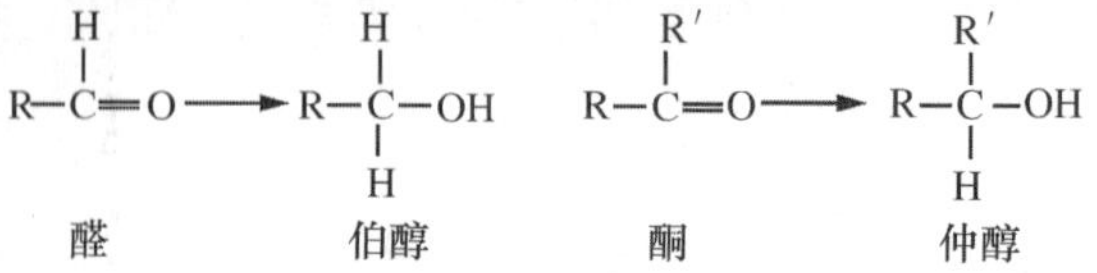

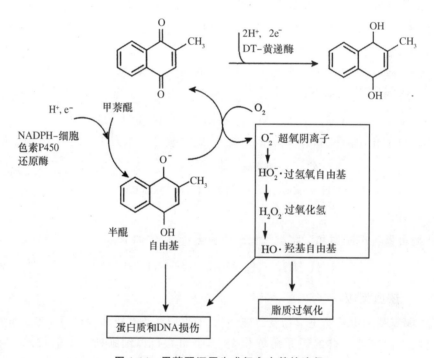

图 1-13 羰基化学物的还原反应

3. 醌类的还原反应

由 NADPH-醌氧化还原酶(DT-黄递酶)催化双电子还原形成氢醌,也可经 NADPH-细胞色素 P450 还原酶催化单电子还原,生成半醌自由基,见图 1-14。

图 1-14 甲萘醌还原生成氧自由基的途径

4. 脱卤反应

脱卤反应包括还原脱卤反应、氧化脱卤反应和脱氢脱卤反应。如引起肝脏毒物的四氯化碳,经还原脱卤生成具有活性的三氯甲烷自由基,启动脂质过氧化。

5. 二硫化物和硫氧化物还原

含硫基团还原反应在体内较少见。

1.5.2.3 水解反应

水解反应(hydrolysis reaction)即在水解酶的催化下与水发生化学作用而引起外源化学物分解,从而减轻毒性的反应。酯类、酰胺类等易发生水解反应,酯类生成酸和醇,酰胺类生成酸和胺。含不饱和双键的环氧化物可经环氧化物水解酶催化生成二氢二醇。

1. 酯类水解

酯类化学物,如局部麻醉药普鲁卡因、有机磷农药敌敌畏、对硫磷、对氧磷、马拉硫磷等在体内主要通过水解解毒。对氧磷经过水解生成二乙基磷酸和对硝基酚(图 1-15)。

2. 酰胺类水解

含酰胺基的局部麻醉剂多卡因和有机磷杀虫药乐果可由体内酰胺酶水解。乐果经过水解生成乐果酸(图 1-15)而失去毒性。

3. 环氧化物水解

水解一般是环氧化物自身的解毒过程,但对某些化学物,环氧化物水解具有活化和失活的双重性。例如,苯并[α]芘经微粒体混合功能氧化酶催化生成几种环氧化物:苯并芘-4,5-环氧化物、苯并芘-7,8 环氧化物及苯并芘-7,8-二氢醇-9,10-环氧化物(图 1-15)。苯并芘-7,8-环氧化物经过水解反应形成苯并芘-7,8-二氢二醇,继续代谢转化为终致癌物苯并芘-7,8-二氢二醇-9,10-环氧化物(图 1-15),其他环氧化物异构体经重排形成相应的酚,不具致癌性,且有利于参加 Ⅱ 相反应。

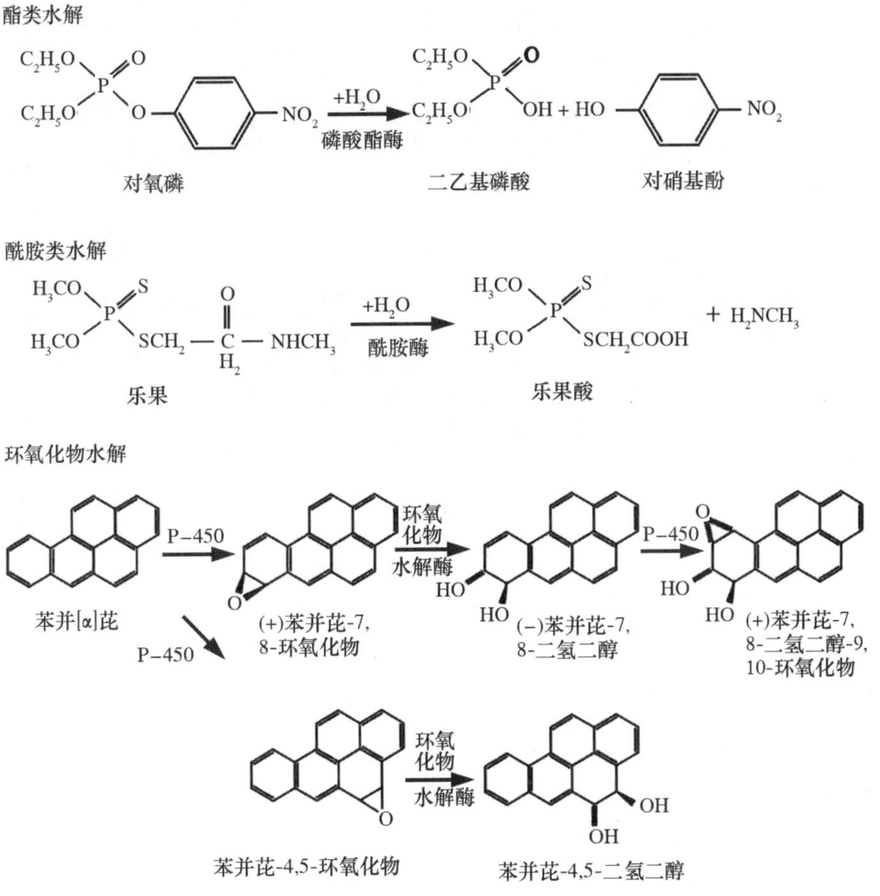

图 1-15　水解反应

4. 脂肪族水解脱卤

在脱氯氢化酶的催化下,DDT 水解脱氯生成 DDE,见图 1-16。

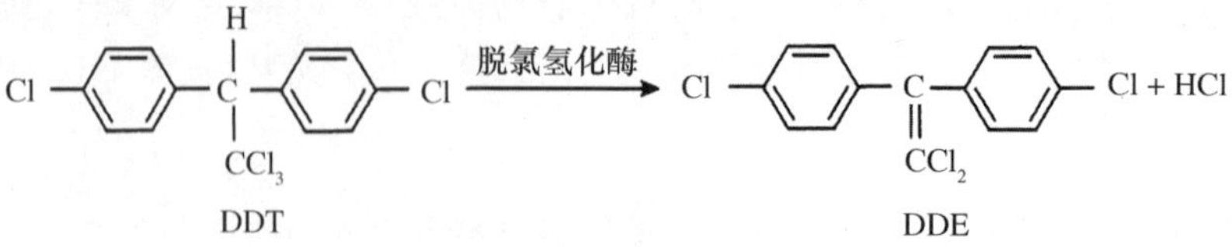

图 1-16　DDT 经酶催化水解脱氯反应

1.5.3　Ⅱ相反应

Ⅱ相反应(phase Ⅱ biotransformation)又称为结合作用(conjugation),是外源化学物经过Ⅰ相反应后产生或暴露出来的羟基、氨基、羧基和环氧基等极性基团,与内源性化学物如葡糖醛酸、氨基酸、谷胱甘肽及硫酸盐等进行的生物合成反应,是机体继续进行有利于排泄和毒性降低的生物转化过程。Ⅱ相反应的代谢酶大多数存在于细胞液中,结合反应主要在肝脏中进行,其次为肾脏,结合物一般随尿液或胆汁排出体外。

1.5.3.1　葡糖醛酸结合反应

葡糖醛酸结合(glucuronidation)是Ⅱ相反应中最普遍的一种。反应中葡糖醛酸的来源是糖代谢过程中生成的尿苷二磷酸葡糖醛酸(UCPGA)。由葡糖醛酸转移酶(UGT)催化,外源性毒物含有羟基、疏基、氨基和羧基,这些基团与 UCPGA 反应,生成 β-葡糖醛酸苷,并释放尿苷二磷酸(UDP),见图 1-17。

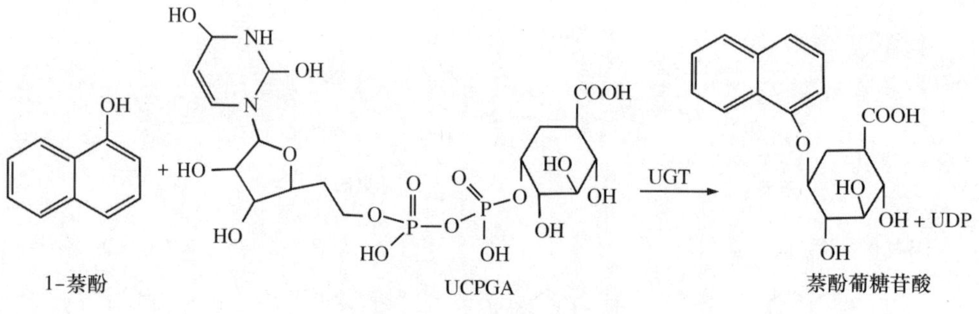

图 1-17　葡糖醛酸结合反应

1.5.3.2　硫酸结合反应

硫酸结合反应(sulfate conjugation)是醇类、酚类或胺类化学物在磺基转移酶(sulfo transferase)的作用下与内源性硫酸结合,形成硫酸酯的过程,如图 1-18 所示。

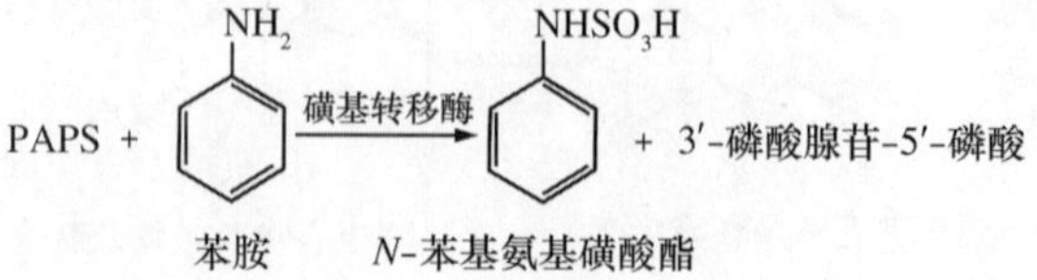

图 1-18　硫酸结合反应

1.5.3.3　乙酰化反应

乙酰化反应(acetylation)是将乙酰辅酶 A 转移到含伯胺、羟基或巯基的毒物上的过程。异烟肼的乙酰化结合反应见图 1-19。

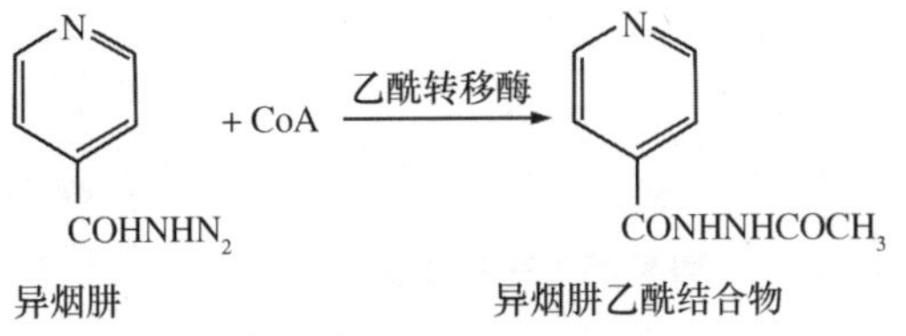

图 1-19　乙酰化结合反应

1.5.3.4　氨基酸结合反应

羧酸和芳香羟胺可与氨基酸发生结合反应，最为常见的是与甘氨酸结合。如甲苯在体内生成苯甲酸，苯甲酸可与甘氨酸结合形成马尿酸排出体外(图 1-20)。

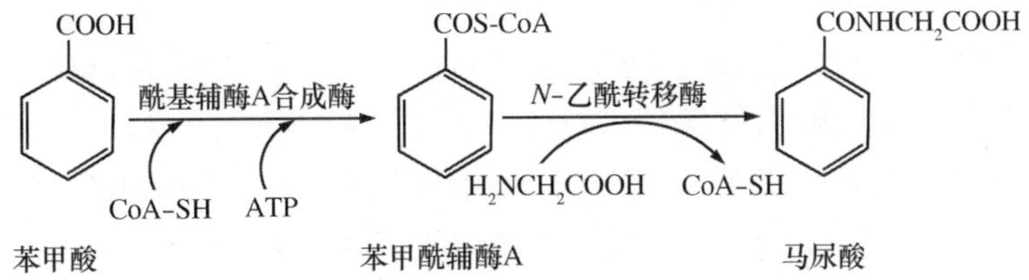

图 1-20　氨基酸结合反应

1.5.3.5　甲基化作用

甲基化作用(methylation)，又称为甲基结合反应。在甲基转移酶催化作用下，将甲硫氨酸提供的甲基转移至含羟基、巯基和氨基的酚类、硫醇和胺类化学物，一般都能使毒物解毒，见图 1-21。

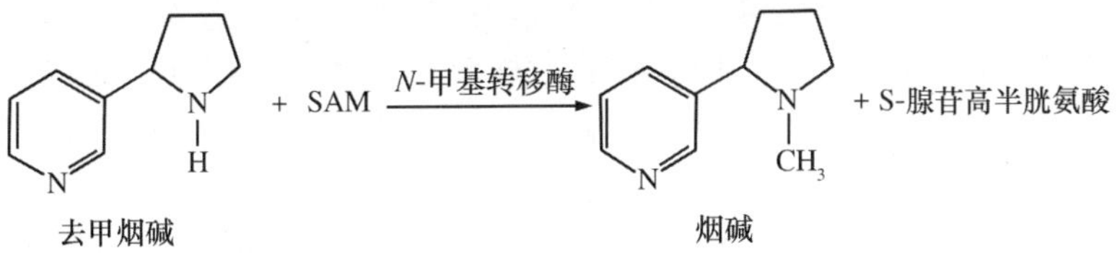

图 1-21　甲基结合反应

1.5.3.6　谷胱甘肽结合反应

谷胱甘肽 S-转移酶(glutathione S-transferase，GST)催化还原型谷胱甘肽(GSH)与亲电性外源化学物结合形成硫醚氨基酸。谷胱甘肽结合物具有极性和水溶性，可经胆汁排泄，也可经体循环转运至肾，由尿液排出，见图 1-22。

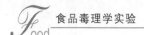

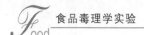

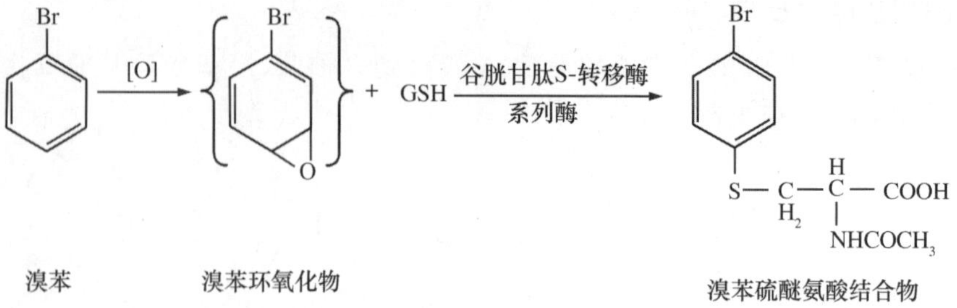

图 1-22　谷胱甘肽结合反应

1.6　影响外源化学物毒性作用的因素

1.6.1　外源化学物因素

外源化学物毒性作用的特点和强度主要受到化学物的化学结构、理化性质及毒物进入机体的途径 3 个方面的影响。

1.6.1.1　外源化学物的化学结构

外源化学物的化学结构决定了毒物的理化性质和化学活性,后两者又决定了化学物的毒作用性质和毒性大小。毒理学中化学物的定量结构-性质关系(quantitative structure property relationship，QSPR)和定量结构-活性关系(quantitative structure activity relationship，QSAR)是目前国际上一个比较活跃的研究领域。研究化学结构与其毒性之间的关系,有助于预测新化学物的同系物的生物活性,推测化学毒物的毒性作用机制,按照人类的要求生产高效低毒的药物。

1. 功能基团

在外源化学物的化学结构中,功能基团通常就是发挥作用的活性部分,与外源化学物的特异性毒性有关。例如苯及苯的衍生物会抑制造血功能,引起神经衰弱综合征。当苯环上的氢原子被甲基取代后,抑制造血功能的作用减弱,但麻醉作用增强;当苯环上的氢原子被氨基取代后,有形成高铁血红蛋白的作用,造成组织缺氧,引起中枢神经系统、心血管系统和其他脏器的损害;当苯环上的氢原子被卤素取代后,会使分子的极化程度增加,更易与酶结合,使毒性升高;当苯环上的氢原子被硝基取代后将有肝脏毒性。而在芳香族化学物中引入羟基,分子极性增强,毒性增大。

2. 基团的位置

带两个相同基团的苯环化学物的毒性为:对位＞邻位＞间位。机体内的酶对化学物的构型有高度特异性,当化学物为不对称分子时,酶只能作用于一种构型。通常,分子对称者毒性较不对称者大。例如,1, 2-二氯甲醚的毒性大于 1, 1-二氯甲醚;1, 2-二氯乙烷的毒性大于 1, 1-二氯乙烷。

3. 手性特征和立体构型

外源化学物的同分异构体存在手性特征,会对生物转运和生物转化产生影响,进而影响外源化学物的毒性。例如，S(−)反应停的致畸性比R(+)反应停更强。同理，外源化学物的不同旋光异构体，其毒性也可能不一致。一般，L-异构体易与酶、受体结合，具有生物活性；而D-异构体反之。例如，L-吗啡对机体有作用，而D-吗啡无作用。

4.同系物的碳原子数及饱和度

烷烃、醇类、醛/酮类等碳氢化学物与其同系物相比，碳原子数愈多，则毒性愈大。一般情况下，碳原子数相同时，直链化学物毒性大于其异构体，成环化学物毒性大于不成环化学物。直链烷烃的麻醉作用大于其同分异构体，如正己烷＞新己烷、正庚烷＞异庚烷。环烷烃的麻醉作用大于链烃，如环戊烷＞戊烷。当外源化学物碳原子数相同时，随着不饱和程度的增加，毒性增强。例如，乙烷、乙烯及乙炔的毒性大小排序为：乙炔＞乙烯＞乙烷。

5.与营养物和内源性物质的相似性

某些外源化学物结构与主动转运载体的底物类似，可借助这些特别的载体系统吸收进入机体。例如，氟尿嘧啶可被嘧啶的转运系统携带；铬和锰可以通过铁转运机制被机体吸收；铅在肠道中则是经由钙的转运系统被主动吸收。此外，一些与细胞正常代谢物结构相似的外源化学物，会参与体内代谢过程，引发高毒性，可引起致细胞死亡的毒作用，这种现象称为致死性合成，是一种特殊类型的化学损害。例如，氟乙酸结构与乙酸相似，能插入机体的三羧酸循环，从而阻断三羧酸循环，产生毒性反应。

1.6.1.2 外源化学物的理化性质

外源化学物的理化性质，如溶解度、分散度、微粒直径、挥发度、蒸气压、密度、电离度、核电性、纯度均与其毒性密切相关。

1.溶解性

通常，外源化学物的脂/水分配系数大小与其毒性密切相关。脂/水分配系数较大的物质，在机体内呈现亲脂性，多以简单扩散的方式通过脂质双分子层，易于被机体吸收和蓄积，不易被排泄，毒性较大。例如，脂溶性的大小排序：甲基汞＞苯基汞＞乙酸汞＞氯化汞，因而甲基汞易进入神经系统，并对神经系统产生较大毒性。此外，有毒性的外源化学物在水中，特别是在体液中，溶解度越大，毒性越大。例如，砒霜（As_2O_3）在水中的溶解度是雄黄（As_4S_4）的3万倍，其毒性也远远大于雄黄。

2.分散度

分散度是指物质被分散的程度，以微粒的直径大小表示。颗粒越小，分散度越大，比表面积越大，生物活性也越强。另外，分散度的大小可影响气体物质进入呼吸道的深度。通常，直径大于$10~\mu m$的颗粒会在上呼吸道被阻滞；直径小于$5~\mu m$的颗粒可以到达呼吸道深部进入肺泡；直径小于$0.5~\mu m$大于$0.1~\mu m$的颗粒易经呼吸道再排出；直径小于$0.1~\mu m$的颗粒因弥散作用易沉积于肺泡壁。

3.挥发度和蒸气压

化学物的挥发度与气温、气压和该物质本身的熔点、沸点、蒸气压等有密切关系，蒸气压越大、气温越高，则其挥发度越大。挥发度大的液态化学物易形成较大的蒸气压，易于经呼吸道和皮肤吸入机体。例如，汽油、二硫化碳等因常温下易挥发，可通过空气吸入机体产生损害，而乙二醇不易挥发，毒性就相对较弱。有些液态毒物LC_{50}相近，但挥发度不同，其毒性则相差很

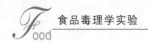

大。例如,苯与苯乙烯的 LC_{50} 均为 45 mg/L,但苯的挥发度较苯乙烯大 11 倍,因此经呼吸道吸入苯的危害性远大于苯乙烯。

4. 电离度

外源化学物主要以简单扩散方式跨膜转运,只有非离子化形式可以简单扩散通过脂质双分子层。对于弱酸性或弱碱性的有机化学物,在体内环境 pH 条件下,其电离度越低,非离子型比例越高,越易被吸收,毒效应越强。

5. 密度

在密闭的、长期空气不流通的空间,如沼气池、竖井、地窖和废弃矿井中,有毒气体可能因密度不同而分层,如果不经检测贸然进入,会引发人体毒气中毒。化学性火灾中有些有毒烟雾密度较小,人应匍匐逃生。

6. 纯度

外源化学物的毒性,一般是指其纯品的毒性,评价化学物的毒性应尽可能采用纯品,在进行毒理学实验之前,应该获得在使用情况下的稳定性材料。外源化学物不是纯品时,其中夹杂的各种杂质都有可能影响或改变原化学物的毒性作用,从而影响对受检化学物毒性的正确评价。

1.6.1.3 外源化学物进入机体的途径

1. 接触途径

给予机体一定剂量的外源化学物,若接触化学物的途径不同,吸收后首先达到的组织器官不同,其代谢转化、毒性反应的性质和程度也各不相同。经口染毒进入机体的外源化学物,大多数要经过肝脏转化再进入体循环。一般来说,机体通过各种途径吸收外源化学物的速度顺序为:静脉注射>经呼吸道>腹腔注射>肌内注射>皮下注射>皮内注射>经口>经皮肤。外源化学物被机体吸收入血的速度越快,毒性也越大。但也有例外,如久效磷通过小鼠腹腔注射与经口吸收毒性基本一致,其 LD_{50} 分别为 537 mg/kg 和 546 mg/kg。

2. 接触剂量

接触剂量又称染毒剂量(administrated dose)或外剂量(external dose),是指化学物与机体的接触剂量,可以是单次接触或在某浓度下一定时间内持续接触的剂量。对外来化学物的接触剂量、接触时间及频数的定量估算,是毒理学研究剂量-反应关系的基础。吸收剂量(absorbed dose)又称内剂量,是指化学物穿过一种或多种生物屏障,吸收进入体内的剂量。靶剂量又称抵达剂量(deliverated dose),是指吸收后到达作用部位(靶器官或靶组织)的外来化学物和其代谢产物的剂量。化学物对机体损害的性质和强度直接取决于靶剂量,但测定此剂量比较复杂,因而在实际应用中一般测定接触剂量。

3. 接触频率

接触频率也是影响化学物对机体毒作用性质和程度的重要因素,多次接触可能出现累积效应。对于食品来源的外源性化学物,需要着重考虑多次、长期甚至终生接触所引起的相关毒性作用。

4. 溶剂或助溶剂

染毒时往往要将外源化学物用溶剂溶解或稀释,有时还需要使用助溶剂。例如聚山梨酯-80(吐温-80)具有乳化作用,同时具有亲水基团和亲脂基团,可以帮助水溶性化学物溶于油中,也可帮助脂溶性化学物溶于水中。因此,吐温-80 常被作为毒理学实验的助溶剂、乳化剂和稳定剂等。但吐温-80 对某些化学物的吸收有影响,具有一定的毒性。例如,含有吐温-80的水溶液对双酚 A 的释放有影响,随着吐温-80 浓度的升高,双酚 A 释放量增加,毒性增强。

1.6.2　机体因素

1.6.2.1　种属和品系

不同种属、品系的个体,对外源化学物的感受性往往存在差异,存在选择毒性。由于不同种属、品系之间遗传因素不同,决定了其对外源化学物的代谢转化方式和转化率存在差异。例如,化学毒物苯乙酸在人体内与谷氨酰胺结合,而在鸡体内与鸟氨酸结合,在其他动物体内则是与甘氨酸或葡糖醛酸结合,因而表现出不同的毒性。不同种属的生物,其细胞结构、功能和生化机制不同,也是造成选择毒性的重要原因。但对于同一种属的不同品系的动物,在对某些外源化学物感受性上也会表现出差异。例如,不同品系的小鼠吸入同一浓度的氯仿,DBA2 系小鼠死亡率为 75%,DBA 系小鼠死亡率为 51%,而 BALB/c 系小鼠死亡率仅为 10%。

1.6.2.2　个体因素

在相同条件下,同一物种同一品系的不同个体,接触相同外源化学物,也存在不同的剂量-反应关系。

1. 代谢酶基因多态性

同一种属(品系)之内,不同个体对外源化学物的反应存在的差异称为个体差异。遗传因素是个体易感性差异的决定因素,其表现就是代谢酶基因多态性。例如,乙酰胆碱酯酶是果蝇等昆虫体内重要的代谢解毒酶,有机磷农药可与乙酰胆碱酯酶活性中心丝氨酸残基的羟基结合,使酶失活,从而杀灭果蝇。而抗马拉硫磷的果蝇品系,它们控制乙酰胆碱酯酶合成的基因存在一个点突变 T/A,导致第 368 位氨基酸由苯丙氨酸变为酪氨酸,从而对有机磷和氨基甲酸酯类杀虫剂产生抗药性。

2. 年龄差异

新生的幼小动物机体由于处于生长发育阶段,对大部分外源化学物的敏感性通常要比成年动物高些。凡经代谢转化后毒性增强的外源化学物,对新生和幼年动物的毒性较成年动物低;反之,在体内可迅速代谢失活的化学物,对新生和幼年动物的毒性就可能较大。例如,八甲磷需在体内羟化后才具有毒性,以 35 mg/kg 的剂量对初生大鼠进行灌胃染毒,不会引起其死亡,但以相同剂量对成年大鼠进行灌胃染毒,则会 100% 死亡。

年龄的差异还表现在许多方面。对于幼年动物,由于血-脑屏障发育尚未完成,脑部易受到外源化学物的毒作用。老龄化机体则因代谢机能降低,中枢神经系统反应迟钝,分泌及排泄器官功能减退,解毒、排毒能力下降,对外源化学物的敏感性逐渐增加。

3. 性别差异

通常,不同性别的同种动物对多数外源化学物的感受性基本相似,差异不显著,但有些化学物的毒性作用却存在明显的性别差异性。例如,雄性小鼠能被氯仿诱发产生急性肾损害,而雌性小鼠则不会发生急性肾损害。如果采取对雄性小鼠进行阉割或给予雌激素的方法处理,

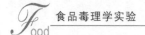

可以降低雄性小鼠对氯仿的敏感性。另外,性别会导致某些毒物的吸收、分布存在差异。例如,全氟辛酸(PFOA)在雄性大鼠体内主要分布于肝脏,其次为血浆和肾脏;而它在雌性大鼠体内主要分布于血浆,其次是肾脏、肝脏和卵巢。

4.机体健康和营养状况

健康和营养状况对外源化学物毒作用影响极大。有慢性疾病或营养不良者,对外源化学物的耐受力降低,尤其当心脏、肝脏、肾脏有病变时,更容易中毒。肝脏是解毒的主要器官,所以肝脏障碍者,或患急性和慢性肝炎、肝硬化和肝坏死等疾病的患者,通常肝脏生物转化的能力降低,正常的微粒体和非微粒体酶系及Ⅱ相反应受到干扰或抑制,耐受毒物的能力必然降低。肾脏是排泄毒物的主要器官,肾脏疾病能引起肾脏排泄和代谢失调,也能影响化学物的毒性。呼吸道系统受损害的动物,对刺激性气体及飘尘的反应增强。缺血性心脏病患者对一氧化碳的毒性感受性增强。

营养不良或失调也会影响化学物的毒性。蛋白质缺乏将引起酶蛋白合成量减少,酶活性降低,使得外源化学物代谢减慢,毒性增强。例如,在总氟量相近的情况下,低蛋白质和低钙人群氟骨症的危险性大于蛋白质和钙摄入正常的人群。

1.6.3 环境因素

1.6.3.1 温度

在正常生理状态下,高温使机体排汗量增加,汗液的增多使得尿量减少,又会造成经肾脏随尿排出的化学物或其代谢产物在体内存留时间延长。高温使人或动物机体皮肤毛细血管扩张、血液循环加快、呼吸加速,从而使经皮肤或经呼吸道吸收的外源化学物吸收速度加快,增加对机体的损害作用。高温使外源化学物挥发性增大,以气体、蒸汽、气溶胶形式存在的量增多,也会增加外源化学物经呼吸道吸入的机会。在低温环境下,外源化学物被吸收和代谢的速度都较慢,化学物对机体的毒性反应减弱。

1.6.3.2 湿度

某些化学物可在高湿环境中发生形态改变。例如,SO_2在高湿环境中可生成酸性物质,使毒性增加。此外,高湿的环境中,机体不易散热,从而增加了机体体温调节的负荷。高温高湿环境下有助于外源化学物的经皮肤吸收,因为汗液蒸发困难,外源化学物留在皮肤表面,皮肤角质层的水合作用加强,使的脂/水分配系数较低的化学物可溶于体表汗液而易于被吸收,同时也延长了外源化学物与体表接触的时间,使吸收量增加。

1.6.3.3 气压

高气压可以引起外源化学物毒性的改变。在常压下,N_2只有单纯的窒息作用,而在高压下则具有麻痹作用。气压增加往往会影响大气污染物的浓度,不利于大气污染物的扩散,加重化学物对机体的危害。但气压降低会导致机体氧分压降低,CO气体的毒性增加。低气压的高原地区,氨基丙苯的毒性会增强。

1.6.3.4 季节和昼夜节律

人和动物对外源化学物的反应也受到季节和昼夜节律的影响,外源化学物在不同时间表现出的毒性反应有差别。即使是同一化学物作用于同一个生物体,在不同环境下作用效果也会有所不同。研究证明,外源化学物的毒性与其进入机体发挥作用的时间有关。例如,吗啡的镇痛效力在上半夜最强,而在下午最弱;小鼠腹腔注射相同剂量的乙醇,16:00 和 20:00 的死亡率最高。所以,在毒理学实际工作中,为稳定实验动物的昼夜节律,通常人工制造昼夜周期,使动物处于人工调控的 12 h 白昼中。

1.6.3.5　饲养方式

动物笼养的形式、每笼动物的数量、垫料和其他因素也能影响某些化学物的毒性。例如,大鼠为群居性动物,单独笼养会使大鼠烦躁易怒、凶猛且有攻击性。养于"密闭"笼内的大鼠,对吗啡的急性毒性较养于"开放"笼内的大鼠低。

■ 本章小结

本章主要介绍了食品毒理学的相关概念,如毒物、毒性与毒效应等,在剂量-反应(效应)关系中介绍了毒性参数与安全限值的定义,并简单阐述了毒性参数测定方法;介绍了外源化学物在体内的生物转运和生物转化概念及方式,并详细描述了影响外源化学毒性作用的因素,为开展食品毒理学实验奠定基本的概念支撑和理论基础。

■ 重要名词

毒物,毒性,毒效应,靶器官,安全性,危险性,生物学标志,剂量,剂量-反应关系,半数致死剂量,阈剂量,毒作用带,生物转运,生物转化,生物膜,生物转化Ⅰ相反应,生物转化Ⅱ相反应

? 思考题

1. 简述毒性、毒物、毒效应的概念。

2. 生物学标志有哪几类? 简述各类生物学标志的意义。

3. 如何理解安全性与危险性?

4. 机体对外源性毒物的处置包括哪几个方面?

5. 什么是生物转运? 生物转运的主要方式及特点是什么? 简述生物转运的影响因素、特点及生理意义。

6. 什么是首过效应? 首过效应的意义是什么?

7. 一般认为哪些毒性作用有阈值,哪些毒性作用无阈值? 对于无阈值毒物如何进行管理?

8. 简述外源化学物透过生物膜的方式及特点。

9. 什么是生物转化? 生物转化的意义是什么?

10. 简述生物转化Ⅰ相反应和生物转化Ⅱ相反应的主要代谢酶系。

11. 阐述Ⅰ相反应中氧化反应、还原反应、水解反应之间的相互关系。

12. 影响外源化学物毒性作用的因素有哪些?

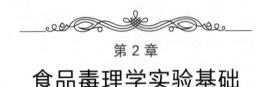

第 2 章

食品毒理学实验基础

本章学习目的与要求

　　食品毒理学主要研究外源化学物对机体的有害作用及其机制,以及借助相关的检测技术对食品中有毒、有害物质及其含量进行分析检测。食品毒理学研究的主要手段包括动物实验、细胞实验、流行病学调查等。体内实验以实验动物为模型,通过外源化学物对实验动物的毒性反应外推至人群,以评估外源化学物对人体的危害。体外实验是指使用微生物、细胞或在其正常生物学背景之外的生物分子在活生物体外进行研究,主要用于筛选急性毒性和慢性毒性化学物,并对其毒作用机制进行研究。人体实验和流行病学调查的结果可以进一步证实和深化动物实验所得到的结果,从而确保对外源化学物的毒理学评估的准确性。具体学习要求:

　　1. 了解流行病学研究的发展历史、常用方法。

　　2. 掌握食品毒理学实验的基本概念,如流行病学调查、动物实验"3R"原则、细胞存活率实验。

　　3. 掌握蛋白质组学、基因组学、转录组学、代谢组学概念。

2.1　流行病学调查实验

流行病学是研究特定人群中疾病、健康状况的分布及其决定因素,并研究防治疾病及促进健康的策略和措施的科学。流行病学是预防医学的重要组成部分,是人们在不断地同危害人类健康的严重疾病进行抗争的过程中发展起来的。早年,传染病在人群中广泛流行,曾给人类带来极大的灾难,人们针对传染病进行深入的流行病学调查研究,采取相应的防治措施。随着主要传染病逐渐得到控制,流行病学又开始应用于研究非传染病,特别是慢性病,如心脑血管疾病、恶性肿瘤、糖尿病等。此外,流行病学还应用于促进人群健康的研究。

2.1.1　流行病学研究的发展历史

2.1.1.1　萌芽阶段

流行病学来源于希腊语,字面意思仅为"疾病的流行"(prevalence of disease),但其却涵盖了研究疾病的发病和分布等多个方面,是现代医学的重要分支。

流行病学调查起源于 19 世纪,起初主要是对疾病进行观察、统计以应对疾病的暴发。随后科学家们开始将流行病学与细菌学相联系,并赋予其独立的学科地位。从此,流行病学研究开始从研究环境因素转向了单因果病媒研究,为后来找到疾病发生的主要因素,治疗、预防靶点奠定了重要的基础。

2.1.1.2　蜕变阶段

在前人的研究基础上,英国科学家 Francis Galton (1822—1911)和 Karl Pearson(1857—1936)将生物统计学方法用于流行病学研究,为随后的研究提供了新的视角。在流行病学专家 Major Greenwood(1880—1949)的努力下,流行病学作为医学研究的分支也被医学界承认并接纳。20 世纪 20 年代,流行病学经历了另一次蜕变,人们不单是从细菌入侵的角度来考虑流行病,还将其视为动态的、多因果和整体疾病框架内的平衡紊乱。

2.1.1.3　高速发展阶段

自 20 世纪 60 年代开始,科学家们开始将医学统计和社会医学应用于流行病学,使流行病学摆脱"疾病模式"的定位,大大拓展了学科研究内容。例如,社会流行病学研究重点从死亡和疾病转移到残疾、不适和不满。其中最著名的是 Bradford Hill 和 Richard Doll 关于吸烟致癌影响的研究。从此,流行病学研究焕发了新的光彩,领域内的诸多研究也使人们开始注意到生活方式对疾病的重要决定作用。21 世纪后,作为预防和解决疾病的重要手段,流行病学研究的重要性和学科地位得到了进一步提升和巩固,而该研究也成为预防艾滋病、埃博拉病毒病和新型冠状病毒肺炎等疾病的重要手段。

目前,流行病学研究不仅被用于医学研究领域,在食品安全性研究等领域也有着广泛应用。例如,在食品加工过程中混入的重金属、微生物和天然毒素等对人体健康有着潜在的危害,通过流行病学调查分析该因素与健康、疾病之间的关联能够很好地指导人们进行疾病预防,并不断改良食品加工技术,完善相关食品安全标准,对食品领域的发展和保障广大人民的健康有着极大的促进作用。

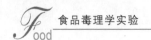

2.1.2 流行病学研究的常用方法

原则上,人类应避免摄入有毒物质,在研究中更不能有意识地对人体进行有毒物质的实验。但有时因为偶然事故或对毒物缺乏认识,人体可能摄入有毒物质(有毒的细颗粒物、工业废气等)或者含有有毒物质的食品(被重金属污染的大米、含非法添加剂的食品等)。为揭示有毒、有害物质对人体健康的影响并制定安全限量,可采用流行病学研究方法对暴露者进行横断面或纵向观察研究。一方面能够了解可能存在的关联病症或其他损害,探讨它们的因果关系;另一方面可研究食品中已知的某些因子对人体健康的影响,还可探寻引起已知疾病或健康损害的食品中的未知因子。目前,常用的流行病学研究方法可分为观察性研究、实验性研究和数学模型研究三大类。

2.1.2.1 观察性研究

1.横断面研究

横断面研究是指在某一特定的时间内研究特定范围内的人群疾病、健康状况,影响疾病和健康状况的危险因素分布状况的一种描述流行病学研究方法。横断面研究在设计实施阶段,往往根据研究目的确定研究对象,然后查明该研究对象中每个个体在某一特定时点上的暴露(特征)和疾病状态,最后在资料处理与分析阶段,可根据暴露(特征)的状态或是否患病的状态来分组比较。

2.病例对照研究

在难以调查事故全部病例或事故暴露人群不确定时,可开展病例对照研究。病例人数较少(<50 例)时可选择全部病例,人数较多时可随机抽取 50～100 名病例。对照组应来自病例所在人群,通常选择同家庭未发病的健康人群作为对照,人数应不少于病例组人数。根据初步判断的结果,设计可疑食品的调查问卷,采用一致的调查方式对病例组和对照组人群进行个案调查,收集进食的可疑食品的信息及进食量。按食品品种计算病例组进食与未进食之比,以及与对照组进食和未进食之比的比值(OR)及 95％置信区间(CI),如 OR＞1 且 95％CI 不包含 1时,可认为该食品与发病的关联性具有统计学意义。

3.队列研究

队列研究是一种前瞻性研究,将某一特定人群按是否暴露于某可疑因素或暴露程度分为不同的亚组,追踪观察两组或多组成员结局(如疾病)发生的情况,比较各组之间结局发生率的差异,从而判定这些因素与该结局之间有无因果关联及关联程度的一种观察性研究方法。设计可疑食品调查问卷,采用一致的调查方式对研究对象进行调查,收集发病情况、进食可疑食品的信息及进食量。按食品进食情况分为暴露组和未暴露组,计算每个食品暴露组的罹患率和未暴露组的罹患率之比(RR)及 95％CI,如 RR＞1 且 95％CI 不包含 1 时,可认为该食品与发病的关联性具有统计学意义。如出现两种及以上可疑食品时,可采用分层分析、多因素分析方法控制混杂因素的影响,并对确定的可疑食品进一步做剂量-反应关系的分析。

2.1.2.2 实验性研究

不同于观察性研究,实验性研究是指在研究者控制下,让研究对象食用某种食品或食品成分,观察该受试物对研究对象的影响,可分为人体试食实验、现场实验和社区干预实验三种方式。值得注意的是,所进行的研究最终目的是服务于人,因此采取人体试食实验是非常必要的,但是一定要严格遵守法律法规和道德准则,并将人体试食实验作为实验的最后一环,充分考虑实验动物与人体的差异性,切实保障人体试食实验的合法性和安全性。

2.1.2.3　数学模型研究

数学模型研究又称为理论流行病学研究,即根据理化检测、体外实验、体内实验、横断面研究、病例对照研究和队列研究、人体试食实验、现场实验和社区干预实验等获得的基础资料,通过数学模型的方法来模拟某种受试物对人群健康影响的流行过程,以探讨该受试物对人群健康的影响,从而为该受试物对人群健康影响的预防和控制、卫生策略的制定提供服务。

2.2　动物实验

以科学研究为目的进行科学饲养并繁殖的动物称为实验动物。食品毒理学的许多研究需要通过动物实验来完成。放眼整个人类生命科学发展史,动物实验是生命科学研究的重要组成部分,实验动物的使用加速了人类探索生命奥秘和揭示疾病机制的进程,它们为人类健康和科学发展作出了重要贡献。

2.2.1　动物实验的优缺点

2.2.1.1　优点

(1)使用实验动物进行毒理学研究的优点是易发现单因素与结果的关系,可提供大量有价值的与人类生命活动现象类似的资料。

(2)周期短、操作简单等。

(3)可实现基因工程操作。

2.2.1.2　缺点

(1)实验动物和人类对于外源化学物的反应敏感性不同,有时甚至存在本质区别。因此,在进行食品毒理学实验时,应该尽可能使用两种或者两种以上的动物,并尽可能选择与人对毒物毒理学反应相似的动物。

(2)动物的染毒剂量远大于人类实际接触的剂量。毒理学研究中为使用相对较少的动物数量就可观察到一定的效应,通常使用较大的染毒剂量,往往比人体实际接触的高得多。

(3)将实验动物的毒理学研究结果外推到人群时,由于人类所处环境受到很多因素的影响,会有很多不确定性。

2.2.2　实验动物的选择和处理

实验动物的选择是食品毒理学动物实验研究中首先要考虑的问题。因为实验动物选择的恰当与否关系到实验的成败及研究结果正确与否。因此,必须将实验动物的选择作为食品毒理学研究的一个有机组成部分。同时,从实验动物学的学科高度上给予足够的重视。其次,要了解实验动物学基本知识,这是正确选择实验动物的基本条件。

2.2.2.1　种属的选择

食品毒理学实验以实验动物为研究对象,选择合适的实验动物对获得可靠的研究结果至关

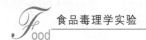

重要。在毒理学研究中常用到的实验动物包括大鼠、小鼠、猴、兔、猫、猪、鸡、果蝇、斑马鱼、线虫等。对实验动物选择的基本原则是:选择对受试物在代谢、生物化学和毒理学特征方面与人类最接近的物种;自然寿命不太长的物种;易于饲养和实验操作的物种;经济并易于获得的物种。

2.2.2.2 品系的选择

按照遗传学可将同一种属的实验动物分为:近交系、封闭群、杂交群、突变动物。近交系其动物遗传的均质性保证了实验体系的稳定性;封闭群能较好地代表自然群体的遗传特性;杂交群兼有近交系和封闭群的特点;突变动物往往具有鲜明的人类疾病模型特征。

2.2.2.3 级别的选择

按照其微生物及寄生虫的控制程度,可将实验动物分为:普通级动物、清洁级动物、无特定病原体级动物和无菌级动物。

1.普通级动物

普通级(Conventional,CV)动物又称一级动物,在开放系统的动物室内饲养,空气未经过净化,动物本身所携带的微生物状况不明确,要求不携带人兽共患病病原体和动物烈性传染病病原体。普通级动物一般为教学示范用。

2.清洁级动物

清洁级(Clean,CL)动物在微生物控制方面,除要求必须不带有人兽共患病病原体、烈性传染病病原体及常见传染病病原体之外,还要求不携带对动物危害大和对研究干扰大的病原物。

3.无特定病原体动物

无特定病原体级(Specific Pathogen Free,SPF)动物是指机体内无特定的微生物和寄生虫存在的动物,但非特定的微生物和寄生虫是容许存在的,故实际上是指无传染病的健康动物。SPFA来源于无菌剖宫产动物,在屏障系统中进行保种、饲育及使用,按国家标准严格实施微生物和寄生虫控制。这类动物是目前使用最广泛的实验动物。

4.无菌动物

无菌级(Germ Free,GF)动物是指在隔离系统饲育的、经检测体内外没有任何可检出的微生物和寄生虫的动物。这类动物是在无菌条件下人工剖宫产获得的子代动物,再放在无菌隔离系统内用人工喂乳或无菌"奶妈"动物代乳饲育而成。无菌动物仅在特殊课题需要时使用。

2.2.3 动物实验设计的原则

在动物实验设计过程中,要保证动物实验达到科学性和伦理性要求,实现经济可行,操作简便。

2.2.3.1 设置对照实验

通过设立对照实验使得非实验因素处于相同的条件下,可排除非实验因素如饲养环境等对实验结果的影响。只有设置有效的对照组,通过正确的实验数据分析方法,才能获得有意义的实验结果。通常食品毒理学实验设置的对照组包括:空白对照、阴性对照、阳性对照和历史对照。

2.2.3.2　实验结果的一致性

实验结果一致性应符合以下 3 个方面：①重测一致性，即使用同一检测方法多次测量的结果应保持一致；②观察者一致性，不同观察者对同一研究对象进行评估的结果一致性；③诊断实验一致性，判断新方法与金标准的检验结果的一致性。

2.2.3.3　实验结果的重复性

动物实验重复是实验设计的重要原则之一，实验重复无论对于实验结果的可重复性，还是对于最终实验结论的可靠性，都起着决定性作用。实验重复可以分为生物重复（biological replicates）和技术重复（technical replicates），即动物实验的重复性可以通过增加样本数来实现，同时也可以将同一个样本进行多次实验，以提高实验结果的精准性和准确性。

2.2.3.4　实验的随机性原则

实验的随机有利于避免因研究人员的主观性、实验动物的选择以及实验人员的操作技术对实验结果产生偏移，进而影响实验结果的准确性。因此在进行实验的过程中，实验动物应按照随机均等的原则分配到各组。

2.2.4　动物实验"3R"原则

1959 年，动物学家 W. M. S. Russell 和微生物学家 R. L. Burch 出版了 *The Principles of Human Experimental Technique* 一书，第一次全面系统地提出了"3R"原则，即 Reduction（减少）、Replacement（替代）和 Refinement（优化）。

2.2.4.1　减少（Reduction）

减少，即在动物实验中尽可能减少实验动物的数量，但是仍需获取同样多的实验数据，或者使用一定数量的实验动物获得更多的实验数据，达到最优的实验效果。因此在设计实验的过程中，应该做到以下几点：在实验设计阶段，设计较为详细的实验方案，科学地计算所需要的实验动物数量；动物实验必须由经过培训的、具备相应学位或专业技术能力的人员进行或在其指导下进行，避免造成实验动物不必要的微生物污染；充分利用所得的实验数据等。

2.2.4.2　替代（Replacement）

动物实验倡导应用无知觉材料替代有知觉动物，如利用组织学、胚胎学或计算机方法取代整体动物实验，以低级动物替代高级动物或使用电脑模拟等。

2.2.4.3　优化（Refinement）

动物和人一样，有大脑思维、有喜怒哀乐、有疼痛感、有恐惧感、会焦虑，大自然给予它们同等的生存权利。实验人员应优化饲养方式和实验步骤，在动物正常状态下取得真实可靠的实验数据。做到实验动物的优化需要多方面努力，不仅体现在实验程序的设计上，还要加强实验人员关于动物福利意识的教育。实验人员应熟悉实验技术，优化实验程序，尽可能减少非实验因素导致的实验动物疼痛和紧张，选择痛苦较小的方法或安乐死的方式处死动物以减少动物的紧张不安情绪。

2.3　细胞实验

细胞模型具有操作简便、时间短、重复性高等优点，已经广泛应用于食品毒理学研究。目前有大量的人类细胞系可供选择,而且已经开发出多种基于细胞的体外检测方法,用于筛选食品中的毒性物质。

2.3.1 细胞实验的优缺点

2.3.1.1 细胞实验的优点

(1)细胞实验周期短,实验效率高。

(2)细胞实验重复性高。

(3)细胞培养技术能够直接观察活细胞的生命活动和形态结构。

(4)细胞培养技术可研究的细胞类别很丰富,从低等生物细胞到高等生物细胞到人类细胞,从胚胎细胞到成年细胞、从正常组织细胞到肿瘤细胞等。

(5)细胞实验基因工程操作较为简单,研究方法较为成熟。

2.3.1.2 细胞实验的缺点

(1)细胞实验(也包括离体器官实验)离开了生物体的内环境(主要是神经系统、内分泌系统和免疫系统等复杂系统)的调控,所得结果不能完全反映药物在体内的情况。

(2)细胞实验周期较短,对于慢性毒性评估的参考价值不大。

(3)较难反映毒物对整个机体的毒性作用。

2.3.2 常用的细胞系

细胞系是体外研究的首要选择,细胞系的来源包括人、大鼠、小鼠、猴、犬、猪等。细胞按照其生长特性可分为:悬浮细胞、贴壁细胞。细胞类型的选择取决于实验的目的,在食品毒理学实验中常用的部分细胞系如表 2-1 所示。

表 2-1 毒理学中常用细胞系

细胞类型	物种	组织	细胞类型	物种	组织
HeLa	人	宫颈癌细胞	A549	人	肺癌细胞
HEK293	人	胚胎肾细胞	PC12	大鼠	肾上腺髓质嗜铬细胞瘤细胞
SH-SY5Y	人	神经母细胞瘤细胞	SHZ-88	大鼠	乳腺癌细胞
Caco-2	人	结肠腺癌细胞	BRL 3A	大鼠	肝细胞

2.3.3 细胞实验内容

利用细胞实验可以研究食品有害物质对细胞的毒性作用、细胞形态学改变、细胞恶性转化(生长、死亡、衰老、分化)、作用机制(信号转导、细胞损伤、修复)等。

2.3.3.1 细胞存活率检测

对于细胞毒性的一般评估通常采用间接的细胞活性测量方法,并使用多种细胞生物测定方法来整合不同的细胞毒性终点,如测定膜渗漏或细胞活性,利用台盼蓝、碘化丙啶、结晶紫或乳酸脱氢酶测定膜完整性。而其他活性测定,如中性红、阿尔玛蓝或 3-(4,5-二甲基噻唑-2)-2,5-二苯基四氮唑溴盐(MTT)测定的是细胞活性指标中的代谢。

2.3.3.2　细胞形态的检测

利用细胞模型实验,可以检测食品成分对细胞形态结构的影响。细胞形态检测方法包括免疫细胞化学染色实验鉴定细胞骨架标志,以判断细胞形态骨架是否变化;通过显微镜观察细胞胞体、分支等,研究食品有害物质对其形态的改变等。

2.3.3.3　基因毒性、营养基因组学和免疫毒性检测

由于许多有毒物质具有产生亲电子物质的性质,这些有毒物质会引起 DNA 或 RNA 的氧化和损伤,从而导致遗传毒性。对于以细胞为基础的遗传毒性筛选,各种探索性遗传毒性实验被用于检测细胞中的基因突变、DNA 断裂及染色体损伤。

2.3.3.4　毒物对细胞周期及细胞死亡的研究

流式细胞术可用于测定细胞周期各阶段细胞的百分比,鉴别死细胞和活细胞、流式细胞术可在实验和临床中评价肿瘤化疗和放疗的效果,现在根据流式细胞术和细胞动力学数据来监视肿瘤治疗的方法已经在实际工作中应用。

2.3.3.5　研究毒物的代谢机制

细胞实验研究毒物代谢可严格控制毒物的剂量及暴露的时间和方式,排除体内各种复杂的神经、内分泌及激素等因素的干扰,直接研究毒物的代谢过程。

2.4　毒理学研究的现代方法

生命科学技术的进步和发展,以及毒理学与其他学科的交融,为食品毒理学研究提供了崭新的手段和先进方法。化学分析、基因组学、蛋白质组学、转录组学、代谢组学等技术的应用,大大推动了食品毒理学的蓬勃发展。食品有害物质的化学成分分析全面系统地阐述了各种有害成分的结构、化学性质及毒理性质等。组学针对有害物质对细胞信号转导、基因转录调控、细胞因子等开展的一系列分子水平的研究,揭示了食品有害物质毒作用的重要分子机制。

2.4.1　化学分析

化学分析(chemical analysis)是指确定物质的化学成分或组成的方法。化学分析法即运用化学分析的方法研究化学物的组成、杂质的鉴定,不同条件下化学物的稳定性、溶解度及解离特性,以及对生物材料、空气、水、食品和化妆品中外源性毒物或其代谢产物进行分析测定等。实验分析食品中有害化学物质主要采用的仪器有气相色谱仪、高效液相色谱仪、色-质联用仪、串联质谱仪、原子吸收分光光度计、电耦合等离子发射分光光度计、可见或紫外分光光度计以及其他常规化学分析仪器等。根据被分析物质试样的数量,可分为常量分析、半微量分析、微量分析和超微量分析。分析毒理学有效地将毒理学与分析化学结合起来,对各种中毒症状、毒物在体内的作用、毒物的生理作用以及检测毒物的方法进行实验观察,为毒理学研究提供了良好的基础。

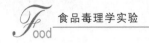

2.4.1.1　常量分析

常量分析所用试样的质量一般大于 0.1 g,所用试样的体积大于 10 mL。分析反应一般在普通的玻璃仪器中进行。分离沉淀和溶液常用滤纸过滤,所用的分析天平的精确度为0.000 1 g。这种分析方法的缺点是所需试样用量多、分析时间长,优点是具有严密的分析系统。

2.4.1.2　微量分析

微量分析所用试样的质量为 1～10 mg。微量分析分为微量定性分析和微量定量分析。定性分析常采用点滴反应和显微结晶反应等灵敏度较高的分析方法,定量分析常用质量、容量及仪器等分析方法。

2.4.1.3　超微量分析

超微量分析(ultramicro−analysis),一般是指被测物质的取样质量小于 0.1 mg 或取样体积小于 0.01 mL 的分析方法。超微量分析用于测定极微量的物质,由于取样量极少,所以对分析技术要求很高,需要有特殊的仪器设备和超高灵敏度的分析方法。

2.4.2　组学分析

随着科学研究的进展,人们发现单纯研究某一方向(基因组、蛋白质组、转录组等)无法解释全部生物医学问题,科研人员提出了从整体角度出发研究人类组织细胞结构、基因、蛋白质及其分子间相互的作用,通过整体分析反映人体组织、器官功能和代谢的状态,为探索人类疾病的发病机制提供新的思路。

组学(omics)主要包括基因组学(genomics)、蛋白质组学(proteomics)、代谢组学(metabolomics)、转录组学(transcriptomics)、脂类组学(lipidomics)、免疫组学(immunomics)、糖组学(glycomics)等。

2.4.2.1　基因组学分析

基因组学(genomics)的概念最早于 1986 年由美国遗传学家 Thomas H. Roderick 提出。基因组学是对生物体所有基因进行集体表征、定量研究及不同基因组比较研究的一门交叉生物学学科。基因组学主要研究基因组的结构、功能、进化、定位和编辑等,以及它们对生物体的影响。基因组学的主要包括:功能基因组学、结构基因组学、表观基因组学。

1. 功能基因组学

功能基因组学是分子生物学的一个领域,它试图利用基因组项目(如基因组测序项目)产生的大量数据来描述基因及蛋白质的功能和相互作用。功能基因组学侧重于基因转录、翻译和蛋白质−蛋白质相互作用的动态变化,这与基因组提供的 DNA 序列或结构等静态信息截然相反。功能基因组学试图从基因、RNA 转录和蛋白质产品三个水平上回答有关 DNA 功能的问题。

2. 结构基因组学

结构基因组学试图描述由给定基因组编码的每个蛋白质的三维结构。这种基于基因组的方法允许通过实验和建模相结合的方式高通量进行蛋白结构鉴定。结构基因组学与传统结构预测的主要区别在于,结构基因组学试图确定基因组编码的每一种蛋白质的结构,而不是专注于一种特定的蛋白质。随着全基因组序列的公开,通过实验和建模相结合的方法可以更快完成蛋白质结构预测,特别是大量测序基因组数据和以前解析蛋白质结构的公开,使得科研人员可以根据已有同源物的结构对蛋白质结构进行建模。

3. 表观基因组学

表观基因组学是研究生物体中所有表观修饰的遗传物质(即表观基因组)的学科。表观遗传修饰是在不改变 DNA 序列的情况下,对细胞 DNA 或组蛋白进行的可逆修饰,进而影响基因表达。表观遗传修饰主要包括 DNA 甲基化和组蛋白修饰。表观遗传修饰在基因表达和调控中起着重要作用,并参与许多细胞过程,如分化、发育和肿瘤发生。

目前,基因组学在医学、环境保护、毒理学等许多领域得到了应用。

(1)基因组在医学领域的应用 医学研究人员使用新一代基因组技术可以大幅增加从大规模研究群体中收集到的基因组数据量。当结合新的信息学方法将多种数据与基因组数据进行集成后,研究人员可以更好地解释药物反应和疾病的遗传基础。

(2)基因组学在自然资源保护领域的应用 利用基因组测序收集到的信息,可以更好地评估物种保护的关键遗传因素,如种群的遗传多样性,或个体是否为隐性遗传疾病的携带者。通过基因组数据评估进化过程的影响,并检测特定种群的变异模式。

(3)基因组学在毒理学领域的应用 基因组学可以用于毒物动力学和毒物作用的研究,为我们更客观研究食品毒理学提供了一个崭新的道路。基因组学能够快速全面地检测出食品有害物对机体全基因组表达的影响,再通过生物信息学的方法对有害物的毒性进行定性分析,为毒理学检测筛选更多生物学标志物,解释有毒物质的致毒机理。

2.4.2.2 蛋白质组学分析

蛋白质组学是以蛋白质组为研究对象,从蛋白质整体水平认识重合活动规律的科学,是后基因组计划的重要组成部分。蛋白质组学本质上指的是利用大规模数据研究蛋白质的特征,包括蛋白质的表达水平、翻译后的修饰、蛋白质与蛋白质相互作用等,由此获得蛋白质水平上的关于疾病机理、细胞代谢等过程的整体而全面的认识。蛋白质组学技术在农业、疾病机理机制研究、药物研究、毒理学、海洋环境等方面具有广泛应用。

(1)蛋白质组学在农业领域的应用 蛋白质组学技术在农业生物科研领域的应用为作物生长发育、病虫害防治、遗传育种、畜牧兽医学疾病诊断和治疗等方面发挥了重要的作用,为现代农业发展开辟了新途径。

(2)蛋白质组学在疾病机理机制研究中的应用 利用非标记定量蛋白质组学技术 Label-free、SWATH 及标记定量蛋白质组学技术 iTRAQ、SILAC 等蛋白质组学技术,可实现对不同样品中的大量蛋白质进行大规模相对定量研究,为实现疾病相关机制的研究提供思路。

(3)蛋白质组学在新药研究中的应用 由于疾病的发生与发展、药物的作用大多是在蛋白质水平上进行的,而蛋白质组学研究可以克服了蛋白质表达和基因之间的非线性关系,将蛋白质组学应用于新型药物的研发,可通过对疾病与正常细胞中的蛋白质组进行比较,发现可成为药物筛选作用靶标及与疾病相关的蛋白质。

(4)蛋白质组学在毒理学中的应用 将蛋白质组学技术和毒理学相结合,可从蛋白质水平上研究外源性化学物对机体的毒作用机制,并从中筛选出具有较高特异型和灵敏度的蛋白质标志物,目前已广泛应用于环境污染物对生物体的健康风险评价。

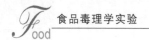

2.4.2.3　转录组学分析

转录组学的研究对象为特定细胞所能转录出来的所有 RNA 的总和,包括 mRNA 和非编码 RNA。转录组是连接基因组遗传信息与生物功能(蛋白质组)的必然纽带,同时与真核生物全基因组测序相比,转录组测序得到的序列不含有内含子及其它非编码序列,因此转录组测序有着无可比拟的高性价比优势。

转录组学的优势如下:

(1)具有高通量、更精确的数字信号。

(2)可在单核苷酸水平上对任意物种的整体转录活动进行检测。

(3)可在分析转录本的结构和表达水平的同时,还能发现未知转录本和稀有转录本。

(4)可准确地识别可变剪切和融合基因。

转录组研究是基因功能及结构研究的基础和出发点,已经被广泛应用于生物学、医学、农业等许多领域。

(1)转录组学在生物学中的应用　通过差异表达基因功能分析,可以发现在细胞分化(特别是胚胎干细胞和神经干细胞分化)、机体发育、信号转导等生物学过程中基因表达调控改变的整体特征。

(2)转录组学在医学中的应用　在机体发生细菌和病毒感染时,细胞内的基因表达模式也会发生显著变化。转录组学可以快速全面掌握在某病毒或者细菌感染过程中细胞基因表达模式的改变特征,为有效抵抗病原感染提供重要解决策略。

(3)转录组学在农业中的应用　在植物的正常生长、抗旱、抗逆以及优良品系培育等过程中其细胞的基因表达模式会发生显著变化。转录组学可以通过对样本的基因转录组进行分析,为育种或者相关农业应用研究提供依据。

2.4.2.4　代谢组学分析

代谢组学主要研究的是作为各种代谢路径的底物和产物的小分子代谢物(相对分子质量 <1000)。在食品毒理学领域,利用代谢组学发现农兽药等在动植物体内的相关生物标志物也是一个热点领域。代谢组学分析主要通过核磁共振(NMR)、质谱(MS)、色谱(HPLC、GC)及色谱质谱联用技术,绘制样品的 NMR 谱图,再结合模式识别方法,可以判断出生物体的病理生理状态,并有可能找出与之相关的生物标志物。代谢组学常应用在临床医学、医药研制开发、食品营养科学、毒理学、环境学、植物学等与人类健康密切相关的领域。

(1)代谢组学技术在临床医学中的应用　代谢组学通过对机体内小分子代谢物进行精准定性定量,分析代谢物与机体生理病理变化的关系,研究疾病发生发展、寻找疾病生物标记物等。代谢组学在医学主要应用在四个方面:临床诊断、病因与病理机制研究、临床用药指导及临床前动物模型筛选。

(2)代谢组学在毒理学中的应用　用代谢组学方法揭示生物化学变化很容易与传统手段的测定结果相联系,更容易发现药物作用的生物化学物质基础和作用机制。代谢组学可以通过分析与毒性作用靶位和作用机制密切相关的生物液体中内源性代谢产物浓度的特征性变化,确定毒物靶组织、毒性作用过程以及生物标志物,从而进行毒理作用机制研究或对化学物毒性进行评价。

(3)代谢组学在环境保护中的应用　研究人类环境暴露对健康的潜在影响需要结合流行

病学、毒理学或分析化学等多种不同的分析方法。目前,代谢组学越来越多地应用于毒理学研究,为与化学物质暴露相关的代谢物水平的变化开辟了新视角。代谢组学通过使用非侵入性或最小侵入性的形式收集生物样本(如血液、尿液、唾液等),揭示环境暴露对人体健康的影响。

◼ 本章小结

　　食品毒理学实验主要通过动物实验、细胞实验、流行病学调查等方式研究外源化学物对机体的毒性作用及机制,从而制定化学物在食物中的安全限量,评定食品安全性,为制定相关安全卫生标准奠定基础。

◼ 重要名词

　　流行病学研究,动物实验"3R"原则,组学分析

❓ 思考题

　　1. 目前常用的流行病学研究方法有哪些?

　　2. 动物实验的优缺点有哪些? 实验动物的常见分级有哪些? 动物实验的"3R"原则分别是什么?

　　3. 细胞实验的优缺点有哪些? 利用细胞模型实验可以检测哪些指标?

　　4. 现代毒理学分析方法包括哪些?

　　5. 组学分析种类及其优点是什么?

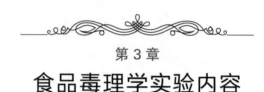

第 3 章
食品毒理学实验内容

本章学习目的与要求

食品毒理学主要是借助动物模型模拟引起人体中毒的各种条件,观察实验动物的毒性反应,再外推到人。食品毒理学实验设计将理论与应用密切结合,重在帮助学生掌握毒理学的基本实验方法和技能,验证和巩固课堂所学的理论知识,运用理论知识分析解决实际毒理学安全问题。具体学习要求:

1. 掌握动物实验基本操作技术,如实验动物选择、灌胃等毒理学常用技术。

2. 掌握急性经口毒性实验设计、操作方法及结果判定方法,并能熟练地计算出 LD_{50}。

3. 掌握小鼠骨髓细胞微核标本及染色体标本制备技术;掌握微核标本、染色体标本分析方法,能对畸变类型进行判定。

4. 掌握血清酶活性及超氧化物歧化酶活力测定的实验目的、原理、测定步骤及结果计算和分析。

5. 了解食品毒理学实验设计基本原则。

3.1　食品毒理学实验分类

食品毒理学实验主要包括体内实验、体外实验、限定人体实验和流行病学调查。

3.1.1　体内实验

体内实验,也称为整体动物实验,可严格控制接触条件,测定多种类型的毒作用。实验多采用哺乳动物,例如大鼠、小鼠、豚鼠、家兔、仓鼠、犬和猴等。在特殊情况下,也采用鱼类或其他水生生物、鸟类、昆虫等。检测外源化学物的一般毒性,多在整体动物中进行,例如急性毒性实验、短期重复剂量实验(亚急性毒性实验)、亚慢性毒性实验和慢性毒性实验等。哺乳动物体内实验是毒理学的基本研究方法,其结果原则上可外推到人体,但体内实验影响因素较多,难以进行外源化学物代谢和机制研究。

3.1.2　体外实验

体外实验利用游离器官、培养的细胞或细胞器进行毒理学研究,多用于外源化学物对机体急性毒效应的初步筛检,以及作用机制和代谢转化过程的深入观察研究。但是体外实验系统缺乏整体毒物动力学过程,并且难以研究外源化学物的慢性毒作用。

1.游离器官

利用器官灌流技术将特定的液体通过血管流经某一离体的脏器(肝脏、肾脏、肺、脑等),借此可使离体脏器在一定时间内保持生活状态,与受试化学物接触,观察该脏器出现的有害作用,以及受试化学物在该脏器中的代谢情况。

2.细胞

利用从动物或人的脏器新分离的细胞(原代细胞)或经传代培养的细胞,如细胞株及细胞系进行毒理学研究。

3.细胞器

将细胞制作成匀浆,进一步离心分离成为不同的细胞器或组分,例如线粒体、微粒体、细胞核等,用于毒理学实验。

3.1.3　限定人体实验

通过中毒事故的处理或治疗,可以直接获得关于人体的毒理学资料,这是临床毒理学的主要研究内容。另外还有一些不损害人体健康的可受控的实验,但仅限于低浓度、短时间的接触,并且副作用应有可逆性,例如保健食品的人体试食实验。

3.1.4　流行病学调查

通过流行病学调查的方法,不仅可以研究已知环境因素(外源化学物)对人群健康的影响(从因到果),而且还可对已知疾病的环境病因进行探索(从果到因)。但流行病学研究干扰因素多,测定的毒效应还不够深入,有关的生物学指标还有待发展,如关于突发性大规模食物中毒的调查。

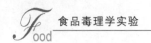

3.2 急性经口毒性实验

3.2.1 目的

化学毒物急性经口毒性实验是研究化学物毒性效应的基本实验。本节学习的目的是学会急性毒性实验的实验设计原则,学会经口灌胃技术及随机分组方法,掌握主要的LD_{50}(或LC_{50})计算方法(本书以LD_{50}计算为例,LC_{50}计算可参照进行)和急性毒性分级标准。

3.2.2 原理

选择健康的实验动物,根据体重按随机分组的方法,依据计算LD_{50}时的设计原则将动物分成数个染毒组。经口一次性或24 h内多次给予受试物后,在短期内观察动物所产生的毒性反应,包括中毒体征和死亡,通常用LD_{50}来表示。该实验可提供在短期内经口接触受试物所产生的健康危害信息,作为急性毒性分级的依据,为进一步毒性实验提供剂量选择和观察指标的依据,初步探究受试物毒作用的靶器官和可能的毒作用机制。

3.2.3 内容

健康小鼠的选择,性别的辨认;称重、编号和随机分组;受试化学物溶液的配制;小鼠经口灌胃操作技术;毒性体征的观察、LD_{50}计算和毒性分级。

3.2.4 材料和试剂

3.2.4.1 实验动物

健康小鼠或大鼠:小鼠体重18~22 g,大鼠体重180~220 g;雌雄各半。动物总数和每组动物数根据不同的LD_{50}计算方法而定。

3.2.4.2 器材

注射器(0.25 mL、1.00 mL、2.00 mL、5.00 mL),吸管(0.10 mL、0.20 mL、0.50 mL、1.00 mL、2.00 mL、10.00 mL),容量瓶(10 mL、25 mL、50 mL),烧杯(10 mL、25 mL、50 mL),滴管,灌胃针(大鼠、小鼠适用),电子天平,动物体重秤,医用外科剪刀,镊子,防护手套。

3.2.4.3 试剂

受试物,溶剂与助溶剂,苦味酸乙醇饱和溶液,品红乙醇饱和溶液。

3.2.5 操作步骤

3.2.5.1 动物的选择

一般选择健康成年未产未孕动物。

3.2.5.2 性别鉴定

鉴定实验动物的性别。

3.2.5.3　动物称重、编号与随机分组

按不同性别,将实验动物称重、编号,可利用随机数字表或随机排列表以适当方式进行随机分组。

3.2.5.4　剂量设计

根据预实验结果和拟采用的计算 LD_{50} 的方法确定实验组数以及各实验组给予的受试化学物的剂量。

3.2.5.5　受试物的配制

(1)受试物的量取　固体化学物一般采用称量法量取,液体化学物可采用称量法或吸量法量取。

①称量法:将受试物放入已知质量的容器,称量(mg 或 g)。加入溶剂配制成溶液或稀释液,倾入带刻度的容器(如容量瓶)内混合均匀,再加溶剂至刻度。计算溶液的质量浓度(mg/mL),备用。

②吸量法:依据实验设计的剂量计算出应吸取液态受试物的体积,加入容量瓶中,加溶剂至刻度。计算公式为:

$$X = \frac{AV}{1\,000\,d}$$

式中:X 为应吸取受试物的容积(mL);A 为设计要求的受试物质量浓度(mg/mL);V 为容量瓶容积(mL);d 为受试化学物比重。

(2)受试物的稀释

①等浓度稀释法:将受试物配成一定浓度,此时各剂量组的实验动物将给予不同体积的受试物。例如,可将受试外源化学物配制成 1 000 mg/10 mL 的溶液,5 个剂量组给予的剂量分别设置为 100 mg/kg BW、200 mg/kg BW、400 mg/kg BW、800 mg/kg BW、1 600 mg/kg BW,则各剂量组动物将依次给予 1 000 mg/10 mL 的受试物溶液 1.0 mL/kg、2.0 mL/kg、4.0 mL/kg、8.0 mL/kg 和 16.0 mL/kg。

②等体积稀释法:按照事先设计的剂量分别配制成几种不同浓度的受试物溶液,对各剂量组动物均给予相同单位体重体积的受试物。如上述的情况,可将受试外源化学物分别配制成 100 mg/mL BW、200 mg/mL BW、400 mg/mL BW、800 mg/mL BW、1 600 mg/mL BW 的 5 个不同浓度的溶液,则给予各剂量组动物受试物单位体重体积均为 1 mL/kg。

3.2.5.6　灌胃操作

用注射器经灌胃导管注入胃内。一般灌胃深度从口至剑突下。最好利用等体积灌胃法,以保证实验操作的一致性。一般外源化学物遵循剂量-反应关系,即稀释倍数越大,毒性越小。但也有外源化学物稀释之后毒性反而增大的情况,即所谓"稀释毒性"的特殊情况,在这种情况发生时也可选择等浓度灌胃法。灌胃前应禁食,大鼠隔夜禁食(一般 16 h 左右),小鼠需禁食 4～6 h,自由饮水。给予受试物后,大鼠需继续禁食 3～4 h,小鼠需继续禁食 1～2 h。经口多次染毒一般不禁食,但应每日定时染毒。灌胃法适用于大鼠、小鼠、家兔、犬等实验动物。

3.2.5.7　动物中毒体征和死亡情况观察

染毒后应注意观察实验动物中毒的发生、发展过程及死亡数和死亡的具体时间,做好实验记

录。根据实验动物中毒的表现和特点可以大致确定化学物的靶器官。对于死亡动物和观察期满处死的动物进行大体解剖,肉眼观察,如发现有异常的组织和脏器,应做病理组织学检查。急性毒性实验观察时间一般为 14 d。实验结束时,要根据实验结果填写急性毒性实验原始记录表(表 3-1)。

表 3-1　急性毒性实验原始记录表

受试物名称:			受试物形态:			受试物来源:			
动物物种品系:			动物来源及合格证号:						
染毒途径:			室温:			相对湿度:			
组别	剂量 /(mg/kg)	动物编号	性别	体重 /g	染毒量 /mL	染毒 时间	体征及 出现时间	死亡 时间	体重记录 /g
实验操作者:			实验记录者:			实验日期:			

3.2.6　LD$_{50}$的计算与结果分析

根据受试物的种类确定具体的计算方法,求出 LD$_{50}$ 及 95％置信限。如毒性反应存在性别差异,应分别求出不同性别动物的外源化学物半数致死剂量(LD$_{50}$)。LD$_{50}$ 的计算方法有很多种,其中比较常用的有改进寇氏法、序贯法、Bliss 法(最大似然法)、霍恩氏(Horn)法、限量法、概率单位法等。

3.2.6.1　改进寇氏法

改进寇氏法(Karber's method)是利用受试化学物剂量的对数与死亡率之间的关系呈 S 形曲线而设计的计算方法,又称平均致死量法。该方法计算简便,准确率高,较为常用。该法要求每个染毒剂量组随机分组且各组的动物数相同,各剂量组间的组距按照等比级数设计,受试动物的死亡率符合正态分布,最低剂量组死亡率＜20％,最高剂量组死亡率＞80％(最好有死亡率为 0％和 100％的反应组)。

LD$_{50}$ 计算公式如下:

$$m = Xk - i\left(\sum p - 0.5\right)$$

$$S_m = i\sqrt{\sum \frac{pq}{n}}$$

式中:m 为 lg LD$_{50}$;i 为相邻两剂量组的对数剂量差值;Xk 为最大剂量的对数值;p 为死

亡率;q 为存活率($q=1-p$);$\sum p$ 为各剂量组死亡率总和;n 为每组动物数;S_m 为标准差。

例如:某种化学毒物的急性经口毒性实验中,各组剂量和小鼠死亡数等信息见表 3-2。

表 3-2　某化学物的小鼠经口染毒死亡情况

分组 编号	剂量		动物数 /只	死亡数 /只	死亡率 /p	存活率 /q	$p \cdot q$
	/(mg/kg)	对数					
1	15.0	1.1761	10	0	0.0	1.0	0.00
2	18.0	1.2561	10	2	0.2	0.8	0.16
3	21.7	1.3361	10	5	0.5	0.5	0.25
4	26.1	1.4161	10	7	0.7	0.3	0.21
5	31.3	1.4961	10	9	0.9	0.1	0.09
	$i=0.08$				$\sum p = 2.3$		

按公式计算得:

$$\lg LD_{50} = 1.4961 - 0.08 \times (2.3 - 0.5) = 1.352$$

$$S_m = 0.08 \times \sqrt{\frac{0.16}{10} + \frac{0.25}{10} + \frac{0.21}{10} + \frac{0.09}{10}} = 0.0213$$

$\lg LD_{50}$ 及其 95% 置信限为 $1.3521 \pm 1.96 \times 0.0213 = 1.3521 \pm 0.0417$

查反对数可得 LD_{50} 为 22.50 mg/kg,95% 置信限为 20.44~24.76 mg/kg。

3.2.6.2　序贯法

序贯法(sequential method)又称平均数法、阶梯法或上-下法(up/down method)。该方法是利用序贯设计原理,先以外源化学物的一个剂量进行试验,如动物死亡,则以下一个较小剂量进行试验;如动物仍死亡,则以更小剂量试验;如动物存活,则以较大剂量进行试验。依次类推,最终求出该急性毒性实验的 LD_{50}。此方法的一个突出优点在于节约所用动物的数量,一般 12~14 只动物即可完成实验。缺点是此方法仅适用于可使实验动物在短时间内出现中毒反应及死亡的外源化学毒物,对可致迟发性毒性作用或死亡的外源化学毒物均不适用。

LD_{50} 的计算公式如下:

$$LD_{50} = \frac{1}{n} \sum xf$$

$$S = \left[\frac{n \sum x^2 - (\sum xf)^2}{n^2 (n-1)} \right]^{1/2}$$

式中:n 为使用动物总数;x 为各剂量组的剂量;f 为各剂量组使用的动物数。

例如:小鼠经口给予某化学毒物进行染毒,以 10 mg/kg 剂量实验,预计使用 4 个剂量组,剂量组距为对数值 0.2(即 1.58 倍),设计使用 12 只小鼠,结果见表 3-3。

表 3-3 某化学物小鼠经口染毒结果(序贯法)

| 剂量(x) /(mg/kg) | 12 只小鼠反应记录 | | | | | | | | | | | | 动物数 | | |
	1	2	3	4	5	6	7	8	9	10	11	12	存活	死亡	合计(f)
12.59				+				+					0	2	2
10.00	+		+		+				+				1	4	5
7.94				−			−			+		+	2	2	4
6.31												−	1	0	1
$i=0.1$													4	8	12

注:+表示小鼠出现阳性反应,死亡;−表示小鼠出现阴性反应,存活。

根据表 3-3 数据计算:$n=12$,$n^2=144$

$$\sum xf = 12.59 \times 2 + 10.0 \times 5 + 7.94 \times 4 + 6.31 \times 1 = 113.25$$

$$\left(\sum xf\right)^2 = 12\,825.56$$

$$\sum x^2 f = 12.59^2 \times 2 + 10.0^2 \times 5 + 7.94^2 \times 4 + 6.31^2 \times 1 = 1\,109.01$$

$$n\sum x^2 f = 13\,308.08$$

$$LD_{50} = 1/12 \times 113.25 = 9.44 \ (\text{mg/kg})$$

$$S = \left[\frac{13\,308.08 - 12\,825.56}{144 \times (12-1)}\right]^{1/2} = 0.55 \ (\text{mg/kg})$$

因此,该化学物小鼠经口LD_{50}为 9.44 mg/kg,95%置信限为 8.36~10.52 mg/kg。

3.2.6.3 Bliss 法

Bliss 法又称最大似然性法,被认为是最精确的LD_{50}计算方法。我国《新药临床前毒理学研究指导原则》及《新药(西药)毒理技术要求规范》均推荐此法。Bliss 法实验设计要求不像前两种方法那么苛刻,不要求每组动物数相同、剂量组距相等,但是计算比较复杂,现在应用计算机软件及相应程序进行运算,按照软件提示操作可得到准确结果。

3.2.6.4 霍恩氏法

霍恩氏(Horn)法是利用剂量对数与死亡率(反应率)的转换数(概率单位)呈直线关系而设计的方法。该法使用动物数少,结果可直接查剂量递增法测定LD_{50}计算用表(附录)求出LD_{50}及其 95%置信限,使用简便,但其LD_{50}的 95%置信限范围较大,方法精确度有限。霍恩氏法推荐使用 4 个染毒剂量组,要求每组动物数相等,一般 8~10 只/组,雌雄各半,剂量按等比级数排列。在设计剂量时可根据化学毒物致死剂量范围的宽窄考虑选择 2 个染毒剂量系列。

系列Ⅰ:剂量组距为 2.15 倍,剂量系列为 1×10^t,2.15×10^t,4.64×10^t,10×10^t,…($t=0$,± 1,± 2,± 3,…)

系列Ⅱ:剂量组距为 3.16 倍,剂量系列为 1×10^t,3.16×10^t,10×10^t,31.6×10^t,…($t=0$,± 1,± 2,± 3,…)

依据每组动物数、组距和每组动物死亡数,查附录即可求出受试化学毒物的 LD_{50} 及其 95％置信限。

3.2.6.5 限量法

限量法即限量实验,如果受试外源化学物的急性毒性很低,或只在某种特殊条件下才对机体发挥毒性作用时,可采用限量实验,即只进行一个剂量组的实验,说明"存在"或"不存在"某种毒性。一般选择大鼠或小鼠 20 只,雌雄各半,单次染毒剂量不超过 5 g/kg BW,对于食品毒理学实验限量可为 15 g/kg BW。若限量实验中实验动物无死亡,则认为最小致死剂量大于该限量;若实验动物死亡数低于 50％,则认为 LD_{50} 大于限量;若实验动物死亡数高于 50％,则应重新设计,进行常规的急性毒性实验。

3.2.6.6 概率单位法

概率单位法(Miller and Taninter's method)亦称目测法或对数概率单位绘图法。《农药登记毒理学试验方法:急性经口毒性试验概率单位法》中规定了概率单位法的基本原则、方法和要求。尽管该方法不要求剂量组间呈等比关系,但等比剂量可使各点距离相等,有利于作图。将各组按剂量及动物死亡百分率在对数概率纸上作图。除死亡百分率为 0 和 100％者外,也可将剂量转变成对数,根据百分率查反应率-概率单位表(表 3-4)得到其相应的概率单位,在方格算术纸上作图。由于 0 和 100％死亡率在理论上不存在,为了作图的需要,按照表 3-5 将 0 和 100％换算成概率单位近似值。根据剂量对数及概率单位在方格算术纸上做点连线,纵坐标(y)为概率单位,横坐标(x)为剂量对数。在概率单位 5 处作一水平线与直线相交,再由相交点向横坐标作一垂直线,在横坐标上的交点即为剂量对数值,再求反对数致死量 LD_{50} 值。

标准误差按下式计算:

$$SE = \frac{2S}{\sqrt{2N'}}$$

式中:SE 为标准误差;$2S$ 为 LD_{84} 与 LD_{16} 之差,LD_{84} 及 LD_{16} 的剂量均可从所作直线上找到;N' 为概率单位 3.5～6.5 之间(反应百分率为 6.7～93.7 之间)各组动物数之和。

表 3-4 反应率-概率单位表

反应率/％	0	1	2	3	4	5	6	7	8	9
0	—	2.67	2.95	3.12	3.25	3.36	3.45	3.52	3.60	3.66
10	3.72	3.77	3.83	3.87	3.92	3.96	4.01	4.05	4.09	4.12
20	4.16	4.19	4.23	4.26	4.29	4.33	4.36	4.39	4.42	4.45
30	4.48	4.50	4.53	4.56	4.59	4.62	4.64	4.67	4.70	4.72
40	4.75	4.77	4.80	4.82	4.85	4.87	4.90	4.93	4.95	4.98
50	5.00	5.03	5.05	5.08	5.10	5.13	5.15	5.18	5.20	5.23
60	5.25	5.28	5.31	5.33	5.36	5.39	5.40	5.44	5.47	5.50
70	5.52	5.55	5.58	5.61	5.64	5.67	5.71	5.74	5.77	5.81
80	5.84	5.88	5.92	5.95	5.99	6.04	6.08	6.13	6.18	6.23
90	6.28	6.34	6.41	6.48	6.56	6.65	6.75	6.88	7.05	7.33

表 3-5 反应率 0 及 100% 的概率单位近似值

每组动物数	反应率		每组动物数	反应率	
	0	100%		0	100%
2	3.85	6.15	12	2.97	7.03
3	3.62	6.38	13	2.93	7.07
4	3.47	6.53	14	2.90	7.10
5	3.36	6.64	15	2.87	7.13
6	3.27	6.73	16	2.85	7.15
7	3.20	6.80	17	2.82	7.18
8	3.13	6.87	18	2.80	7.20
9	3.09	6.91	19	2.78	7.22
10	3.04	6.96	20	2.76	7.24
11	3.00	7.00			

根据实验动物的中毒体征、死亡时间以及 LD_{50} 的计算结果,按照受试外源化学物的类型,分别参照相应的急性经口毒性分级标准评定受试物的急性毒性大小及急性中毒特征。

评价实验结果时,应考虑 LD_{50} 与观察到的毒性效应(包括行为和临床改变、大体损伤、体重变化、致死效应及其他毒性作用)的发生率和严重程度之间的关系。引用 LD_{50} 值时,一定要注明所用实验动物的种属、性别、染毒途径和观察期限等。

3.2.7 结果评定

根据实验动物的中毒体征、死亡时间和特征、LD_{50} 等指标,按受试物分类,分别参照相应的急性经口毒性分级标准进行评定,判断该受试物的毒性大小及毒性特征。

3.2.8 实验报告

实验报告应包括以下内容:实验动物的种属、品系、性别及来源;实验前动物禁食和健康状况;实验动物体重和随机分组情况;受试物的名称、来源、纯度、性状等情况;受试物的配制和溶剂;详细描述实验中观察到的动物中毒表现和死亡情况等,可参照表 3-6;LD_{50} 的计算方法和结果;受试物的毒性分级、分级依据和结果评价。

表 3-6 啮齿类动物中毒症状参考

系统和器官	观察项目和中毒后常见的表现
中枢神经系统和躯体运动系统	行为:体位异常、叫声异常、活动异常、多动或呆卧、少动。运动状态:痉挛、震颤、抽搐、强直、运动失调、麻痹。对刺激反应性:易兴奋,感觉过敏或迟钝,反应地下或过高。脑脊髓反射:减弱或消失。肌肉张力:松弛或紧张。
自主神经系统	瞳孔:散大或缩小。腺体分泌:流涎、流泪、出汗。
呼吸系统	鼻:鼻孔溢液、鼻翼翕动。呼吸表现:呼吸徐缓、过速、困难、衰竭。

续表 3-6

系统和器官	观察项目和中毒后常见的表现
心血管系统	心区触诊、听诊:震颤、心动过速或过缓、心律不齐等。
胃肠系统	排便:腹泻、便秘。腹部外形:膨隆、凹陷。粪便硬度与颜色:不成形、黄色、灰白色。
泌尿生殖系统	阴道口、乳腺、阴茎:肿胀、分泌物增多、会阴部污秽脱出、遗精。
皮肤和被毛	颜色、张力:皮肤松弛、褶皱、发红、皮疹、溃疡、被毛蓬松。
黏膜	结膜、口腔:分泌物增多、充血、水肿、苍白、紫绀、黄疸。
眼睛	眼睑:上睑下垂。眼球:眼球突出、震颤、充血。角膜:角膜混浊、血性分泌物。
其他	直肠或脚爪部皮肤温度降低或升高;姿势异常,消瘦等。

3.3　慢性毒性实验

3.3.1　目的

由于部分环境外源物在机体内具有蓄积毒性,其含量会随着暴露时间的增长而不断增加,此时采用急性毒性实验就不能很好地研究其毒理效应,因此需要进行短期毒性、亚慢性毒性和慢性毒性实验。

3.3.2　原理

蓄积作用是指外源化学物连续地、反复地进入机体,而且吸收速度或总量超过代谢转化排出的速度或总量时,化学物在机体内逐渐增加的现象。蓄积作用是发生慢性毒性作用的前提。

实验中依据暴露时间的不同将慢性毒效应分为短期、亚慢性和慢性毒性。其中,短期毒性是指实验动物或人连续接触外源化学物 14～30 d 所产生的中毒效应;亚慢性毒性是指实验动物或人连续较长期(相当于生命周期的 1/10)接触外源化学物所产生的中毒效应;而慢性毒性是指实验动物长期接触外源化学物所引起的中毒效应。本节主要介绍慢性毒性实验的相关内容。

3.3.3　内容

3.3.3.1　实验动物的选择

对于慢性毒性实验,一般啮齿类实验动物(如 SD 大鼠和 Wistar 大鼠)年龄要求小于 6 周龄,甚至可以刚过哺乳期;对于亚慢性毒性实验一般采用 6～8 周龄的实验动物,其数量一般不少于 20 只。慢性毒性实验中非啮齿类动物可选择不超过 9 个月大的犬,一般不少于 6 只。

3.3.3.2　暴露途径

为更切合人体实际接触外源化学物的暴露方式,慢性毒性实验中,外源化学物(受试物)暴露方式应与人体接触外源化学物方式相同或相似。此外,慢性毒性实验中外源性化学物暴露方式应与前期或预期进行的亚慢性毒性实验一致。常用的暴露方式有经口摄入、呼吸道摄入、经皮肤暴露、体内注射暴露等。慢性毒性实验一般应长期连续给予暴露,至少每日暴露一次,

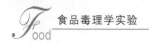

并且每日暴露时间与暴露量应保持一致。

1. 经口摄入

经口摄入常用的方法有灌胃法、喂饲法、胶囊法等。对于短期毒性实验或亚慢性毒性实验,可采用灌胃法或胶囊法。灌胃法适用于体积较小的实验动物,对于体积较大的实验动物,如犬或猴,可采用胶囊法。慢性毒性实验最常用的是喂饲法,将受试物与实验动物饲料按比例混合后让动物自主摄入,应保证受试物与饲料混合均匀,且不影响动物正常摄食、饮水以及营养平衡,混合比例一般不超过 5 g/100 g(受试物质量/饲料质量)。

2. 经呼吸道摄入

部分毒物是通过呼吸道进入人体的,如细颗粒物(PM2.5)等。对于此类受试物一般采用动式染毒方式,可间歇性或连续性进行吸入暴露。慢性毒性实验间歇性暴露时间每日应达到 6~8 h,连续暴露时间应达到 22~24 h。

3. 经皮肤暴露

经皮肤暴露需要将实验动物表皮去毛,去毛部位以实验动物不能舔舐或抓取为佳,面积应不超过表皮总面积的 10%。暴露期间应经常将动物表皮实验部位脱毛,防止毛发过长,影响染毒效果。

4. 体内注射暴露

常用的体内注射方式有静脉注射、腹腔注射、皮下注射、肌内注射等,注射时应注意注射位点消毒,全程采取无菌操作,避免造成不必要的损伤。

3.3.3.3 暴露剂量

暴露剂量是慢性毒性实验中最重要的一步,合适的暴露剂量是观察慢性毒性效应的关键。慢性毒性暴露剂量设计应满足以下原则。

(1)慢性毒性暴露剂量应至少设置 3 个剂量组,即低、中、高剂量组,以及一个阴性对照组。阴性对照组存在的目的是排除正常生长过程中生理变化以及化学物溶剂对实验动物的影响。

(2)一般来说慢性毒性实验剂量的选择会经过急性毒性实验、短期毒性实验以及亚慢性毒性实验的探索,从而给予化学物慢性毒性实验剂量参考。

(3)剂量的选择应符合人体实际接触剂量,或者参照相同品系动物的亚慢性毒性实验结果的 NOAEL。一般而言,慢性毒性实验中可选择亚慢性毒性实验的 NOAEL 为高剂量组暴露剂量,选择 NOAEL 的 1/10~1/5 为中剂量组暴露剂量,选择 NOAEL 的 1/100 为低剂量组暴露剂量。

(4)对于部分特殊类别的受试物,如食品、药品或者保健品等,其慢性毒性实验的低剂量组暴露剂量应高于人体实际摄入剂量,且其最大暴露剂量应尽可能提高。对于食品,最大暴露剂量应尽可能超过实际摄入剂量的 100 倍。对于无明显毒性效应的化学药品、中药及保健食品,其最大暴露剂量应分别满足人体实际摄入剂量的 30 倍、50 倍和 100 倍。

3.3.3.4 暴露持续时间

根据美国国家环境保护局(USEPA)发布的《健康效应评估指南》以及经济合作与发展组织(OECD)发布的《化学品测试方法》可知:慢性毒性实验中,工业毒物最低暴露时间是 6 个月,环境毒物以及食品中有害成分暴露时间应满足至少 1 年的要求,并且在暴露时间结束后应继续观测 2 个月来观察毒性效应是否会消退以及是否会存在延迟毒性效应。

3.3.3.5 毒性效应观察

慢性毒性实验的结果需要对动物进行全面、深入、系统的观察与指标检测。慢性毒性实验的观察指标与亚慢性毒性实验相似,常规的病理学检查是重点,同时选择亚慢性毒性实验中较为敏感的指标以及特异性指标进行观察与检测。一般需要检测的指标如下。

1. 一般性指标

一般性指标指动物的外观形态、社交行为活动、摄食变化、排便与排尿变化、体重变化等,这些指标能够综合反映外源化学物对于机体的毒性效应,并且往往比较敏感。

2. 特异性指标

特异性指标即反映受试物对机体毒效应本质的敏感指标,可作为效应生物标志,常有助于分析外源化学物的毒效应机制。

3. 实验室检查

实验室检查一般包括常见的血常规、尿常规以及肝肾指标检查,检查指标包括白细胞计数、红细胞计数、血红蛋白浓度、糖脂和蛋白质代谢、电解质平衡、尿蛋白、血糖等。

4. 系统尸解及组织病理学检查

系统尸解及组织病理学检查指在实验结束时对实验动物进行系统解剖,仔细观察动物各组织器官的病理变化,必要时可进行组织化学或者电镜检查。

5. 可逆性观察

可逆性观察即在实验结束时,继续将部分动物留养 1～2 个月,对已出现变化的指标做追踪进行恢复期观察,以判断有无迟发效应及有害效应的可逆性。

3.3.4 慢性毒性实验的注意事项

慢性毒性实验由于其实验周期较长,对于人力、财力、物力消耗较大,所以实验设计的周密性、执行的严苛性、结果分析的全面性和准确性都需要达到较高的水平,以避免不可弥补的损失。实验全过程都需要在符合国家实验动物标准的环境中进行,并且严格执行质量控制,科学、公平、公正地分析实验结果。

3.3.5 常见的重金属毒物

重金属是一类典型的具有蓄积作用和慢性毒性的外源暴露物,其往往会伴随食品原材料污染和加工过程污染进入人体,一旦超过安全限定标准就可能对人体造成不可逆的毒性损伤,这不仅要求人们改良食品加工技术,同时也需要进行食品毒理学研究,通过相关实验评估其对机体的毒性作用,进而更好地改良现行标准,保障人民健康。常见的重金属毒物包括以下几种。

3.3.5.1 砷(arsenic, As)

砷一般用于农药、电子半导体和中药制造等行业,其可能对皮肤、神经和血液等组织造成慢性毒性,包括引发皮肤癌、神经病变、贫血甚至白血病等。

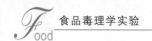

3.3.5.2 镉(cadmium, Cd)

镉广泛地存在于自然界中,但是自然本底值较低,因此食品中的镉含量一般不高。但是通过食物链的生物富集作用,可以在大米、蔬菜等食品中检出镉。食入镉可能引起肾病变,包括低分子量蛋白尿、氨基酸尿及糖尿和痛痛病,此外还可能引发高血压、心脏血管疾病甚至癌症。而吸入镉可能会引起肺纤维化及肾病变。

3.3.5.3 铅(lead, Pb)

铅常被用于生产食品(皮蛋等)、中药(红丹等)和化妆品,另外也被广泛用于电气电子、塑料制造、焊接切割、颜料和漆器加工等领域,其对人体的主要损伤靶点如下:

(1)中枢神经系统　可能引起轻度认知损伤和智力障碍,对处于脑发育关键时期的儿童损伤尤为严重。

(2)肾脏　可能引起高血压、痛风及慢性肾衰竭等病症。

(3)其他　可能引起甲状腺激素浓度降低、慢性肾衰竭、维生素 D 代谢紊乱和精子活动性降低及数量减少等病症,同时还具有致癌性。

3.4　小鼠骨髓细胞微核实验

3.4.1　目的

通过本次实验,学习小鼠骨髓细胞微核标本的制备和分析方法。

3.4.2　原理

微核(micronucleus)是染色单体或染色体的无着丝点断片,或因纺锤体受损而丢失的整个染色体,在细胞分裂后期,仍然遗留在细胞质中。分裂末期之后,单独形成一个或几个规则的次核,被包含在子细胞的细胞质内,比主核小,称为微核。微核大小相当于细胞直径的1/20～1/5,呈圆形或杏仁状,其染色体与细胞核一致。

凡能使染色体发生断裂或使染色体和纺锤体联结损伤的化学物,都可用微核实验来检测。各种类型的骨髓细胞都可形成微核,但有核细胞的细胞质少,微核与正常核叶及核的突起难以鉴别。嗜多染红细胞是分裂后期的红细胞由幼年发展为成熟红细胞的一个阶段,此时红细胞的主核已排出,因细胞质内含有核糖体,经吉姆萨(Giemsa)染液染色后呈灰蓝色,成熟红细胞的核糖体已消失,被染成淡橘红色。骨髓中嗜多染红细胞数量充足,微核容易辨认,而且微核自发率低。因此,骨髓中的嗜多染红细胞成为微核实验的首选细胞群。

3.4.3　实验的基本原则

通过适当的途径使动物接触受试物,一定时间后处死动物,取出骨髓,制备涂片,经固定、染色,在显微镜下统计含微核的嗜多染红细胞的数量。

3.4.4　仪器和器械

生物显微镜,解剖剪,镊子,止血钳,注射器,灌胃针头,载玻片,盖玻片(24 mm×50 mm),

塑料吸瓶,纱布,滤纸,1 000 mL 容量瓶等。

3.4.5　试剂

3.4.5.1　小牛血清(灭活)

将滤菌后的小牛血清置于 56 ℃恒温水浴中保温 30 min 灭活。灭活的小牛血清通常保存于冰箱冷冻室里。

3.4.5.2　吉姆萨(Giemsa)染液

成分:Giemsa 染料　　　　　　　　　　3.8 g

　　　甲醇　　　　　　　　　　　　　375 mL

　　　甘油　　　　　　　　　　　　　125 mL

配制:将 3.8 g Giemsa 染料和少量甲醇于乳钵里仔细研磨,加入甲醇至 375 mL 刻度,待完全溶解后,再加入 125 mL 甘油,混合均匀,放置于 37 ℃恒温箱中保温 48 h。保温期间振摇数次,促使染料充分溶解,取出过滤,2 周后使用。

3.4.5.3　1/15mol/L 磷酸盐缓冲液(pH 7.4)

成分:磷酸氢二钠($Na_2HPO_4 \cdot 12H_2O$)　　19.077 g

　　　磷酸二氢钾(KH_2PO_4)　　　　　1.814 g

　　　蒸馏水　　　　　　　　　　　　1 000 mL

配制:将上述两种成分溶于蒸馏水中定容至 1 000 mL,以 pH 试纸检验其 pH。

3.4.5.4　吉姆萨(Gimesa)应用液

取 1 份 Gimesa 染液与 6 份 1/15 mol/L 磷酸盐缓冲液混合而成,现用现配。

3.4.6　实验动物和饲养环境

小鼠体重为 25～30 g。小鼠饲养环境最适温度为 20～26 ℃,每日温度不宜波动太大。一般小鼠饲养间内温度比环境高 1～2 ℃。饲养间相对湿度应控制在 40%～70%,最适相对湿度为 50%～60%。一般小鼠饲养间湿度比环境湿度高 5%～10%。饲养间的光照强度以 15～20 lx 为宜,明暗交替为 12 h/12 h 或 10 h/14 h 为宜。

3.4.7　剂量分组

一般取受试物 LD_{50} 的 1/2、1/5、1/10、1/20 等剂量进行实验,以求获得微核的剂量-反应关系曲线。当受试物的 LD_{50} 大于 5 g/kg BW 时,可取 5 g/kg BW 为最高剂量,一般至少设 3 个不同剂量。每个剂量组 10 只动物,雌、雄各半。另外,还应设溶剂对照和阳性物对照组。常用环磷酰胺作为阳性对照,剂量可为 40 mg/kg BW。

根据受试物的理化性质(水溶性和/或脂溶性)确定受试物所用的溶剂,溶剂通常为水、植物油或食用淀粉等。

3.4.8　染毒途径和方式

染毒途径视实验目的而定,建议采用经口灌胃方式。采用 30 h 2 次给药法,即分 2 次给予受试物,间隔 24 h,第 2 次给受试物后 6 h 取材。

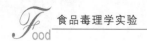

3.4.9 实验方法

3.4.9.1 骨髓的制取

将动物颈椎脱臼处死后,打开胸腔,剥掉附着其上的肌肉,沿着胸骨柄与肋骨交界处剪断,擦净血污,用止血钳从胸骨上端将胸骨封闭,然后用解剖剪从止血钳上方贴近止血钳处将胸骨摘取。在载玻片 1/4 处滴放 2～3 滴小牛血清备用。横向剪开胸骨,暴露骨髓腔,然后用止血钳挤出骨髓液。

3.4.9.2 涂片

将骨髓液涂抹在载玻片一端的小牛血清里,仔细混匀(一般情况下,两节胸骨髓液涂一张载玻片为宜)。然后涂片,左手持载玻片,右手以边缘平滑的推片一端从血滴前方后移接触血滴,血滴即沿推片散开。然后使推片与载玻片夹角保持 30°～45°平稳地向前移动,载玻片上保留下一薄层血膜,长度为 2～3 cm,在空气中晾干。若立即染色,需在酒精灯火焰上方稍微烘烤一下。

3.4.9.3 固定

将干燥的涂片放入甲醇溶液中固定 5 min,即使当日不染色,也应固定后保存。

3.4.9.4 染色

将固定好的涂片放入吉姆萨应用液中,染色 15 min,然后立即用 1/15 mol/L 磷酸盐缓冲液冲洗。

3.4.9.5 封片

用滤纸及时擦干染片背面的水滴,再用双层滤纸轻轻按压染片,以吸附染片上残留的水分,再在空气中晃动数次,以促其尽快晾干,然后放入二甲苯中静置 5 min 使其透明,取出后滴上适量光学树脂胶,盖上盖玻片,写好标签。

3.4.9.6 观察与计数

先用低倍镜寻找细胞,后用高倍镜粗略检查,选择细胞分布均匀、无损、着色适当的区域,再在油镜下计数。虽然不计含微核的有核细胞数量,但需用有核细胞的形态和染色是否完好作为判断制片优劣的标准。

应用本法观察含微核的嗜多染红细胞,嗜多染红细胞呈灰蓝色,成熟红细胞呈淡橘红色。微核大多数呈单个圆形,边缘光滑整齐,嗜色性与核质相一致,呈紫红色或蓝紫色。

每只动物至少计数 1 000 个嗜多染红细胞。微核细胞率指 1 000 个嗜多染红细胞中含有微核的细胞数,以千分率(‰)表示。若一个嗜多染红细胞中出现 2 个或 2 个以上微核,仍按一个微核细胞计数。

3.5 动物骨髓细胞染色体畸变实验

3.5.1 目的

学习动物骨髓染色体标本制作,了解动物体内染毒及染色体畸变类型。

3.5.2　原理

染色体畸变的产生与微核的形成原理相同,观察终点不同,染色体畸变只能在细胞分裂的中期进行观察和分析。为收集足够的分裂中期相细胞,在收获细胞前,可使用秋水仙素或乙酰甲基秋水仙素处理,以阻断微管蛋白的聚合,抑制细胞分裂时纺锤体的形成,使分裂间期和前期的细胞停留在中期。细胞通过低渗,使染色体均匀散开,然后固定、染色,可在油镜下进行观察。

3.5.3　器材与试剂

3.5.3.1　器材

解剖剪,镊子,离心管(10 mL),滴管,载玻片,离心机,水浴箱,生物显微镜(×100 物镜),注射器(5 mL)。

3.5.3.2　试剂

0.1%秋水仙素:置于棕色瓶中,冰箱保存。

0.075 mol/L 氯化钾溶液:氯化钾(KCl)5.59 g(0.075 mol×74.55 g/mol=5.59 g)。

0.9%氯化钠溶液。

固定液:3 份甲醇与 1 份冰醋酸混匀,现用现配。

Giemsa 染液:同 3.4.5.2。

磷酸盐缓冲液(pH 7.4):取甲液 80 mL,乙液 20 mL 混匀即可。其中,甲液与乙液的配制方法如下所示。

甲液:1/15 mol/L Na_2HPO_4(Na_2HPO_4 的相对分子质量为:142;$Na_2HPO_4 \cdot 12H_2O$ 的相对分子质量为:358)。称取 Na_2HPO_4 9.48 g($Na_2HPO_4 \cdot 12H_2O$ 23.9 g)溶于 1 000 mL 蒸馏水中。

乙液:1/15 mol/L KH_2PO_4。称取 KH_2PO_4 49.07 g 溶于 1 000 mL 蒸馏水中。若 KH_2PO_4 含有结晶水,应重新计算称量。

Giemsa 应用液:取 1 份 Giemsa 染液与 9 份 1/15 mol/L 磷酸盐缓冲液混合而成,现用现配。

3.5.4　实验方法

3.5.4.1　动物的选择

一般选用成年大、小鼠,每组 6~10 只,最好雌雄各半。

3.5.4.2　染毒与取样时间

一般染毒一次或多次,多次更为合理。研究证明即使损伤的细胞不会积累,化学物也需在靶器官蓄积至一定的浓度时才有诱变作用。一般在末次染毒后 24 h 处死动物,收获细胞。

3.5.4.3　剂量设置

选用最高剂量应达到最大耐受剂量的 30%~80%。低毒物质应以最大给药量或大于人体使用剂量的 50~100 倍。一般设 3~5 个剂量组,剂量跨度在 10^2~10^3 或更大。阴性对照组

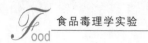

给予溶剂;阳性对照组给予 30～50 mg/kg 环磷酰胺,经腹腔注射 1 次或 2 次。

3.5.4.4　给药途径

尽量采用受试物进入人体的途径,或根据毒物的性质及研究目的确定给药途径,一般采用经口、经皮肤、经呼吸道或腹腔注射等。

3.5.5　操作步骤

3.5.5.1　收获细胞

处死动物前腹腔注射秋水仙素(小鼠剂量为 4 mg/kg BW,大鼠剂量为 1 mg/kg BW),2～4 h 后,小鼠用颈椎脱臼法处死,大鼠用动静脉放血法处死,迅速取出两侧股骨,去肌肉,擦净血污,剪开两端关节面,用注射器吸 PBS 液 5 mL 冲出骨髓于离心管中,以 1 500 r/min 的转速离心 10 min,弃上清液。

3.5.5.2　低渗处理

加入预温 37 ℃的 0.075 mol/L KCl 溶液约 6 mL,打散沉淀物,混匀,于 37 ℃低渗处理 15～20 min 再用固定液 1～2 mL 混匀,立即以 1 500 r/min 的转速离心 10 min,弃上清液。

3.5.5.3　固定

加入固定液 4 mL 混匀,使细胞重新悬浮,放置室温 10～20 min,然后以 1 000 r/min 的转速离心 10 min,弃上清液。用同样方法再固定一次,弃上清液,留约 0.5 mL。

3.5.5.4　制片

使细胞悬浮,先将洗净的载玻片保存于冰水中备用。自冰水中取出载玻片,倾斜 30°放置,立即吸取细胞悬液在玻片的 1/3 处滴 3 滴,轻吹细胞悬液,使其扩散平铺于玻片上。每个样品制 2～3 张玻片,在空气中自然干燥,用 10% Giemsa 染液染色 15～20 min,取出清洗自然晾干。

3.5.5.5　阅片

在低倍镜下选择分散良好、未破裂的中期相细胞,观察并记录染色体结构异常和数目异常的细胞。

3.5.6　结果计算与评价

以每只动物为观察单位,每只动物观察 100 个中期分裂相细胞,计算其畸变细胞率,阴性和阳性对照组的畸变率应与所用动物的种属及有关资料相符。实验结果的数据可用泊松分布、二项分布、dunnett-*t* 检验、χ^2 检验等多种统计方法分析,所得结果是相同的。各实验组畸变细胞率与阴性对照组相比较,有显著性差异,并有剂量-反应关系,或有某一剂量组呈现可重复的并有统计学意义的增加,则此受试物的小鼠骨髓染色体畸变实验呈阳性。

3.5.7　注意事项

低渗是本实验的关键,控制好低渗的时间,做出分散良好的染色体标本,关系到实验结果的准确性。

3.6　血清酶活性测定

对血清酶活性的测定主要采用比色法,测定丙氨酸氨基转移酶活性。丙氨酸氨基转移酶(ALT)又称为谷丙转氨酶(GPT),它的检验是肝功能检验的主要项目之一。在正常情况下,ALT 在血清中活力很低,当肝细胞受损时,细胞内的酶大量释放进入血液中,使其在血清中的活力显著提高。一般在病毒性肝炎的急性期、化学性肝细胞坏死时,ALT 明显增高;肝癌、肝硬化、慢性肝炎,ALT 中度增高;阻塞黄疸、胆管炎,ALT 可轻度增高。但 ALT 升高也可见于肝外疾病,此时应进行多方面分析,综合考虑。

3.6.1　目的

掌握丙氨酸氨基转移酶的测定方法。

3.6.2　原理

ALT 在适宜的温度与 pH 条件下,催化丙氨酸与 α-酮戊二酸生成谷氨酸与丙酮酸,反应至规定时间后加 2,4-二硝基苯肼-盐酸溶液终止反应,同时 2,4-二硝基苯肼与丙酮酸中羰基加成,生成丙酮酸苯腙。苯腙在碱性条件下呈棕红色,根据颜色深浅比色定量,计算 ALT 活性强度。

3.6.3　器材与试剂

3.6.3.1　器材

注射器,离心机,圆底离心管,吸管(1 mL、5 mL、10 mL),量筒(100 mL、1 000 mL),容量瓶(100 mL、1 000 mL),电子天平(精度 0.1 mg、1 mg),具塞比色管,722 分光光度计,比色皿等。

3.6.3.2　试剂

0.1 mol/L 磷酸盐缓冲液(pH 7.4):精确称取磷酸氢二钠($Na_2HPO_4 \cdot 2H_2O$,分析级)11.928 g,磷酸二氢钾(KH_2PO_4,分析级)2.176 g,加少量蒸馏水溶解并稀释至 1 000 mL。

ALT 底物液:称取 DL-丙氨酸 1.79 g,α-酮戊二酸 29.2 mg 于烧瓶中,加 0.1 mol/L 磷酸盐缓冲液(pH 7.4)约 90 mL 煮沸溶解后,待冷。然后用 1 mol/L 氢氧化钠溶液调 pH 至 7.4(约加 0.5 mL),转至 100 mL 容量瓶中,再加磷酸盐缓冲液调至 100 mL,混匀,加氯仿数滴防腐,贮于冰箱内,可保存 1 个月。

2,4-二硝基苯肼溶液(显色剂):称取 2,4-二硝基苯肼 19.8 mg,用 10 mol/L 盐酸(即 36%～38% 的盐酸,浓盐酸)10 mL 溶解后,加蒸馏水至 100 mL,保存于棕色瓶中备用,将此液放于冰箱中可保存 3 个月。

0.4 mol/L 氢氧化钠溶液:精确称取 16g 氢氧化钠,溶于 1 000 mL 蒸馏水中,摇匀。

丙酮酸标准溶液(2 μmol/mL):精确称取丙酮酸钠 22.0 mg 于 100 mL 容量瓶中,加 0.1 mol/L 磷酸盐缓冲液至刻度,现用现配。

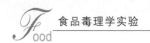
3.6.4　操作步骤

3.6.4.1　标准曲线绘制

取 1 支干净的 10 mL 具塞比色管(对照管),加 ALT 底物溶液 0.50 mL。另取 4 支干净的 10 mL 具塞比色管,分别依序加入丙酮酸标准溶液(2 μmol/mL)0.05 mL、0.10 mL、0.15 mL、0.20 mL,ATL 底物液 0.45 mL、0.40 mL、0.35 mL、0.30 mL。以上 5 管各加 0.1 mol/L 磷酸盐缓冲液(pH 7.4)0.10 mL,此时分别相当于 ALT 活力单位(U/L)0、28、57、97、150、200,摇匀。将其置于 37 ℃ 水浴 5 min 后,各管加 2,4-二硝基苯肼溶液 0.50 mL,混匀;置于 37 ℃ 水浴 20 min 后,各管加 0.4 moL/L 氢氧化钠溶液 5.0 mL,混匀;10 min 后,以蒸馏水调零点,使用分光光度计于 500 nm 波长处测定,读取各管吸光度数值。各管吸光度值减去对照管吸光度值,以各管对应的 ALT 活力单位为横坐标,以相应的吸光度值为纵坐标绘制标准曲线。

3.6.4.2　样品测定

取 2 支干净 10 mL 比色管,1 支为样品管,1 支为样品基准管。于样品管中加入 0.1 mL 待测血清样品和 0.5 mL ALT 底物液,样品基准管仅加 0.1 mL 待测血清样品,置于 37 ℃ 水浴 30 min 后,再在样品管中加 0.5 mL 2,4-二硝基苯肼溶液,样品基准管中加 0.5 mL 2,4-二硝基苯肼溶液和 0.5 mL ALT 底物液。置于 37 ℃ 水浴 20 min 后,两管各加 5 mL 0.4 mol/L 氢氧化钠溶液,摇匀。10 min 后以蒸馏水调零点,使用分光光度计于 500 nm 波长处测定,读取两管吸光度值。

3.6.5　结果计算与评价

样品管吸光度值减去样品基准管吸光度值后,查标准曲线得 ALT 活力单位。由于肝组织中所含的 ALT 浓度最高,肝损伤时,ALT 释放到血液中,使血清 ALT 活力单位增加。一般来说,血清 ALT 活力单位增加越多,肝细胞损害程度越大。

3.6.6　注意事项

测定结果超过 150 U/L 时,应将血清稀释后再测定,结果乘以稀释倍数;血清中的 ALT 在室温(25 ℃)下可保存 2 d,在冰箱(0~4 ℃)可保存 1 周,冰冻(-25 ℃)可保存 1 个月。大鼠采集血清,先用心脏采血 2 mL,静置 0.5~1 h,配平前用一细金属丝(如针头)伸入血液平面下少许,沿试管壁划动一周,普通离心机 3 000 r/min 离心 10~15 min 即可。

3.7　超氧化物歧化酶活力测定

3.7.1　目的

掌握测定超氧化物歧化酶(SOD)活力的方法,了解超氧化物歧化酶的相关知识。

3.7.2　原理

超氧化物歧化酶对机体的氧化损伤与抗氧化平衡起着至关重要的作用,此酶能清除超氧阴离子自由基($O_2^-\cdot$),保护细胞免受损伤。

黄嘌呤在黄嘌呤氧化酶的催化作用下生成超氧阴离子自由基,超氧化阴离子自由基能够氧化羟胺生成亚硝酸盐,加入显色剂后呈现紫红色。当测定样品中含有 SOD 时,SOD 可抑制超氧阴离子自由基活力,从而使得羟胺转化成亚硝酸盐的量减少,最终导致显色变浅,故称为减色反应。再用比色法测出对照管的光密度值。

3.7.3　样品

动物血清,血浆,脑脊液,胸腔积液,腹水,肾透析液,尿液,红细胞,白细胞,血小板,心肌培养细胞,肿瘤培养细胞等。

3.7.4　器材与试剂

3.7.4.1　器材

721 分光光度计,漩涡混匀器,5 mL 试管,微量注射器(5 μL、100 μL),吸管(1 mL、5 mL),恒温水浴箱,试管架。

3.7.4.2　试剂

血清、双蒸水、SOD 测定试剂盒(1、2、3、4 号试剂)、显色剂。

3.7.5　操作步骤

取 2 支试管分别作为对照管和测定管,按表 3-7 加入相关试剂与样品。

表 3-7　样品测定步骤

试剂	测定管	对照管
1 号	1.0 mL	1.0 mL
样品	x mL	x mL 生理盐水
去离子水	0.5 mL	0.5 mL
2 号	0.1 mL	0.1 mL
3 号	0.1 mL	0.1 mL
4 号	0.1 mL	0.1 mL

将测定管和对照管分别在漩涡混匀器上混匀 15 s,再将两管置于 37 ℃水浴锅中水浴 45 min。取出后各加 2 mL 显色剂,摇匀放置 10 min 后进行比色,使用 721 分光光度计,采用 1 cm 比色杯在波长 550 nm 处测定,以双蒸水调零。

3.7.6　SOD 活力计算

SOD 活力(U/mL)＝(对照管吸光度－测定管吸光度)/对照管吸光度÷50％×[反应液总量(mL)/取样量(mL)]×样品稀释倍数×100％

3.7.7　注意事项

取样时要准确,要严格每一步加样的准确性,否则会影响测定结果的准确性。加完显色剂

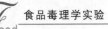

后,应在规定时间内比色。水浴时一定要严格把握好温度。

■ 本章小结

食品毒理学试验设计将理论与应用密切结合,可以有效整合理论知识和技能,调动学习的主观能动性和创新性,培养科研思维及科研实验的数据处理及统计分析能力。

■ 重要名词

小鼠骨髓细胞微核实验,骨髓细胞染色体畸变,血清酶活性测定,超氧化物歧化酶活力测定

? 思考题

1. 测定 SOD 时应注意哪些问题?

2. 简述化学毒物经口急性毒性实验的原理。列举一种 LD_{50} 计算方法。

3. 啮齿类动物中毒症状考察项目有几点?

4. 微核大小为多少? 举例说明。

第 4 章
食品安全性毒理学评价程序与规范

本章学习目的与要求

我国目前食品安全性毒理学评价程序与规范系列标准规定了食品安全性毒理学评价的程序，并适用于评价食品生产、加工、贮藏、运输和销售过程中所涉及的可能对健康造成危害的化学、生物和物理因素的安全性，检验对象包括食品及其原料、食品添加剂、新食品原料、辐照食品、食品相关产品（用于食品的包装材料、容器、洗涤剂、消毒剂和用于食品生产经营的工具、设备）以及食品污染物等。食品安全性毒理学评价程序与规范为我们正确评价和控制食品安全提供了可靠的操作方法和规范。具体学习要求：

1. 掌握食品安全性毒理学评价实验所涵盖的实验内容，并掌握其操作方法。

2. 掌握不同受试物选择毒性实验的原则，能根据受试物选择采取的实验类型。

3. 掌握各类型食品安全性毒理学评价实验的目的及结果判定方法，能根据实验结果判定受试物的毒性。

4. 掌握食品安全性毒理学评价程序和优良实验室规范，在实验操作过程中以规范严格要求自己。

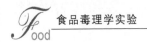

4.1 食品安全性毒理学评价程序

4.1.1 受试物的要求

应提供受试物的名称、批号、含量、保存条件、原料来源、生产工艺、质量规格标准、性状、人体推荐(可能)摄入量等有关资料。对于单一成分的物质,应提供受试物(必要时包括其杂质)的物理、化学性质(包括化学结构、纯度、稳定性等)有关资料。对于混合物(包括配方产品),应提供受试物的组成,必要时应提供各组成成分的物理、化学性质(包括化学名称、化学结构、纯度、稳定性、溶解度等)有关资料。若受试物是配方产品,应是规格化产品,其组成成分、比例及纯度应与实际应用的相同。若受试物是酶制剂,应该使用在加入其他复配成分之前的产品作为受试物。

4.1.2 食品安全性毒理学评价实验的内容

4.1.2.1 急性经口毒性实验

见第 3 章 3.2。

4.1.2.2 遗传毒性实验

1. 遗传毒性实验内容

细菌回复突变实验、哺乳动物红细胞微核实验、哺乳动物骨髓细胞染色体畸变实验、小鼠精原细胞或精母细胞染色体畸变实验、体外哺乳类细胞 HGPRT 基因突变实验、体外哺乳类细胞 TK 基因突变实验、体外哺乳类细胞染色体畸变实验、啮齿类动物显性致死实验、体外哺乳类细胞 DNA 损伤修复(非程序性 DNA 合成)实验、果蝇伴性隐性致死实验。

2. 遗传毒性实验组合

一般应遵循原核细胞与真核细胞、体内实验与体外实验相结合的原则。根据受试物的特点和实验目的,推荐下列遗传毒性实验组合。

组合 1:细菌回复突变实验、哺乳动物红细胞微核实验或哺乳动物骨髓细胞染色体畸变实验;小鼠精原细胞或精母细胞染色体畸变实验或啮齿类动物显性致死实验。

组合 2:细菌回复突变实验、哺乳动物红细胞微核实验或哺乳动物骨髓细胞染色体畸变实验;体外哺乳类细胞染色体畸变实验或体外哺乳类细胞 TK 基因突变实验。

其他备选遗传毒性实验:果蝇伴性隐性致死实验、体外哺乳类细胞 DNA 损伤修复(非程序性 DNA 合成)实验、体外哺乳类细胞 HGPRT 基因突变实验。

4.1.2.3 28 天经口毒性实验

参见《食品安全国家标准 28 天经口毒性试验》(GB 15193.22—2015)。

4.1.2.4 90 天经口毒性实验

参见《食品安全国家标准 90 天经口毒性试验》(GB 15193.13—2015)。

4.1.2.5 致畸实验

参见《食品安全国家标准 致畸试验》(GB 15193.14—2014)。

4.1.2.6 生殖毒性实验和生殖发育毒性实验

参见《食品安全国家标准 生殖毒性试验》(GB 15193.15—2015)及《食品安全国家标准 生殖发育毒性试验》(GB 15193.25—2014)。

4.1.2.7 毒物动力学实验

参见《食品安全国家标准 毒物动力学试验》(GB 15193.16—2014)。

4.1.2.8 慢性毒性实验

参见《食品安全国家标准 慢性毒性试验》(GB 15193.26—2015)。

4.1.2.9 致癌实验

参见《食品安全国家标准 致癌试验》(GB 15193.27—2015)。

4.1.2.10 慢性毒性和致癌合并实验

参见《食品安全国家标准 慢性毒性和致癌合并试验》(GB 15193.17—2015)。

4.1.3 不同受试物毒性实验的选择原则

4.1.3.1 我国首创物质的毒性实验选择原则

凡属我国首创的物质,特别是化学结构提示具有潜在慢性毒性、遗传毒性或致癌性,或该受试物产量大、使用范围广、人体摄入量大时,均应进行系统的毒性实验,包括急性经口毒性实验、遗传毒性实验、90 天经口毒性实验、致畸实验、生殖发育毒性实验、毒物动力学实验、慢性毒性实验和致癌实验(或慢性毒性和致癌合并实验)。

4.1.3.2 已知物质的毒性实验选择原则

凡属于与已知物质(指经过安全性评价并允许使用者)化学结构基本相同的衍生物或类似物,或在部分国家和地区有安全食用历史的物质,则可先进行急性经口毒性实验、遗传毒性实验、90 天经口毒性实验和致畸实验,根据实验结果判定是否需要进行毒物动力学实验、生殖毒性实验、慢性毒性实验和致癌实验等。

凡属于已知的或在多个国家有食用历史的物质,同时申请单位又有资料证明申报受试物的质量规格与国外产品一致,则可先进行急性经口毒性实验、遗传毒性实验和 28 天经口毒性实验,根据实验结果判断是否需要进行进一步的毒性实验。

4.1.3.3 食品添加剂、新食品原料、食品相关产品、农药残留和兽药残留的安全性毒理学评价实验的选择

1. 食品添加剂

(1)香料 凡属世界卫生组织(WHO)已建议批准使用或已制定日容许摄入量者,以及 WHO、香料生产者协会(FEMA)、欧洲理事会(COE)和国际香料工业组织(IOFI)四个国际组织中的两个或两个以上允许使用的,一般不需要进行实验。凡属资料不全或只有一个国际组织批准的,可先进行急性毒性实验和遗传毒性实验组合中的一项,经初步评价后,再决定是否需要进行进一步的实验。

凡属尚无资料可查、国际组织未允许使用的,应先进行急性毒性实验、遗传毒性实验和 28 天经口毒性实验,经初步评价后,决定是否需要进行进一步实验。

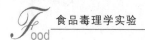

凡属于由动、植物可食部分提取的单一、高纯度天然香料,如其化学结构及有关资料并未提示具有不安全性的,一般不要求进行毒性实验。

(2)酶制剂 由具有长期安全食用历史的传统动物和植物可食部分生产的酶制剂,世界卫生组织已公布日容许摄入量或不需规定日容许摄入量者,或多个国家批准使用的,在提供相关证明材料的基础上,一般不要求进行毒理学实验。

对于其他来源的酶制剂,凡属毒理学资料比较完整,世界卫生组织已公布日容许摄入量或不需规定日容许摄入量者,或多个国家批准使用,如果质量规格与国际质量规格标准一致,则要求进行急性经口毒性实验和遗传毒性实验。如果质量规格标准不一致,则需增加28天经口毒性实验,根据实验结果考虑是否进行其他相关毒理学实验。

对其他来源的酶制剂,凡属新品种的,需要先进行急性经口毒性实验、遗传毒性实验、90天经口毒性实验和致畸实验,经初步评价后决定是否需要进行进一步实验。凡属一个国家批准使用,世界卫生组织未公布日容许摄入量或资料不完整的,需进行急性经口毒性实验、遗传毒性实验和28天经口毒性实验,根据实验结果判定是否需要进行进一步的实验。

通过转基因方法生产的酶制剂按照国家对转基因管理的有关规定执行。

2.其他食品添加剂

凡属毒理学资料比较完整的、世界卫生组织已公布日容许摄入量或不需规定日容许摄入量者,或多个国家批准使用者,如果质量规格与国际质量规格标准一致,则要求进行急性经口毒性实验和遗传毒性实验。如果质量规格标准不一致,则需增加28天经口毒性实验,根据实验结果考虑是否进行其他相关毒理学实验。

凡属一个国家批准使用,世界卫生组织未公布日容许摄入量或资料不完整的,则可先进行急性经口毒性实验、遗传毒性实验、28天经口毒性实验和致畸实验,根据实验结果判定是否需要进行进一步实验。

对于由动、植物或微生物制取的单一组分、高纯度的食品添加剂,凡属新品种的,需要先进行急性经口毒性实验、遗传毒性实验、90天经口毒性实验和致畸实验,经初步评价后,决定是否需要进行进一步实验。凡属国外有一个国际组织或国家已批准使用的,则需进行急性经口毒性实验、遗传毒性实验和28天经口毒性实验,经初步评价后,决定是否需要进行进一步实验。

3.新食品原料

按照《新食品原料申报与受理规定》(国卫食品发〔2013〕23号)进行评价。

4.食品相关产品

按照《食品相关产品新品种申报与受理规定》(卫监督发〔2011〕49号)进行评价。

5.农药残留

按照《农药登记毒理学试验方法》(GB 15670.14—2017)进行评价。

6.兽药残留

按照《兽药临床前毒理学评价试验指导原则》(中华人民共和国农业部公告第1247号)进行评价。

4.1.4 食品安全性毒理学实验的目的和结果判定

4.1.4.1 毒理学实验的目的

1. 急性毒性实验

了解受试物的急性毒性强度、性质和可能的靶器官，测定 LD_{50}，为进一步进行毒性实验的剂量和毒性观察指标的选择提供依据，并根据 LD_{50} 进行急性毒性剂量分级。

2. 遗传毒性实验

了解受试物的遗传毒性，筛查受试物的潜在致癌作用和细胞致突变性。

3. 28 天经口毒性实验

在急性毒性实验的基础上，进一步了解受试物毒作用性质、剂量-反应关系和可能的靶器官，得到 28 天经口未观察到有害作用的剂量，初步评价受试物的安全性，并为下一步较长期毒性和慢性毒性实验剂量、观察指标、毒性终点的选择提供依据。

4. 90 天经口毒性实验

观察受试物以不同剂量经较长期喂养后对实验动物的毒作用性质、剂量-反应关系和靶器官，得到 90 天经口未观察到有害作用的剂量，为慢性毒性实验剂量选择和初步制定人群安全接触限量标准提供科学依据。

5. 致畸实验

了解受试物是否具有致畸作用和发育毒性，并可得到致畸作用和发育毒性的未观察到有害作用剂量。

6. 生殖毒性实验和生殖发育毒性实验

了解受试物对实验动物繁殖及子代发育的毒性，如性腺功能、发情周期、交配行为、妊娠、分娩、哺乳和断乳以及子代的生长发育等。得到受试物的未观察到有害作用剂量，为初步制定人群安全接触限量标准提供科学依据。

7. 毒物动力学实验

了解受试物在体内的吸收、分布和排泄速度等相关信息，为选择慢性毒性实验的合适实验动物种（species）、系（strain）提供依据，了解代谢产物的形成情况。

8. 慢性毒性实验和致癌实验

了解经长期接触受试物后出现的毒性作用以及致癌作用，确定未观察到有害作用剂量，为受试物能否应用于食品的最终评价及制定健康指导值提供依据。

4.1.4.2 各项毒理学实验结果的判定

1. 急性毒性实验

如 LD_{50} 小于人体推荐（可能）摄入量的 100 倍，则一般应放弃该受试物用于食品，不再继续进行其他毒理学实验。

2. 遗传毒性实验

如遗传毒性实验组合中两项或两项以上实验呈阳性，则表示该受试物很可能具有遗传毒

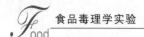

性和致癌作用,一般应放弃该受试物应用于食品。如遗传毒性实验组合中一项实验结果为阳性,则再选两项备选实验(至少一项为体内实验)。如再选择的实验结果均为阴性,则可继续进行下一步的毒性实验;如其中有一项实验结果阳性,则应放弃该受试物应用于食品;如三项实验结果均为阴性,则可继续进行下一步的毒性实验。

3. 28 天经口毒性实验

对只需要进行急性毒性实验、遗传毒性实验和 28 天经口毒性实验的受试物,若实验未发现有明显毒性作用,综合其他各项实验结果可作出初步评价。若实验中发现有明显毒性作用,尤其有剂量-反应关系时,则考虑进行进一步的毒性实验。

4. 90 天经口毒性实验

根据实验所得的未观察到有害作用剂量进行评价,其原则是:

(1)未观察到有害作用剂量小于或等于人体的推荐(可能)摄入量的 100 倍表示毒性较强,应放弃该受试物用于食品;

(2)未观察到有害作用剂量大于 100 倍而小于 300 倍者,应进行慢性毒性实验;

(3)未观察到有害作用剂量大于或等于 300 倍者则不必进行慢性毒性实验,可进行安全性评价。

5. 致畸实验

根据实验结果评价受试物是否为实验动物的致畸物。若致畸实验结果呈阳性则不再继续进行生殖毒性实验和生殖发育毒性实验。在致畸实验中观察到的其他发育毒性,应结合 28 天和(或)90 天经口毒性实验结果进行评价。

6. 生殖毒性实验和生殖发育毒性实验

根据实验所得的未观察到有害作用剂量进行评价,其原则是:

(1)未观察到有害作用剂量小于或等于人体的推荐(可能)摄入量的 100 倍表示毒性较强,应放弃该受试物用于食品。

(2)未观察到有害作用剂量大于 100 倍而小于 300 倍者,应进行慢性毒性实验。

(3)未观察到有害作用剂量大于或等于 300 倍者则不必进行慢性毒性实验,可进行安全性评价。

7. 慢性毒性和致癌实验

根据慢性毒性实验所得的未观察到有害作用剂量进行评价,其原则是:

(1)未观察到有害作用剂量小于或等于人体的推荐(可能)摄入量的 50 倍者,表示毒性较强,应放弃该受试物用于食品。

(2)未观察到有害作用剂量大于 50 倍而小于 100 倍者,经安全性评价后,决定该受试物可否用于食品。

(3)未观察到有害作用剂量大于或等于 100 倍者,则可考虑使用于食品。

根据致癌实验所得的肿瘤发生率、潜伏期和多发性等进行致癌实验结果判定,其原则是(凡符合下列情况之一,可认为致癌实验结果呈阳性。若存在剂量-反应关系,则判断阳性更可靠):

(1)肿瘤只发生在实验组动物,对照组中无发生。

（2）实验组与对照组动物均发生肿瘤，但实验组发生率较高。

（3）实验组动物中多发性肿瘤明显，对照组中无多发性肿瘤，或只是少数动物有多发性肿瘤。

（4）实验组与对照组动物肿瘤发生率虽无明显差异，但实验组中发生时间较早。

8. 其他

若受试物掺入饲料的最大加入量（原则上最高不超过饲料的 10%）或液体受试物经浓缩后仍未达到未观察到有害作用剂量为人体的推荐（可能）摄入量的规定倍数时，综合其他的毒性实验结果和实际食用量或饮用量进行安全性评价。

4.1.5　进行食品安全性评价时需要考虑的因素

4.1.5.1　实验指标的统计学意义、生物学意义和毒理学意义

对实验中某些指标的异常改变，应根据实验组与对照组指标是否有统计学差异、有无剂量-反应关系、同类指标横向比较、两种性别的一致性及与本实验室的历史性对照值范围等，综合考虑指标差异有无生物学意义，并进一步判断是否具有毒理学意义。此外，如在受试物组发现某种在对照组没有发生的肿瘤，即使与对照组比较无统计学意义，仍要给予关注。

4.1.5.2　人体的推荐（可能）摄入量较大的受试物

应考虑给予受试物量过大时，可能影响营养素摄入量及其生物利用率，从而导致某些毒理学表现，而非受试物的毒性作用所致。

4.1.5.3　时间-毒性效应关系

对由受试物引起实验动物的毒性效应进行分析评价时，要考虑在同一剂量水平下毒性效应随时间的变化情况。

4.1.5.4　特殊人群和易感人群

对孕妇、乳母或儿童食用的食品，应特别注意其胚胎毒性或生殖发育毒性、神经毒性和免疫毒性等。

4.1.5.5　人群资料

由于存在着动物与人之间的物种差异，在评价食品的安全性时，应尽可能收集人群接触受试物后的反应资料，如职业性接触和意外事故接触等。在确保安全的条件下，可以考虑遵照有关规定进行人体试食实验，志愿受试者的毒物动力学或代谢资料对于将动物实验结果推论到人体具有很重要的意义。

4.1.5.6　动物毒性实验和体外实验资料

动物毒性实验和体外实验是目前管理（法规）毒理学评价水平下所得到的最重要的资料，也是进行受试物安全性评价的主要依据。在实验得到阳性结果，而且结果的判定涉及受试物能否应用于食品时，需要考虑结果的重复性和剂量-反应关系。

4.1.5.7　不确定系数

不确定系数即安全系数。将动物毒性实验结果外推到人时，鉴于动物与人的物种和个体之间的生物学差异，不确定系数通常为 100，但可根据受试物的原料来源、理化性质、毒性大

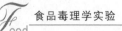
小、代谢特点、蓄积性、接触的人群范围、食品中的使用量和人的可能摄入量、适用范围及功能等因素来综合考虑其安全系数的大小。

4.1.5.8 毒物动力学实验资料

毒物动力学实验是对化学物进行毒理学评价的一个重要方面,因为不同的化学物和剂量,在毒物动力学或代谢方面的差别往往对毒性作用影响很大。在毒性实验中,原则上应尽量使用与人具有相同毒物动力学或代谢模式的动物种系来进行实验。研究受试物在实验动物和人体内吸收、分布、排泄和生物转化方面的差别,对于将动物实验结果外推到人和降低不确定性具有重要意义。

4.1.5.9 综合评价

在进行综合评价时,应全面考虑受试物的理化性质、结构、毒性大小、代谢特点、蓄积性、接触的人群范围、在食品中的使用量与使用范围、人的推荐(可能)摄入量等因素。对于已在食品中应用了相当长时间的物质,对接触人群进行流行病学调查具有重大意义,但往往难以获得剂量-反应关系方面的可靠资料。对于新的受试物质,则只能依靠动物实验和其他实验研究资料进行评价。然而,即使具有完整和详尽的动物实验资料和一部分人类接触的流行病学调查研究资料,由于人类的种族和个体差异,也很难做出能够保证每个人都安全的评价。所谓绝对的食品安全实际上是不存在的。在受试物可能对人体健康造成的危害以及其可能存在的有益作用之间进行权衡,以食用安全为前提,安全性评价的依据不仅仅是食品安全性毒理学实验的结果,而且与当时的科学水平、技术条件以及社会经济、文化因素有关。因此,随着时间的推移,社会经济的发展,科学技术的进步,有必要对已通过评价的受试物进行重新评价。

4.2 食品安全性毒理学评价规范

4.2.1 食品安全性毒理学评价规范

食品安全性毒理学评价实验要遵循《食品安全国家标准 食品毒理学实验室操作规范》(GB 15193.2—2014),规定详见本书扩展资源部分。

4.2.2 良好实验室规范

在满足食品安全国家标准毒理学规范基本要求的基础上,毒理学实验也应该符合国际通用的优良实验室规范准则。

良好实验室规范(good laboratory practice,GLP)是就实验室的实验研究从计划、实验、监督、记录到实验报告等一系列管理而制定的法规性文件,涉及实验室工作的所有方面。它主要是针对医药、农药、兽药、食品添加剂、化妆品等进行的安全性评价实验而制定的规范。制定GLP的主要目的是严格控制化学物安全性评价实验的各个环节,即严格控制可能影响实验结果准确性的各种主、客观因素,降低实验误差,确保实验结果的真实性。

GLP最早起源于药品研究。药品GLP是指药品非临床(或临床前)研究的质量管理规范。药品的非临床(临床前)研究主要指在实验室进行的安全性毒理学评价和药理、药效学评价(包括药代动力学和毒代动力学研究),故GLP即指从事药品非临床(或临床前)研究的实室管理规范。随后,GLP 的概念逐渐扩展到其他有毒、有害物质(如农药、环境和食品污染物、工业毒物、射线等)的实验室安全性评价,以及各类健康相关产品(食品和保健食品、化妆品、涉水产品、消毒产品等)的实验室评价(包括安全性和功效学评价),甚至还包括了对临床实验室大部分检验工作的管理。因此,目前 GLP 的范围已经覆盖了与人类健康有关的所有实验室研究工作,并逐渐覆盖与整个环境和生物圈有关的实验室研究工作。

4.2.2.1　优良实验室规范的基本内容

对于承担不同产品或化学物检验的 GLP 实验室,内容和要求亦不完全相同,但 GLP 的基本原则、要求与内容是相似的。一般而言,GLP 通常包括以下几个基本要求。

(1)对组织机构和人员的要求。

(2)对实验设施、仪器设备和实验材料的要求。

(3)对标准操作规程的要求。

(4)对研究工作实施过程的要求。

(5)对档案及其管理工作的要求。

(6)对实验室资格认证及监督检查的要求。

4.2.2.2　优良实验室规范的主要构成

1. 标准操作规程(standard operating procedures, SOP)

编写和使用 SOP 的主要目的是保证操作的重现性和结果数据的可信性。接受过教育和培训的人员按 SOP 进行实验时,其实验操作及操作结果的重现性较好,即在同一研究机构或实验室内,由不同的人按 SOP 进行操作和实验,可保证能够达到较一致的结果。编写和建立一套合乎 GLP 要求且合乎本研究机构实际情况的标准操作规程是 GLP 软件建设的主要内容。在 SOP 的建设方面,人的作用是主要的,而经费是次要的。因此,通常的做法是在进行 GLP 实验室建设时,先从制定 SOP 开始。

SOP 能在实践中不断加以完善和修订。必须注意的是,SOP 应有良好的可操作性,而不能将其视为一种形式。一套合格的、可操作性强的 SOP 必须经过"实践→修订→再实践→再修订"的长期反复过程才能逐渐形成。SOP 的编写、修订和管理过程本身也应有相应的 SOP 加以规范。一般而言,下列工作都需要制定相应的 SOP。

(1)动物房及实验室的准备及环境因素的调控,实验设施及仪器设备的维护、保养、校正、使用和管理,计算机系统的操作和管理。

(2)受试物和对照物的接收、标识、保存、处理、配制、领用及取样分析。

(3)实验动物的运输、检疫、编号、分配、搬运、饲养管理、观察记录及实验操作,动物的尸检以及组织病理学检查,濒死或已死亡动物的检查处理。

(4)各种实验和分析样品,标本的采集、编号、指标的检查、测定和检验等操作技术。

(5)各种实验数据的统计处理与计算。

(6)质量保证工作制度与措施。

(7)实验操作人员的防护和保护措施,废弃物处理和防止污染环境的措施,实验室工作人员的健康检查制度等。

除上述各类工作外,研究机构或实验室认为有必要制定 SOP 的其他工作也应制定相应的 SOP。SOP 必须经质量保证部门负责人签字确认,并经机构负责人批准方为有效。失效的

SOP应留一份存档,其余应及时销毁。SOP的制定、修改、生效日期及分发、销毁情况应记入档案并妥善保存。SOP的存放应以方便使用为原则。研究或检验过程中任何偏离或违反SOP的操作,不论问题大小,都应及时向项目负责人报告或经项目负责人批准,并在原始资料中加以清楚记录。SOP的重大改动,应经质量保证部门确认,并经研究机构或实验室负责人书面批准。

2.质量保证部门(quality assurance unit,QAU)

质量保证部门是指检验机构内负责保证其各项工作符合GLP规范要求的部门或组织。QAU是GLP建设的关键,有了良好的实验方案和各种具体操作的SOP,并不一定能保证有高质量的实验结果。在实验方案的制定和实验进行的各个环节中,由于人为的疏忽或由于个人的习惯或惰性等因素,难免会发生一些错误、遗漏或执行不当之处。例如,所制定的实验方案不一定完全符合GLP的要求,某些实验操作不一定完全能够准确地执行相应的SOP,原始记录、统计计算的错误和检验报告的书写或打印错误等。如果没有一套行之有效的质量保证体系,则无法保证实验结果的真实可靠性。为了能够保证各种实验工作的质量和客观性、可靠性,并使其能够严格地达到GLP的有关要求,各国的GLP中明确规定,检验机构必须建立独立的QAU,对实验的全过程进行审查和检查,以确保实验设施、设备、人员、各种实验操作和业务管理等均符合GLP的规定。因此,建立质量保证部门和培养质量保证人员是贯彻执行GLP和确保实验质量的关键环节。

(1)QAU的主要职责

①对各种实验和检验过程的核查,包括对实验操作现场(实验条件、实验方案和主要操作环节)的核查,以及对原始记录、数据、报告书和档案的审核等。对每项研究或检验实施检查和监督时,应根据其内容和持续时间制定检查和审核计划,并详细记录检查的内容、存在的问题、采取的措施等,同时应在记录上签名并妥善保存以备查。

②一般性检查及报告,包括对实验室和动物饲养设施、设备、仪器和试剂管理状态的检查,对原始数据、资料档案管理情况的检查,对检验人员的检查及考核,对有关组织和系统的运行情况及其记录的检查等。此类检查应包括定期检查及不定期抽查,检查后应及时向机构负责人和项目负责人报告检查中发现的问题,提出解决问题的建议,并撰写检查报告。

③保存本机构的各类工作计划表、实验方案和总结报告的副本。

④参与SOP的制定,并保存SOP的副本。

⑤参与机构认证、评估和上级有关部门检查的准备工作。

(2)QAU负责人的职责

①指定每一实验项目的质量保证责任人(必须是不参加该实验项目的人员,即能够以"第三者"的身份和客观的立场进行审查)。

②制订QAU的工作计划并检查其实施情况。

③确认项目负责人和质量保证责任人是否称职以及实验是否严格按GLP和SOP进行。

④确认本机构中进行的各类工作符合GLP的要求,保证最终报告的正确性。

⑤重视SOP、总体工作计划、实验方案、实验设施相关资料复印件等重要资料的保存。

3.项目负责人(study director,SD)

项目负责人是指负责组织实施某项研究或检验工作的人员。但根据各国GLP中对SD

职责的规定,GLP 实验室中的 SD 即我们通常所称的项目负责人或课题负责人。SD 是由 GLP 机构或实验室的负责人聘任、任命或指定的。

实验开始前,SD 应通过各种途径了解受试物的化学结构特点、药理作用和其他资料,并根据有关实验的国家标准、规范和 GLP 的规定,制定实验方案(或接受委托单位提供的实验方案),送交 QAU 审查和实验室负责人审批。然后将整个实验的日程安排分送给与各实验有关的业务部门。同时必须检查已有的 SOP 是否适用于该项实验,是否需要修改和补充。实验过程中,SD 要检查各业务部门执行实验方案和 SOP 的情况,检查实验工作记录存在和可能出现的问题及采取的处理措施,并及时记录备查。实验结束后,SD 要收集各业务部门的有关实验记录,进行统计处理,利用生理学、药理学、毒理学、病理学和生物化学等有关知识,进行去粗取精、去伪存真、实事求是的分析,并撰写总结报告。然后将实验方案、各种原始记录、各种标本及总结报告等按 GLP 的规定送档案室保管。

由此可见,SD 是检验机构中具体组织管理的核心人物。SD 必须具备较坚实的相关学科理论基础和较广博的知识结构,必须有较丰富的工作经验。因此,对 SD 的培养对 GLP 实验室来说是至关重要的。一些国家已明确规定,相关工作人员需获得博士学位并参加安全性实验工作 4 年以上才有资格担任 SD。

SD 的主要职责是:

(1)全面负责该项研究工作的运行管理。

(2)制定实验方案(实验计划书),提出修订或补充相应 SOP 的建议,分析研究结果,撰写总结报告。

(3)严格执行实验方案的规定,若有修改,应经本机构或实验室负责人批准。

(4)确保参与该项研究的全体人员明确各自所承担的工作,并掌握相应的 SOP。

(5)掌握研究工作进展,检查各种实验记录,确保其及时、直接(原始)、准确和清楚。

(6)详细记录实验中出现的意外情况和采取的补救措施,以及影响实验质量的不可预测因素及处理措施。

(7)实验结束后,将实验方案、原始资料、标本、各种有关记录文件和总结报告等送资料档案室保存。

(8)确保研究工作各环节符合 GLP 的要求,并按照 QAU 的指导和建议进行相应的改进和完善。

4.动物饲养设施

在 GLP 所要求的硬件设施中,以实验动物的饲养及其配套设施最为重要。这一方面是由于受试物各种生理、药理和毒性作用的评价主要是根据动物实验的资料;另一方面则因为实验动物有较大的个体差异并处于不断变化的状态,饲养环境条件稍有变化即可导致实验结果的偏差。动物饲养设施应包括:

(1)不同种属动物和不同实验用动物的饲养和管理设施。

(2)动物的检疫和患病动物的隔离治疗设施。

(3)收集和处置实验废弃物和动物尸体的设施。

(4)清洗和消毒设施。

(5)受试物和对照品含有挥发性、放射性和生物危害性等物质时,应有相应的饲养和管理设施。

（6）饲料、垫料、笼具及其他动物用品的存放设施。

以上各类设施的配置应合理，防止与实验系统相互污染。易腐败变质的物品应有适当的保管措施。动物饲养环境使用的清洁剂、消毒剂及杀虫剂等不应影响实验结果，并应详细记录其名称、浓度、使用方法及使用时间等。动物的饲料和饮水应定期检验，确保其符合营养标准以及影响实验结果的污染因素低于规定的限度，检验结果应作为原始资料保存。

5. 实验方案与实施、原始记录和总结报告

项目负责人应制定书面的实验方案，签名盖章后交 QAU 审查，报机构负责人批准后方可执行。接受他人委托的研究，实验方案应经委托单位审查认可。实验方案应包括：

（1）研究专题的名称（或代号）及研究目的。

（2）检验机构和委托单位的名称及地址。

（3）项目负责人和参加实验的工作人员姓名。

（4）受试物和对照品的名称、缩写名、代号、批号、有关理化性质及生物特性。

（5）实验系统及选择理由。

（6）实验动物的种系、数量、年龄、性别、体重范围、来源和等级。

（7）实验动物的识别方法。

（8）实验动物饲养管理的环境条件。

（9）饲料名称或代号。

（10）实验用的溶媒、乳化剂及其他介质。

（11）受试物和对照品的给药途径、方法、剂量、频率和用药期限及选择的理由。

（12）所用方法的国家标准、规范或指南等文件的名称。

（13）各种指标的检测频率和方法。

（14）数据统计处理方法。

（15）实验资料的保存地点。

研究过程中需要修改实验方案时，应经 QAU 审查及机构负责人批准。变更的内容、理由及日期应记入档案，并与原实验方案一起保存。专题负责人全面负责研究专题的运行管理。参加实验的工作人员应严格按照相应的 SOP 执行实验方案，发现异常现象时应及时向专题负责人报告。

研究工作结束后，专题负责人应及时撰写总结报告，签名盖章后交质量保证部门负责人审查和签署意见，机构负责人批准。总结报告应包括：

（1）研究专题的名称（或代号）及研究目的。

（2）检验机构和委托单位的名称和地址。

（3）研究起止日期。

（4）受试物和对照品的名称、缩写名、代号、批号、稳定性、含量、浓度、纯度、组分及其他特性。

（5）实验动物的种系、数量、年龄、性别、体重范围、来源、动物合格证号及发证单位、接收日期和饲养条件。

（6）受试物和对照品的给药途径、剂量、方法、频率和给药期限。

（7）受试物和对照品的剂量设计依据。

（8）影响研究可靠性和造成研究工作偏离的实验方案等异常情况。

（9）各种指标检测的频率和方法。

(10)专题负责人和所有参加工作的人员姓名和各自承担的工作。

(11)分析数据所用的统计方法。

(12)实验结果和结论。

(13)原始资料和标本的储存处。

总结报告经机构负责人签字后,需要修改或补充时,有关人员应详细说明修改或补充的内容、理由和日期,经专题负责人认可,并经质量保证部门负责人审查和机构负责人批准。

6.实验室资格认证与监督检查

为确保 GLP 得到准确地贯彻执行,各国都规定了对 GLP 机构或实验室的资格认定、检查和监督措施。检查和评价的标准各国有所不同,但检查的内容一般都很广,通常包括:组织管理体系,各类工作人员的文化层次,专业工作经历及培训记录,SOP 的制定和管理,是否与所进行的实验工作相适应,实验室内是否随手可得到相应的 SOP,质量保证部门的工作,各类实验工作的运行和管理,档案室及其档案管理是否规范,仪器设备的维修、保管和使用记录,环境调控的实施记录是否完整,动物房及其配套设施是否合理,各种运行路线是否能明确地分开,实验方案及实验总结是否符合 GLP 的规定,原始记录的质量等。检查的方式包括:评阅 GLP 机构或实验室按检查要求提供的材料、询问实验室有关人员、查阅有关资料、实验现场检查等。

资格认证程序为:

(1)实验室向有关主管部门提出申请。

(2)主管部门向申请 GLP 检查的实验室发放检查资料编写纲要。

(3)实验室按要求提交检查资料。

(4)检查组从该实验室完成的实验一览表中随机选择 10 个左右的实验,要求提供有关的原始资料。

(5)检查组对该实验室的原始资料进行审核。

(6)检查组对实验室进行 GLP 检查(通常 5 d)。

(7)检查组完成 GLP 检查报告并作出评价。

(8)主管部门认可检查组的评价报告,颁发 GLP 合格证书。

■ 本章小结

食品安全性毒理学评价程序就是应用食品毒理学的方法对食品进行安全性评价,为我们正确认识和安全使用食品添加剂(包括营养强化剂),开发食品新资源及研发保健食品提供了可靠的技术保证,为我们正确评价和控制食品容器和包装材料、辐照食品、食品及食品工具与设备使用的洗涤消毒剂、农药残留及兽药残留的安全性提供了可靠的操作方法。毒理学实验在满足国家标准毒理学规范基本要求的基础上,应该符合国际通用的优良实验室规范准则。良好实验室规范(GLP)是就实验室的实验研究从计划、实验、监督、记录到实验报告等一系列管理而制定的法规性文件,涉及实验室工作的所有方面。它主要是针对医药、农药、兽药、食品添加剂、化妆品等进行的安全性评价实验而制定的规范。食品毒理学实验制定 GLP 的主要目的是严格控制毒理学实验中化学物安全性评价实验的各个环节,即严格控制可能影响实验结果准确性的各种主、客观因素,降低实验误差,确保实验结果的真实性。

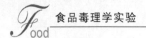

■重要名词

安全性评价程序,安全性评价规范,优良实验室规范(GLP),标准操作规程(SOP)

思考题

1. 我国目前实施的有关毒理学安全性评价的法律、法规有哪些?

2. 食品毒理学安全性评价程序与食品毒理学安全性评价规范的关系是什么?

3. 通过理论课和实验课的学习,谈谈现有食品安全性毒理学评价程序与规范的不足之处和未来发展方向。

第 5 章
一般毒性作用及其实验方法

本章学习目的与要求

对外源化学物进行一般毒性作用评价是食品毒理学实验的基本内容,可为外源化学物的安全性评价和风险评估提供基础数据。我国相关管理法规程序中规定了相应的评价程序和方法。学习一般毒性作用及其实验方法,是开展毒理学实验和评价外源化学物安全性的基础,为今后食品毒理学的评价与研究工作奠定了基础。具体学习要求:

1. 掌握外源化学物的一般毒性作用实验的设计思路和方法。

2. 掌握一般毒性作用的实验原则、结果分析要点以及科学意义。

3. 培养独立查阅文献、设计实验、实验操作以及分析实验结果的能力,为今后从事相关工作奠定基础。

5.1 一般毒性实验与评价概述

一般毒性作用也称基础毒性作用,指实验动物经单次、多次或长期染毒,动物机体所产生的综合毒性效应,是与特殊毒性(致畸、致癌、致突变、生殖发育毒性)相对应的概念。一般毒性作用根据机体接触外源化学物时间的长短,可分为急性毒性作用、亚急性毒性作用(也称短期重复剂量毒性实验)、亚慢性毒性作用和慢性毒性作用。通过实验对相应毒性进行评价,可确定受试物毒性作用的表现和性质、靶器官、毒性作用的剂量-反应(效应)关系,确定损害的可逆性。此外,为了评价外源化学物对机体接触和暴露部位造成的局部损伤和刺激等,还需进行局部毒性实验。

本节以氯胺嘧草醚的一般毒性实验与评价为例,从总体上说明对外源化学物进行一般毒性作用研究时应考虑的因素、一般毒性实验的项目、一般毒性实验的方法以及结果评价。之后的几节再分述急性毒性实验、局部毒性实验、亚慢性毒性实验及慢性毒性实验与评价。

5.1.1 实验准备与毒性项目的确定

5.1.1.1 一般毒性实验前的准备工作

以氯胺嘧草醚的一般毒性实验与评价为例。在对外源化学物进行一般毒性实验前,应尽可能全面地掌握氯胺嘧草醚的相关信息,包括其化学结构、理化性质、试样组成等。通过查阅相关文献资料,了解其化学结构类似物的一般毒性、实际生产和使用的场所、使用剂量、生产和生活环境中主要存在的形式、人类实际接触的方式和可能的接触途径等。

氯胺嘧草醚是我国具有自主知识产权的农药先导结构 2-嘧啶氧基-N-芳基苄胺类化学物的结构优化产物,化学名称为 N-苯基-2-(4,6-二甲氧基-2-嘧啶氧基)-6-氯-苄胺,结构式见图 5-1(开发代号 ZJ1835)。氯胺嘧草醚为其农药通用名,产品为含有 98%氯胺嘧草醚原药的白色固体颗粒,有刺激性气味,不溶于水,主要作为除草剂以喷雾形式应用于棉田。研发单位前期已成功开发了与其具有相同先导结构的农药,如油菜田除草剂丙酯草醚、异丙酯草醚和溴嘧草醚 ZJ0777、玉米田除草活性物 ZJ2528、水稻田除草活性物 ZJ0862、棉花田除草活性物 SIOC0426 和 SI-OC0991 等。

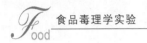

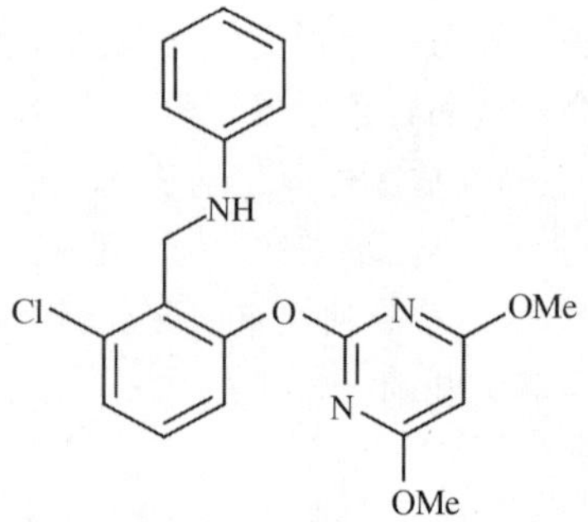

图 5-1　氯胺嘧草醚的结构式

5.1.1.2 一般毒性项目的确定

根据我国农业部公告第 2569 号《农药登记资料要求》(2017 年 11 月 1 日起实施),一般化学和植物性新农药原药(母药)和新农药制剂进行正式登记时,需提供急性毒性实验、亚慢性毒性实验、慢性毒性实验等多项一般毒性实验资料。急性毒性实验资料包括急性经口毒性实验资料、急性经皮毒性实验资料、急性吸入毒性实验资料、眼睛刺激性实验资料、皮肤刺激性实验资料等。亚慢性毒性实验资料包括亚慢性经口毒性实验资料、亚慢性经皮毒性实验资料、亚慢性吸入毒性实验资料,必要时还应提供慢性毒性和致癌性毒性实验资料。按照上述要求,氯胺嘧草醚若要申请新农药登记,至少需完成急性经口、经皮、吸入毒性实验,皮肤和眼刺激实验、皮肤致敏实验和亚慢性毒性实验。此外,本章最后一节介绍毒理学研究中常用的大鼠肝微粒体制备及有关酶活性的测定,为今后开展化学毒物在体内的代谢转化和毒性作用研究提供基础指导。

5.1.1.3　一般毒性实验及其结果评价

一般毒性实验项目确定后,依据我国现行的国家标准《农药登记毒理学试验方法》(GB/T 15670—2017)设计实验方案、开展实验并对结果进行评价。

1. 实验动物的选择

急性毒性实验可选用成年大鼠,体重 $180\sim220$ g。亚慢性和慢性毒性实验常选用初断乳大鼠,$4\sim6$ 周龄,雌雄各半。皮肤刺激实验和眼刺激实验常选择健康成年家兔,体重 $2\sim3$ kg。皮肤致敏实验常选择健康成年豚鼠,体重 $250\sim300$ g。

2. 剂量设计与染毒

(1)剂量设计原则　急性毒性实验一般根据查阅的资料及预实验结果,选择恰当的计算半数致死剂量(LD_{50})的方法,参考各方法要求确定实验分组和各组的剂量。一般至少设 $4\sim5$ 个剂量组,各剂量组间应有适当的剂量间距,出现不同的毒性效应(死亡率)。亚慢性毒性实验和慢性毒性实验至少设 3 个受试物剂量组和 1 个阴性(溶剂)对照组,一般以 $1/20\ LD_{50}\sim1/5\ LD_{50}$ 作为最高剂量,各组组距以 $2\sim4$ 倍为宜,局部毒性实验常使用原药进行。

(2)急性毒性与局部毒性实验的剂量设计与染毒　实验时将含有 98% 氯胺嘧草醚原药的白色固体颗粒根据需要进行粉碎过筛,或用玉米油配制成所需浓度。根据资料收集及预实验结果,氯胺嘧草醚的急性经口毒性实验按限量法设染毒剂量为 5 000 mg/kg BW,进行灌胃染毒;急性吸入毒性实验按限量法设染毒剂量为 2 000 mg/m³,动式吸入染毒 2 h;急性经皮毒性实验按限量法设染毒剂量为 2 000 mg/kg BW,敷贴 4 h;家兔眼刺激实验将粉状受试物 0.1 g 倒入左侧眼结膜囊内,右侧以蒸馏水为正常对照;家兔皮肤刺激实验将受试物 0.5 g 用玉米油湿润后涂布于左侧皮肤去毛区,右侧以玉米油为对照,敷贴 4 h 后用温水洗净。

(3)亚慢性毒性实验的剂量设计与染毒　参考大鼠急性经口毒性实验结果,设 3 个剂量组(62、250、1 000 mg/kg BW)和 1 个阴性对照组(0 mg/kg BW)。将 98% 氯胺嘧草醚按大鼠进食量为体重的 8% 混入饲料,配成受试物含量分别 775 mg/kg、3125 mg/kg、12500 mg/kg 的饲料,为保证其稳定性,每 3 周配制 1 次;对照组饲料为不加受试物的全价营养辐照灭菌饲料。每日上午定时添加足量饲料,连续饲喂 90 d。

3. 实验实施及指标观察

按设计方案进行实验,设计合理的实验记录表格对实验过程和结果进行客观真实的记录,包括动物中毒发生、发展的过程、死亡情况、相关指标检测结果等。

4. 氯胺嘧草醚的一般毒性评价

急性毒性实验结果显示,98% 氯胺嘧草醚的急性经口毒性、急性经皮毒性、急性吸入毒性均属低毒,对眼睛、皮肤无刺激性。但吸入毒性实验和眼睛刺激实验表现出轻微症状,提示氯胺嘧草醚在生产和使用过程中应重点加强对工作人员眼和鼻的防护,防止其与眼睛黏膜和鼻黏膜接触。亚慢性毒性实验结果显示,高剂量组雄鼠总蛋白、白蛋白及球蛋白明显升高;中高

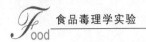

剂量组雌鼠及高剂量组雄鼠心、肝等脏器湿重及脏器系数明显升高；中高剂量组大鼠肾小管上皮细胞混浊肿胀、呈水样变性。大鼠 90 天慢性经口最大无作用剂量：雌鼠为 77.37 mg/kg BW，雄鼠为 73.55 mg/kg BW，推荐每日容许摄入量（ADI）为 0.073 mg/kg BW。

5.2 急性毒性实验

急性毒性实验根据接触途径的不同，可分为：急性经口毒性实验（acute oral toxicity test）、急性经呼吸道毒性实验（acute inhalation toxicity test）和急性经皮毒性实验（acute dermal toxicity test）。急性毒性实验的基本流程见图 5-2。

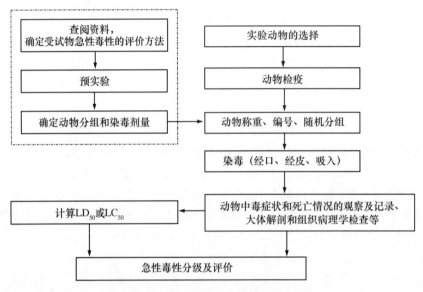

图 5-2　急性毒性实验的基本流程

5.2.1　急性经口毒性实验

见第 3 章 3.2。

5.2.2　急性吸入毒性实验

5.2.2.1　目的与原理

经呼吸道染毒是常见的染毒途径之一。急性吸入毒性实验中，一般将实验动物置于具有固定体积的染毒柜内，加入固定剂量的易挥发液态受试物或一定体积的气态受试物，形成所需的受试物空气浓度。接触受试物一定时间（一般为 2 h）后，观察实验动物的急性中毒反应，并根据实验动物的死亡情况以及相应的受试化学物浓度，求出 LC_{50}。

5.2.2.2　动物、试剂与器材

（1）动物　健康的成年小鼠或大鼠若干只，雌雄各半。

（2）试剂　受试物（易挥发液体，如苯）、苦味酸乙醇饱和溶液。

（3）器材　静式吸入染毒柜（体积应能满足实验期间动物最低需气量），吸管（0.2 mL、

0.5 mL、1.0 mL、5.0 mL),吸球或自吸器,动物体重秤。

5.2.2.3 操作步骤

首先,将实验动物称重、编号,并随机分组。然后,根据预实验的结果确定剂量和分组。随后进行经呼吸道吸入染毒,经呼吸道吸入染毒途径又可采用两种方法,即呼吸道静式染毒和呼吸道动式染毒。

1. 呼吸道静式染毒

呼吸道静式染毒的过程是将小鼠或大鼠按组别放入各静式染毒柜内,加盖,开启小电风扇,依据设计的浓度及各染毒柜的体积,计算需要加入的受试物的量,将液态受试物经加药孔加到接物蒸发器上,密封后进行染毒计时。

2. 呼吸道动式染毒

呼吸道动式染毒是采用机械通风装置,连续不断地将含有一定浓度的受试样品气体均匀输入染毒柜,并排出等量的气体,维持相对稳定的受试物浓度,对实验动物进行染毒。这一方式可采用整体染毒法、头面式或口鼻式染毒的方法进行。染毒时间若以职业接触方式计,则为每天 4~6 h,每周 5 d;若以环境污染物接触方式计,可为全天,每周 7 d。

根据受试物的理化性质,选择适宜的方法将其制备成不同浓度的气体、蒸气、气溶胶或颗粒物,均匀输入染毒柜中,受试样品浓度以 mg/m³ 计,染毒柜换气次数为 12~15 次/h,且染毒柜内应维持微弱的负压,以防受试物泄漏污染周围环境。应定期记录染毒柜中温度和相对湿度,在实验进行过程中连续监测气流量,在染毒实验开始时每小时测定一次,如 1 周后若浓度稳定,可适当减少采样测定的次数,有条件时最好能连续监测受试样品的浓度。

染毒时,将实验动物按组别放入动式染毒柜内。一般情况下,实验动物的体积不超过染毒柜体积的 5%,应保证实验动物的正常需气量,大鼠为 30 L/h,小鼠为 3 L/h。因此,柜内应确保至少 19% 的氧含量。在动物呼吸带处采样,测定受试样品浓度。实际染毒浓度一般应通过实际测定动物呼吸带的受试物浓度确定,至少 30 min 一次,取其平均值。若无适当的测定方法,可通过公式计算。

$$C = (a \times d \times 1\,000)/(V_1 + V_2)$$

式中:C 为设计的染毒浓度(mg/L);a 为气化或雾化受试物的体积(mL);d 为受试物的比重(g/mL);V_1 为输入染毒柜风量(L);V_2 为染毒柜体积(L)。

染毒 2 h 或 4 h 后取出实验动物,置动物室观察。

操作注意事项:

(1)加入受试物后,应立即将染毒柜密闭,防止其逸出影响设定浓度及污染周围环境。

(2)染毒结束时,应在通风柜内或通风处开启染毒柜,小心迅速取出动物,分笼喂养,继续观察。

最后观察、记录动物的中毒表现和死亡情况,填写急性毒性实验原始记录表(第 3 章表 3-1)。

5.2.2.4 LC$_{50}$ 的计算与结果分析

计算受试物 LC$_{50}$ 及其 95% 置信限。

根据实验动物的中毒症状、死亡时间和 LC$_{50}$ 的数值,参照相应的急性毒性分级标准评定

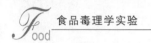

受试化学物的急性毒性大小及毒性特征。

5.2.3 急性经皮毒性实验

经皮肤吸收是外源化学物进入机体的重要途径之一。一些外源化学物(如药品、化妆品、消毒产品、农药等)与皮肤接触后可经皮吸收产生全身性中毒表现,甚至死亡。

5.2.3.1 目的与原理

急性经皮毒性实验是将实验动物体表部分被毛褪去,在其体表脱毛部位的完好皮肤上定量涂敷不同剂量的受试化学物,观察经皮肤吸收后实验动物出现的各种中毒表现和死亡情况,求出该受试物的经皮 LD_{50} 并进行毒理学评价。

5.2.3.2 动物、试剂与器材

1.动物

成年、健康的家兔或豚鼠,也可用大鼠代替。家兔体重一般为 2.0~3.0 kg,豚鼠体重为 350~450 g,大鼠体重为 200~300 g。每组大鼠或豚鼠 8~10 只,家兔 6~8 只,雌雄各半。

2.试剂与器材

(1)可经皮肤吸收的受试物,如有机磷农药。

(2)脱毛剂 取 1 份硫化钡和 4 份滑石粉,用温水调成糊状,现用现配。也可用 1 份硫化钠和 4 份淀粉同法配制。

(3)器材 解剖剪刀、细玻璃棒、棉球、医用纱布、油纸、无刺激性胶布或网孔尼龙绷带、动物体重秤。

5.2.3.3 操作步骤

1.实验动物准备

将实验动物称重、编号,随机分组。

2.剂量分组

根据查阅资料及预实验结果、所选择的计算 LD_{50} 的方法确定实验组数和各组的剂量。若用赋形剂,需另设赋形剂对照组。

3.动物脱毛

脱毛区即染毒部位,家兔与豚鼠通常在背部中线的两侧,大鼠在背部中央或中线两侧。因动物的被毛与体温有关,故脱毛区不可过大,一般为动物体表面积的 10% 左右。家兔约为 150 cm²,大鼠、豚鼠约为 40 cm²。体表面积(S)与体重(W)有关,可根据下式求出动物体表面积。

$$S = k \times W \times 0.667$$

式中:S 为体表面积(mg/cm²);k 为常数,随动物种类而不同;W 为体重(mg/kg)。

经皮吸收实验的剂量单位,以每千克体重接触受试物的毫克数表示(mg/kg),也可用每平方厘米体表面积接触受试物的毫克数表示(mg/cm²)。

脱毛可采用机械法,即用电动剃毛刀直接剃掉动物脱毛区被毛;也可以用化学法,即先用剪刀剪去动物脱毛区被毛,然后均匀地涂抹一薄层脱毛剂,3～5 min 后,用细玻璃棒轻拨局部去毛,并用棉球蘸温水轻轻擦拭,洗净脱毛剂。脱毛后 24 h,经仔细观察确认表皮没有损伤或微小损伤已愈合后,方可开始实验。

4. 染毒

固定动物,将 1 mL 受试物均匀涂敷于脱毛区(不同剂量组动物根据设计剂量及动物体重,计算涂抹受试物的体积或需配制不同浓度的受试物),用油纸和两层医用纱布覆盖,再用无刺激性胶布或网孔尼龙绷带加以固定,以保证受试物与皮肤的密切接触,防止覆盖物脱落致使动物舔食受试物。涂敷 4 h 后取下固定物和覆盖物,用温水洗净皮肤上残留的受试物,观察并记录染毒过程及动物的中毒表现和死亡情况,观察期限为 14 d。

5.2.3.4　结果分析与评价

(1)计算 LD_{50} 及其 95% 置信限。

(2)根据实验动物中毒症状、死亡时间、LD_{50},参照相应的急性毒性分级标准评定受试物的急性毒性大小及毒性特征。

5.3　亚慢性毒性实验

在实际生活和工作中,人类对环境中的化学物一般是较低剂量的长期、重复地接触,急性毒性实验难以评价低毒或长期低剂量接触可能导致人体慢性中毒的化学物,且机体对一次大剂量染毒和多次重复染毒的反应亦可能不同。为全面地评价外源化学物的毒性,在通过急性毒性实验获得受试物的有关毒性资料后,还需要进行短期重复剂量毒性实验、亚慢性毒性实验(subchronic toxicity test)和慢性毒性实验(chronic toxicity test)。短期重复剂量毒性实验和亚慢性毒性实验在实验设计、指标选择和结果评价等方面具有许多共同之处,本节主要介绍亚慢性毒性实验。

亚慢性毒性作用(subchronic toxicity effect)指实验动物或人连续较长时间(约相当于其生命周期的 1/10)重复接触外源化学物所产生的损害效应。在经济合作与发展组织(Organization for Economic Cooperation and Development,OECD)《化学品测试方法》、美国国家环境保护局(USEPA)《健康效应评估指南》和我国食品、化妆品、农药和化学品等安全性评价程序中,啮齿动物(大鼠)亚慢性毒性实验的染毒时间均规定为 90 d。通过该实验,可获得较长时期接触受试物后引起的毒性效应及其剂量-反应关系、毒作用的靶器官以及受试物在体内的蓄积能力,得到观察到有害作用的最低剂量(LOAEL)和未观察到有害作用剂量(NOAEL),为慢性毒性实验的剂量设计及初步估计人群接触的危险性提供依据。亚慢性毒性实验按照受试物的给予途径可分为经口、经皮和吸入毒性实验。

5.3.1　亚慢性经口毒性实验

5.3.1.1　目的与原理

通过经口方式染毒(灌胃、掺入饲料或饮用水等)的亚慢性毒性实验是最常用的一般毒性

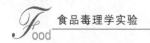

评价实验之一,用于主要以经口摄入形式进入人体的外源化学物(如食品污染物、食品添加剂和农药残留、保健食品和口服药品等)的亚慢性毒性评价。

5.3.1.2 动物、试剂与器材

1.动物

一般啮齿类动物首选大鼠,非啮齿类动物首选犬。

2.试剂

(1)受试物　建议使用原始样品。若不能使用原始样品,则应对受试物进行适当处理。

(2)甲醛,二甲苯,乙醇,苏木素,伊红,石蜡,血球分析仪稀释剂,血生化分析试剂,凝血分析试剂,尿液分析试剂等。

3.器材

动物解剖器械,动物体重秤,电子天平,生物显微镜,检眼镜,血生化分析仪,血液分析仪,凝血分析仪,尿液分析仪,心电图仪,离心机,病理切片机等。

5.3.1.3 操作步骤

1.实验动物

(1)动物选择　应选择已有资料证明对受试物敏感的动物物种和品系。如还拟进行慢性毒性实验,则使用的动物系应相同。如果选择大鼠,一般应使用不超过 6 周龄者,体重 50～100 g,每组不少于 20 只,雌雄各半。如果选择犬,通常选用 4～6 月的幼犬,每组不少于 8 只,雌雄各半。实验开始时同性别动物的体重差异不应超过平均体重的±20%。若计划实验中期进行观察或实验结束后进行恢复期观察,则应增加动物数(即对照高剂量增加"卫星组"),通常大鼠每组 10 只,犬每组 4 只,雌雄各半。

(2)动物准备　在实验前应对动物进行环境适应和检疫观察(大鼠 5～7 d,犬 7～14 d)。

(3)动物饲养　环境、饮水和饲料应符合有关国家标准和规定。动物应自由饮水和摄食。实验期间每组动物的非实验因素死亡率应小于 10%。濒临死亡的动物应尽可能及时地进行血液生化指标检测、大体解剖以及病理组织学检查。每组各种生物标本的损失率应小于 10%。

2.剂量与分组

(1)动物分组　亚慢性毒性实验至少设置 3 个受试物剂量组和 1 个阴性对照组(通常为溶剂),必要时设置未处理对照组(正常组)。对照组除不给予受试物外,所有处理、饲养、实验操作条件均应与受试物各剂量组相同。

(2)剂量组的设计　为得到 NOAEL 和/或 LOAEL,原则上高剂量应使部分动物出现较明显的毒性反应,但不引起死亡;低剂量则不宜使任何动物出现任何可观察到的毒性效应,且应高于人的实际接触水平;中剂量介于二者之间,可出现一定的毒性效应。经验上,各剂量组的组间距一般以 2～4 倍为宜,若受试物剂量组范围总跨度太大,应增加中间剂量组。对于可以计算得出 LD_{50} 的受试物,一般可使用比重复剂量经口毒性实验所得的阈剂量稍高的剂量作为亚慢性经口毒性实验的高剂量组剂量,或以其 LD_{50} 的 5%～15% 作为最高剂量组的剂量,最

低剂量组的剂量应是人体推荐摄入量的至少 3 倍。对于不能计算得出 LD_{50} 的受试物,其剂量设计应尽可能涵盖人体预期摄入量的 100 倍,且在不影响动物摄食及营养平衡的前提下,尽量提高高剂量组的剂量。对于人体推荐摄入量较大的受试物,高剂量组亦可以按最大可能给予量设计。

3.受试物的给予

根据受试物的自身性质或实验的目的,可以选择将受试物掺入饲料、溶解于饮用水或制成溶液或乳剂采取灌胃的方式给予。

(1)灌胃　应将受试物溶解或悬浮于合适的溶剂中。首选溶剂为水,不溶于水的受试物可使用植物油(如橄榄油、玉米油等);不溶于水或油的受试物可以使用羧甲基纤维素、淀粉等配成混悬液或稀糊状物。除有资料表明受试物溶液或混悬液贮存稳定者外,灌胃液应新鲜配制。每日灌胃 1 次(应在同一时间段),每周灌胃 5～7 d。灌胃体积一般为 10 mL/kg BW,各组灌胃体积应一致。实验期间,前 4 周每周称体重 2 次,之后每周称体重 1 次,并按体重调整灌胃液的量。

(2)掺入饲料或饮水　应将受试物与饲料或饮用水充分混匀,并保证受试物在溶剂中的稳定性。掺入饲料或饮用水的最大添加量以不影响动物摄食、营养平衡和饮水量为原则。当掺入饲料的量很少时,应先将受试物掺入少量饲料中,充分混匀,加入一定量饲料再次混匀,如此反复多次以保证混匀。受试物掺入饲料的比例一般应小于其质量分数的 5%,最大不应超过其质量分数的 10%。通过调整各实验动物组给予饲料中蛋白质、糖类、脂肪等主要营养素含量,以使受试物各剂量组饲料中主要营养成分与对照组基本保持一致。剂量单位一般以每千克体重摄入受试物的毫克重或克重计算,即 mg/kg BW(或 g/kg BW)表示。当使用掺入饲料法给予时,受试物的剂量单位亦可表示为 mg/kg(或 g/kg)饲料;掺入饮用水法时则可表示为 mg/mL(或 g/L)水。受试物掺入饲料或饮用水时,一般应按动物的摄食量或饮水量计算受试物的实际摄入量。

4.观察指标与时间

应在实验前和实验结束时分别进行血液学指标测定、血生化指标检查和尿常规检查等,必要时可在实验期间(如第 45 天时)和恢复期结束时增加测定次数。大鼠亚慢性毒性实验的观察期一般为 90 d。若设恢复期观察,应在停止给予受试物后继续观察至少 28 d,以观察受试物毒性的可逆性、持续性和迟发效应等。

(1)一般观察　实验期间应至少每天观察一次动物的一般表现,并记录动物出现中毒和异常反应的表现、程度、持续时间和死亡情况。观察内容包括被毛、皮肤、眼、黏膜、分泌物、排泄物、呼吸系统、神经系统、自主活动和行为表现。一般观察的自主活动主要包括流泪、竖毛反应、瞳孔大小、异常呼吸等。一般观察的行为表现包括步态、姿势、对刺激的反应、有无强直性或阵挛性活动、刻板反应、反常行为等。对体质衰弱的动物应隔离,濒死和死亡动物应及时解剖。

(2)体重、摄食量和饮水消耗量　每周称量和记录体重、摄食量,计算饲料利用率。并计算整个实验(染毒)期间动物体重增长量、总摄食量和总饲料利用率。

(3)眼部检查　在实验前和实验结束时,至少对高剂量组和对照组实验动物进行眼部(角膜、晶状体、球结膜、虹膜)检查,若发现高剂量组动物有眼部变化时,则应对其他剂量组所有动物进行检查。犬用荧光素钠法进行检查。

(4)血液学指标测定　实验中期(卫星组)、实验结束、恢复期结束(卫星组)应进行血液学指标检查,包括白细胞计数及分类、红细胞计数、血红蛋白浓度、红细胞比容、血小板计数、凝血酶原时间等。如受试物对血液系统有影响,则还应增加网织红细胞计数、骨髓涂片细胞学检查等。

(5)血生化指标检查　实验中期(卫星组)、实验结束、恢复期结束(卫星组)应进行血生化指标检查。实验动物应禁食后空腹采血。测定指标应包括电解质平衡、糖类、脂肪和蛋白质代谢、肝(肝细胞、胆管)功能和肾功能等方面,至少应包含丙氨酸转氨酶(谷丙转氨酶,ALT)、天冬氨酸氨转氨酶(谷草转氨酶,AST)、谷氨酰转肽酶(GGT)、碱性磷酸酶(ALP)、尿素(Urea)、肌酐(creatinine, Cre)、血糖(blood glucose, Glu)、总蛋白(total protein, TP)、白蛋白(albumin, Alb)、总胆固醇(total cholesterol, TC)、甘油三酯(triglyceride, TG)、氯、钾、钠等指标。必要时还应检测钙、磷、尿酸(uric acid, UA)、胆碱酯酶、山梨醇脱氢酶、总胆汁酸(total bile acids, TBA)、高铁血红蛋白、激素等指标。应根据受试物的毒作用特点或构效关系等增加相关的监测指标。

(6)尿常规检查　包括外观、尿蛋白、相对密度、pH、葡萄糖和隐血等。若预期有毒性反应出现,还应增加尿沉渣镜检和细胞分析等相关项目。

(7)体温和心电图检查　当实验动物为犬时,在实验前期、实验中期(第45天)、实验结束和恢复期结束时应进行体温和心电图检查。

(8)病理检查　①大体解剖:实验结束时,必须对所有动物进行大体解剖检查,包括体表、颅、胸腔、腹腔及其脏器,并对心脏、胸腺、肾上腺、肝、肾、脾、睾丸、附睾、子宫和卵巢进行称重,记录质量,并计算脏器质量与体重的比值或脏器质量与脑质量比值。②组织病理学检查:可以先对高剂量组和对照组动物进行主要脏器的组织病理学检查,如发现病变,则需再对较低剂量组的相应器官、组织进行检查。检测脏器应包括脑、甲状腺、胸腺、心脏、肝、脾、肾、肾上腺、胃、十二指肠、结肠、胰腺、肠系膜淋巴结、卵巢、睾丸、膀胱等,必要时增加脊髓(颈、胸、腰段)、垂体、食管、空肠、回肠、直肠、唾液腺、颈淋巴结、气管、肺、动脉、子宫、乳腺、附睾、前列腺、骨和骨髓、坐骨神经和肌肉、皮肤和眼球等组织器官的组织病理学检查。对肉眼可见的病变或可疑病变组织,尤其需要进行仔细的病理学检查。实验过程中死亡或濒临死亡而处死的动物,应对上述全组织或器官进行组织病理学检查。成对的器官,如肾、肾上腺、甲状腺等,两侧器官均应进行组织病理学检查。检查结果应出具详细的组织病理学检查报告,病变组织还需要提供相关的照片和文字说明。

(9)其他指标　应根据受试物的相关毒性资料和构效关系线索等,增加相应的特异性指标,如内分泌毒性、免疫毒性或神经行为毒性相关指标等。

表5-1简要总结了亚慢性毒性实验一般观察、实验室检查和病理检查应包括的主要内容。

表 5-1　亚慢性毒性实验一般观察、实验室检查和病理检查基本内容

器官和系统	一般观察	实验室检查	病理检查
肝	黏膜变色、水肿、腹水	谷草转氨酶、谷丙转氨酶、胆固醇、碱性磷酸酶、总蛋白、白蛋白、球蛋白	肝
泌尿系统	尿量和颜色、排尿连续性	尿素氮、总蛋白、白蛋白、球蛋白	肾和膀胱
胃肠系统	腹泻、呕吐、排便、食欲	总蛋白、白蛋白、球蛋白、钠、钾	胃、胃肠道、胆囊（如有）、唾液腺、胰
神经系统	姿势、活动、反应、行为		脑、脊髓、坐骨神经
眼	外观、分泌物、突眼、眼部检查（角膜、结膜、虹膜）		眼、视神经
呼吸系统	频率、咳嗽、鼻分泌物	总蛋白、白蛋白、球蛋白	肺（一叶）、主要支气管
生殖系统	外生殖器官的外观和触诊		睾丸和附睾或卵巢；子宫或前列腺和精囊
造血系统	黏膜变色、淡漠、无力	红细胞比容、血红蛋白、红细胞数、白细胞总数及其分类、血小板数、凝血酶原时间	脾、胸腺、肠系膜淋巴结，骨髓涂片及其切片
内分泌系统	皮肤、皮毛、体重、尿、粪便特征	糖、钠、钾、碱性磷酸酶	甲状腺、肾上腺、胰
骨骼系统	生长异常、变形、跛行	钙、磷、碱性磷酸酶	骨骼、破骨程度
心血管系统	心率、脉搏特征、节律、水肿、腹水	谷草转氨酶	心、主动脉、其他部位动脉
皮肤	颜色、外观、气味、被毛	总蛋白、白蛋白、球蛋白	皮肤（必要时进行）
肌肉	肌张力、肌肉萎缩、无力、消瘦、活动减少	谷草转氨酶、肌酐磷酸激酶	肌肉（必要时进行）

5.3.1.4　结果分析与评价

1. 数据处理与统计分析

将所有实验结果和获得的数据进行整合、分析、总结。数据应包括各组开始前的动物数、实验期间动物死亡数和死亡时间、出现毒性反应的动物数，并列出所有的毒性反应和异常现象的出现和持续时间及程度。对计量资料，应给出均数、标准差和动物数。对动物的体重、摄食量、受试物经饮水给予时的饮水量、食物利用率、血液学检查、血生化检查、尿液检查、心电图、脏器质量和脏器质量/体重比值、病理检查等结果，应分别使用适当的方法进行统计学分析。计量资料一般可采用方差分析，进行受试物各剂量组与对照组之间均数的比较；分类资料可采用 Fisher 精确分布检验、卡方检验、秩和检验；等级资料可采用 Ridit 分析、秩和检验等。

2. 结果评价和解释

应分别对各指标的统计结果进行分析。在结果分析时要注意区分统计学意义、生物学意义和毒理学意义。对有统计学差异的指标，应参考其他实验和相关指标检查结果、大体解剖和

病理组织学观察结果等进行综合分析,特别要注意有无剂量-反应关系。受试物剂量组某些指标,如红细胞、白细胞、血小板计数、尿量等,它们与阴性对照组比较的差异很可能有统计学意义,但如果在正常范围内且无剂量-反应关系,则一般无生物学或毒理学意义。相反,有时某些指标的改变虽无统计学意义,也需予以重视,而不能忽略其可能的毒性。如网织红细胞数如有增高趋势,则应注意受试物对红细胞系和造血系统的损伤作用或引起溶血的可能性,应做进一步检查,或结合其他相关指标和检查结果综合分析。

亚慢性毒性实验的目的是判断受试物的毒作用特点、程度、靶器官以及剂量-效应/反应关系。如设有恢复期(卫星组),还需判断其毒作用的可逆性。在此基础上得出亚慢性经口毒性 LOAEL 和 NOAEL,并对是否需要进行慢性毒性实验及其剂量设计和观察指标选择等提出建议。某些化学物在染毒早期可引起机体某些脏器出现代偿性或应激性改变,或某些酶出现诱导性活力改变,但是短暂的、一过性的变化,对此应注意分析是否为毒性损害作用。受试物的每一种毒性效应理论上都能得到剂量-效应/反应关系,以及 LOAEL 和 NOAEL,但需在综合分析的基础上才能提出受试物亚慢性毒性的 LOAEL 和 NOAEL。如某受试物的大鼠亚慢性毒性实验在中剂量组可见肝功能损害,高剂量组有血液系统损害和严重肝损害,则对肝损害而言,NOAEL 是低剂量,LOAEL 是中剂量;而对血液系统损害而言,NOAEL 是中剂量,LOAEL 是高剂量。该实验的结论是该受试物大鼠亚慢性毒性实验的 NOAEL 是中剂量,LOAEL 是高剂量,靶器官至少包括肝和血液系统。由于动物和人存在物种差异,亚慢性毒性实验结果外推到人亦存在一定的局限性,应注意使用适当的安全系数(或不确定系数)。利用 NOAEL 和 LOAEL 来制定安全限值时,还应考虑到指标的意义和改变的严重性,合理选择安全系数。

5.3.2　亚慢性经皮毒性实验

5.3.2.1　实验目的与原理

通过皮肤染毒方式进行的亚慢性毒性实验,常用于化妆品和洗涤剂等直接接触皮肤的原料和产品的毒性评价。通过该实验不仅可获得在较长时期内经皮反复接触受试物可能引起的毒性效应资料,而且还可为评价受试物的经皮渗透性和吸收性、作用靶器官和慢性皮肤毒性实验的剂量选择等提供依据。

5.3.2.2　器材与试剂

参考亚慢性经口毒性实验。

5.3.2.3　操作步骤

1. 受试物

受试物应使用原始样品。若为液体受试物一般可不用稀释;若受试物为固体,应将其粉碎并用水(或适当的介质)充分湿润,以保证受试物与皮肤有良好的接触。若采用除水外的溶媒,则应考虑该溶媒对受试物的皮肤通透性的影响。

2. 实验动物

(1)动物选择　一般使用成年大鼠、家兔或豚鼠。如还拟进行慢性经皮毒性实验,则使用的动物种系应相同。每组至少应有 20 只动物(雌雄各半),皮肤健康,雌性应为未分娩和未妊娠的动物。若计划进行实验中期观察,或在实验结束后进行恢复期观察,则应增加动物数(即在对照组和高剂量组增设卫星组,通常每组 10 只实验动物,雌雄各半)。实验开始时动物体重范围:大鼠 200~300 g,家兔 2 000~3 000 g,豚鼠 350~450 g。

(2)动物准备和动物饲养(参考亚慢性经口毒性实验)

3.剂量与分组

实验应至少设 3 个受试物剂量组(剂量设计参考亚慢性经口毒性实验)和 1 个阴性(溶媒)对照组,必要时增设未处理对照组。对照组除不给受试物外,其余处理均为受试物剂量组。如接触剂量超过 1 000 mg/kg BW 仍未产生可观察到的毒性效应,而且根据相关化学物的构-效关系分析预测受试物的经皮毒性很低时,可考虑不必进行三个剂量水平的实验。

若受试物可引起严重的皮肤刺激效应,则应降低受试物的使用浓度。若在实验最初皮肤即受到严重损伤,则应终止实验,并使用较低的浓度重新开始实验。

4.实验步骤和观察指标

(1)染毒　实验前 24 h,将动物躯干背部染毒区的被毛剪掉或剔除,并应每周对染毒部位去毛。去毛时应小心,以防损伤皮肤而引起其通透性改变。染毒部位的面积不应小于动物体表面积的 10%,应通过对动物体重的测定确定染毒部位的面积。若受试物毒性较大,则可相对减小染毒区域的面积,但受试物应尽可能薄而均匀地涂敷于整个染毒区域。在染毒操作期间应使用玻璃纸和无刺激的胶带将受试物固定,以保证受试物与皮肤有良好的接触,并防止动物舔食。动物每天染毒 6 h,每周 5~7 d,持续 90 d。染毒后用清水(或其他适宜溶液)洗净染毒区皮肤,清除残存受试物。

(2)观察指标　一般观察(皮肤和被毛变化,眼和黏膜变化,呼吸系统、循环系统和神经系统、运动和行为改变等),体重、摄食量和饮水消耗量的测定,眼科检查,血液学指标检查,血生化指标检查,尿液检查,病理检查等(参考亚慢性经口毒性实验)。

5.3.2.4　结果分析与评价

参考亚慢性经口毒性实验。

5.4　慢性毒性实验

5.4.1　目的与原理

慢性毒性作用(chronic toxicity effect)指实验动物或人长期接触外源化学物所引起的毒性效应。长期接触一般没有统一、严格的时间界限,可为终生染毒。对于啮齿类动物,染毒时间至少应为 12 个月,亦可终生染毒。慢性毒性指实验的主要目的是确定在实验动物的大部分生命期间重复给予外源化学物,探究其所引起的慢性毒性及其剂量-反应关系,确定慢性毒性的 NOAEL 和 LOAEL,为人群接触该物质的安全性进行评估及为制定其允许接触水平提供依据。

慢性毒性实验常与致癌实验合并进行。

5.4.2　器材与试剂

参考亚慢性经口毒性实验。

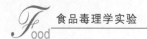

5.4.3 操作步骤

1. 受试物

参考亚慢性毒性实验。

2. 实验动物

(1)动物选择　应选择肿瘤自发率低的动物种属和品系,啮齿类动物首选 6～8 周龄大鼠,非啮齿类动物首选 4～6 月龄犬,其余参考亚慢性毒性实验。大鼠每组动物数至少 40 只,雌雄各半;犬每组动物数至少 8 只,雌雄各半;实验开始时同性别动物的体重差异不应超过平均体重的±20%。若计划进行实验中期观察,或实验结束后进行恢复期观察,则应增加动物数(即在对照组和高剂量组增设卫星组,通常大鼠每组 20 只,犬每组 4 只,雌雄各半)。

(2)动物准备和饲养　参考亚慢性经口毒性实验。

3. 剂量及分组

高剂量应根据 90 天经口毒性实验确定,原则上应使动物出现比较明显的毒性反应,但不会引起过多死亡;低剂量则不宜出现任何可观察到的毒效应,且应高于人的实际接触水平;中剂量介于二者之间,可出现一定的毒性效应。剂量组间距一般以 2～4 倍为宜,不超过 10 倍。

4. 受试物给予

根据受试物的特性和人类主要接触方式,选择经口、经皮、经呼吸道给予受试物。

若经口给予受试物或经皮肤给予固体受试物,需将其溶解或悬浮于合适的溶媒中。除有资料表明其溶液或混悬液贮存稳定者外,受试物溶液/悬液应新鲜配制,同时应考虑所用的溶媒可能对受试物的吸收、分布、代谢和蓄积的影响,以及由此而产生的对其毒性特征的影响。另外,还应注意受试物对动物摄食量、饮水量和营养状况的影响。

5. 实验期限

确定慢性毒性实验持续时间和结束时间的原则如下:

(1)实验期至少 12 个月,大鼠应为 24 个月。

(2)对拟观察由受试物引起的毒性改变的可逆性、持续性或延迟性等的卫星组,在停止给受试物后应至少观察 28 d,但不必多于正式实验期限的 1/3。

(3)当最低剂量组和对照组存活动物只剩 25%时,可结束实验,但如因明显的毒性作用造成高剂量组动物过早死亡,则不应结束实验。

(4)对于有明显性别差异的实验,则其结束的时间对雌、雄动物应有所不同。

(5)阴性结果的确认应符合下列标准:因自然死亡或因管理问题造成的动物损失在任何一组都不能高于 10%;大鼠在 24 个月时,各组存活的动物不能少于 50%。

6. 观察指标

(1)一般观察　参考亚慢性经口毒性实验。

(2)体重、摄食量及饮水量　实验期间前 4 周,每周称量体重 2 次;第 5～13 周,每周称量动物体重 1 次;之后每 4 周称体重 1 次,根据体重调整灌胃量。前 13 周每周记录动物摄食量,之后至少每 4 周记录 1 次。经饮水给予受试物时,还要记录饮水量。实验结束时,啮齿类动物计算其至少前 3 个月的体重增长量、总摄食量、食物利用率。拌饲或饮水给予时应计算受试物的总摄入量。

（3）眼部检查　参考亚慢性经口毒性实验。

（4）血液学指标、血生化指标和尿液检查　研究期限大于 12 个月的，应在实验第 3、6、12 个月及实验结束时进行。每组至少检查雌、雄动物各 10 只，每次检查应尽可能使用同一动物。如剂量设计与 90 天亚慢性毒性实验一致，且亚慢性毒性实验未见任何血液学指标改变，则实验第 3 个月时可不检查。检查指标参考亚慢性经口毒性实验，但应根据亚慢性毒性实验和前期其他实验结果对其毒性相关指标予以重点观察。

（5）病理检查　所有实验动物，包括实验过程中死亡或因濒死而被处死的动物以及因实验期满被处死的动物都应进行解剖和全面系统的肉眼观察。观察项目包括体表、颅、胸、腹腔及其脏器，并称量脑、心脏、肝脏、肾脏、脾脏、子宫、卵巢、睾丸、附睾、胸腺、肾上腺的质量，并计算脏器质量与体重比值或脏器质量与脑质量比值，必要时还应选择其他脏器，如甲状腺（包括甲状旁腺）、前列腺等。应固定保存拟供组织病理学检查的器官和组织，包括唾液腺、食管、胃、十二指肠、空肠、回肠、盲肠、结肠、直肠、肝脏、胰腺、胆囊（非啮齿类动物）、脑（包括大脑、小脑和脑干）、垂体、坐骨神经、脊髓（颈、胸和腰段）、眼（非啮齿类动物眼部检查发现异常时应进行解剖）、视神经（非啮齿类动物）、肾上腺、甲状旁腺、甲状腺、胸腺、气管、肺、主动脉、心脏、骨髓、淋巴结、脾脏、肾脏、膀胱、前列腺、睾丸、附睾、子宫、卵巢、乳腺等。必要时可增加对精囊腺、凝固腺、副泪腺（啮齿类动物）、任氏腺（啮齿类动物）、鼻甲、子宫颈、输卵管、阴道、骨、肌肉、皮肤和眼（啮齿类动物）等组织器官的病理检查。

（6）其他指标　参考亚慢性毒性实验。

5.4.4　结果分析与评价

（1）数据处理与统计分析　参考亚慢性经口毒性实验。

（2）结果评价与解释　慢性毒性实验结果评价应包括受试物慢性毒性的表现、剂量-反应关系、靶器官、可逆性等，并得出相应的 NOAEL 和 LOAEL。

对于空气污染物中易挥发的液态化学物，经呼吸道进入机体时，应参考慢性吸入中毒可能指数（risk index of chronic inhalation poisoning，Ich）进行危险性评价。Ich 是某化学物在 20 ℃ 时的蒸气饱和浓度与慢性阈浓度的比值（Ich＝$C_{20℃}$/LOAEL）。Ich 越大，产生慢性吸入中毒的危险性越大。饮用水中的污染物也可参考 20 ℃ 时该化学物在水中的溶解度与其慢性阈浓度的比值来评价其危险性。食品污染物则可参考其在食品中可达到的含量或可能摄入量与慢性阈剂量的比值来评价其危险性。

在慢性毒性实验结果的评价过程中，必须对实验期间的全部观察和检测结果进行全面的综合分析，并结合受试物的理化性质和相似化学物的构效关系分析，综合应用统计学、生物学、毒理学和其他相关学科的理论知识和方法进行科学、合理的评价，并得出结论，为阐明化学物的慢性毒作用性质特点、毒作用类型、主要靶器官及中毒机制，并为有害化学物的危险性管理提供可靠的毒理学依据。

5.5　局部毒性实验

局部毒性（local toxicity）是指机体暴露于外源化学物后，发生在外源化学物与机体直接接

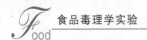

触部位处的局部毒性作用,如皮肤原发性刺激、皮肤变态反应、光毒性反应和光变态反应、接触性荨麻疹、中毒性皮肤上皮坏死、皮肤色素异常、对皮肤附件的损害(如毛发脱落、痤疮、汗腺损害)、对阴道黏膜的刺激等。

人们在实际生产和生活环境中接触外源化学物时,这类损伤作用是经常发生的,可能严重影响身体健康。因此,局部毒性作用在多种化学物的安全性毒理学评价程序中都是重要的评价内容。我国对化学品、农药、化妆品以及消毒产品的毒理学评价程序均规定其为必做项目。有多种实验方法可以用来评价化学毒物的局部毒性作用。在各类化学物的安全性毒理学评价程序中,常用的评价局部毒性作用的方法有皮肤刺激实验、皮肤变态反应实验、皮肤光毒和光变态反应实验、眼刺激实验、阴道黏膜刺激实验等。本节仅介绍急性眼刺激实验和阴道黏膜刺激实验。

5.5.1 急性眼刺激实验

5.5.1.1 目的与原理

急性眼刺激实验(acute eye irritation test)是用于确定和评价受试化学物对哺乳动物眼睛是否有刺激、腐蚀等损害作用及其作用强度的实验。眼刺激性是指眼球表面接触受试物后产生的可逆性炎症变化。一般对皮肤产生刺激的强酸或强碱类物质($pH \leqslant 2$ 或 $pH \geqslant 11.5$)可免做此项实验,而 pH 接近 7 的大部分化学物与皮肤和眼刺激之间并无必然联系,故应单独进行眼刺激实验。

将受试物滴入或涂于动物单侧眼结膜囊内,另一侧用赋形剂作为对照。在停止接触后的不同时间段观察角膜、虹膜以及结膜的反应情况,根据毒作用评分标准判断受试物对眼刺激的强度。

5.5.1.2 动物、试剂与器材

1.动物

一般选用健康的成年白色家兔 3~6 只,体重 2~3 kg。实验前 24 h,检查动物双眼有无刺激体征,如有角膜缺陷或结膜损伤等情况者不得使用。

2.试剂

液态外源化学物使用原液,或按实验设计的要求稀释至一定浓度。固态物质先研磨成细粉,再用赋形剂配制至一定浓度。

3.器材

吸管(0.1 mL、1.0 mL、5.0 mL、10 mL),吸球,研杵,研钵,量杯,试剂瓶,动物体重秤等。

5.5.1.3 操作步骤

1.实验动物准备

实验动物称重、编号,检查动物双眼有无异常。

2.急性眼刺激染毒

采用同体自身对照。轻轻拉开实验动物一侧眼睛的下眼睑,将 0.1 mL 或 0.1 g 受试物滴入或涂于眼结膜囊内,另一侧滴入或涂入等量赋形剂作为对照。使动物眼睛被动闭合一段时

间,用生理盐水冲洗干净。

眼睛被动闭合时间及是否用生理盐水,应根据具体受试化学物而定。如消毒产品规定眼睛被动闭合时间为 4 s,且应在 30 s 后进行冲洗;农药则规定眼睛被动闭合时间为 1 min,而 24 h 内不做冲洗。

3. 刺激反应的观察

给予受试化学物 1 h、24 h、48 h 以及 72 h 后,肉眼观察家兔眼角膜、虹膜以及结膜的损伤情况。如 72 h 内未出现刺激反应,即可终止实验。若有刺激反应发生,需要继续观察损伤的经过及其可逆性,观察期最长可至 21 d。必要时,可使用 2% 荧光素钠溶液或裂隙灯放大镜检查角膜、虹膜的变化情况。

5.5.1.4 结果分析与评价

不同化学物有不同的眼刺激性反应评分与分级标准,可分别参照执行。表 5-2 和表 5-3 为《农药登记毒理学试验方法》(GB/T 15670.8—2017)中规定的眼刺激强度评分标准。先按表 5-2 将每只动物结膜、角膜及虹膜的刺激反应分值分别相加,即为该动物眼刺激反应的总积分。将所有动物眼刺激反应总积分之和除以动物数量,就是受试物对眼刺激反应的平均积分,按表 5-2 眼刺激评价标准进行刺激强度评价。

表 5-2 眼刺激强度评分标准

眼黏膜反应情况	评分
结膜	
A. 充血状态(指睑结膜、球结膜部位的血管)	
血管正常充血	0
血管充血,呈鲜红色	1
血管充血,呈深红色,血管不易分辨	2
弥漫性充血,呈紫红色	3
B. 水肿	
无水肿	0
轻微水肿	1
明显水肿,伴有部分眼睑外翻	2
水肿至眼睑半闭合	3
水肿至眼睑超过半闭合	4
C. 分泌物	
无分泌物	0
少量分泌物	1
分泌物使眼睑和睫毛潮湿或黏着	2
分泌物使整个眼区潮湿或黏着	3
	总积分=(A+B+C)×2,最高积分为 20
角膜	
A. 浑浊(以最致密部位为准)	
无浑浊	0

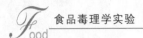
续表 5-2

眼黏膜反应情况	评分
散在或弥漫性浑浊,虹膜清晰可见	1
半透明区易分辨,虹膜模糊不清	2
出现灰白色半透明区、虹膜细节不清,瞳孔大小勉强看清	3
角膜不透明,由于浑浊,虹膜无法辨认	4
B. 角膜受损范围	
<1/4	1
1/4～1/2	2
1/2～3/4	3
3/4～1	4
	总积分＝ A×B×5,最高积分为 80
虹膜	
正常	0
皱褶明显加深、充血、角膜肿胀,周围有轻度充血,瞳孔对光	1
出血,肉眼可见破坏,对光反应消失(或出现其中之一反应)	2
	总积分＝积分×5,最高积分为 10 分
结膜、角膜、虹膜反应,累加最高积分为 110 分	

表 5-3　眼刺激评价标准

累加积分	刺激强度
0～5	无刺激性
5～15	轻刺激性
15～30	刺激性
30～60	中度刺激性
60～80	中度至重度刺激性
80～110	重度刺激性

5.5.2　阴道黏膜刺激实验

5.5.2.1　目的与原理

阴道黏膜刺激实验(vagina mucosa imiation test)是将定量的受试化学物溶解后,分 1 次或多次注入实验动物的阴道内。经过一段时间后,根据对阴道的肉眼观察和病理组织学检查结果进行评分,来评价受试物有无刺激性及刺激的强度。

5.5.2.2　动物、试剂与器材

1. 动物

选用健康、初成年的雌性白色家兔 6 只,体重 2.0～2.5 kg。分为实验组和对照组,每组 3 只。实验前应检查动物阴道口有无分泌物、充血、水肿和其他损伤情况。如有炎症和(或)损

伤,应弃用,最好选择在动物的非发情期进行实验。

2.试剂

(1)受试物 液态化学物使用原液或按实验设计要求稀释至一定浓度使用;固态化学物一般先研磨成细粉,再用溶剂配制成一定浓度的溶液。

(2)10%甲醛溶液,苏木精-伊红(HE)染色液。

3.器材

8 cm 左右的钝头软管、2 mL 注射器、消毒棉球、手术剪刀、动物体重秤、切片机、载玻片、固定用容器、染色缸、晾片架、记号笔、光学显微镜。

5.5.2.3 操作步骤

(1)将实验动物称重、编号、分组,检查其阴道有无异常。

(2)将钝头软管与注射器连接。注射器和导管内注满受试物溶液或对照液备用。每只动物准备 1 套软管与注射器。

(3)染毒

①一次阴道黏膜刺激染毒:将动物仰面固定,暴露出会阴和阴道口。将导管用受试物溶液或对照液湿润后轻柔地插入阴道 4~5 cm,并用注射器缓慢注入 2 mL 受试物溶液或对照液,抽出导管完成染毒。

②多次阴道黏膜刺激染毒:按上述步骤,每隔 24 h 重复染毒 1 次,连续染毒 5 d。由于动物阴道容积存在个体差异,有时受试化学物溶液注入后可能溢出,可用消毒棉球拭去。

(4)末次染毒后 24 h,采用气栓法处死动物,从腹部取出完整的阴道。纵向切开,肉眼观察是否有充血水肿等表现,供病理取材时参考。然后将阴道放入 10%甲醛溶液中固定 24 h 以上,选取阴道的两端和中央 3 个部位的组织制片,经 HE 染色液染色后,进行病理组织学检查。

5.5.2.4 结果分析与评价

(1)根据病理组织学检查结果,按表 5-4 标准对阴道黏膜的刺激反应进行评分。

表 5-4 阴道黏膜刺激反应评分标准

阴道组织反应	反应评分	阴道组织反应	反应评分
A. 上皮组织		C. 血管充血	
正常,完好无损	0	无	0
细胞变性或变扁平	1	极少	1
组织变形	2	轻度	2
局部糜烂	3	中度	3
		重度伴血管破裂	4
B. 白细胞浸润(每个高倍视野)		D. 水肿	
无	0	无	0
极少<25 个	1	极少	1
轻度 26~50 个	2	轻度	2
中度 51~100 个	3	中度	3
重度>100 个	4	重度	4

（2）将实验组 3 只动物的阴道 3 个部位的刺激反应评分相加,除以观察总数(动物数×3),得出阴道黏膜刺激反应的平均积分。对照组评分方法与之相同。

（3）将实验组动物的平均积分减去对照组动物的平均积分,得出刺激指数,按表 5-5 进行阴道黏膜刺激强度分级。

（4）当对照组动物阴道黏膜刺激反应平均积分大于 9 时,应采用 6 只动物进行复试,以鉴别是否与操作所致损伤有关。

表 5-5　阴道黏膜刺激强度分级

阴道黏膜刺激指数	阴道黏膜刺激反应强度
<1	无
1～5	极少
5～9	轻度
9～12	中度
>12	重度

5.6　大鼠肝微粒体制备及有关酶活性的测定

5.6.1　大鼠肝微粒体制备

5.6.1.1　实验目的与原理

微粒体是指肝细胞在匀浆过程中被广泛破碎后其内质网膜的碎片卷曲形成闭合的囊泡。肝细胞匀浆经离心去除细胞核和线粒体后,加入 Ca^{2+} 有助于肝微粒体颗粒的形成和沉淀,在一定离心力的作用下,即可分离出肝微粒体组分。

肝微粒体中含有多种代谢酶,这些酶在化学毒物的代谢中起着主要作用。已知许多化学毒物可诱导或抑制其代谢酶的活性,从而影响化学毒物在体内的代谢转化和毒性作用。因此,肝微粒体组分的分离及有关活性测定是毒理学研究中的一个重要内容。通过本实验,可熟悉大鼠肝微粒体制备技术及其有关酶活性的测定方法。

5.6.1.2　动物、器材与试剂

1. 动物

健康成年大鼠,体重 200～250 g。

2. 器材

大剪刀,手术直剪,手术镊,量筒(50 mL),吸管(1 mL、2 mL、5 mL),烧杯(5 mL、50 mL),电子天平(精确度 0.1 g),电动搅拌器,玻璃匀浆器,高速冷冻离心机。

3. 试剂

（1）氯化钠溶液　称取氯化钠 8.5 g,用蒸馏水溶解并稀释至 1 000 mL。使用前放置于冰箱中预冷。

（2）蔗糖-Tris·HCl 缓冲液(pH 7.4)　称取蔗糖 85.6 g、三羟甲基氨基甲烷 1.21 g,溶解

于约 800 mL 蒸馏水中,用盐酸调 pH 至 7.4,最后再用蒸馏水定容至 1 000 mL。放置于冰箱中保存备用。

（3）氯化钾-Tris·HCl 缓冲液（pH 7.4）　称取氯化钾 11.2 g、三羟甲基氨基甲烷 1.21 g,溶解于约 800 mL 蒸馏水中,用盐酸调 pH 至 7.4,最后再用蒸馏水定容至 1 000 mL。放置于冰箱中保存备用。

④氯化钙溶液　称取氯化钙 5.0 g,用蒸馏水溶解并稀释至 100 mL。

5.6.1.3　操作步骤

大鼠禁食 24 h 后,断头处死,放尽血液,迅速剖开腹腔取出肝脏,用预冷的生理盐水洗净血污,并用滤纸吸干表面水分。将肝脏称重后置于烧杯中用手术剪剪碎,每克肝脏加入蔗糖-Tris·HCl 缓冲液 2 mL,用电动搅拌器带动的玻璃匀浆器制备匀浆,用转速 600～1 000 r/min 的研杵上下移动 8～10 次。将匀浆倒入量筒,用缓冲液洗涤匀浆器并将其倒入量筒中,最后缓冲液体积加至约 3 mL/g 组织质量。

将肝匀浆转移到离心管中,平衡离心管及其内容物,以 600g 离心力离心 5 min,弃去沉淀部分（细胞碎片和细胞核）,再将得到的上清液以 12 000g 离心力离心 10 min,弃去沉淀部分（线粒体）。量取去除线粒体上清液的总体积,加入氯化钙溶液,使其最终浓度为 8 mmol/L,以 25 000g 离心力离心 15 min,弃去上清液,沉淀部分即为粉红色、半透明状的微粒体。将微粒体沉淀混悬于氯化钾-Tris·HCl 缓冲液中,并用玻璃匀浆器充分混匀,再经 25 000g 离心力离心 15 min,其沉淀即为经清洗的微粒体。最后将制备所获微粒体混悬于氯化钾-Tris·HCl 缓冲液（缓冲液用量约为 1 mL/g 组织质量）中,用玻璃匀浆器充分混匀并分装后放置于液氮或 −80 ℃ 冰箱中保存。使用前可按 Lowry 法测定微粒体蛋白含量。

5.6.1.4　注意事项

（1）动物处死前应禁食 24 h,以尽量减轻肝糖原对微粒体分离的干扰,提高制备微粒体的回收率。

（2）操作的全过程及所用器械、溶液均应维持在 0～4 ℃ 范围内,匀浆器应始终浸在冰水浴中,以避免肝微粒体酶因热变性而失活。微粒体在液氮中可保存半年,其酶活性无明显改变。

（3）微粒体的制备除钙沉淀法外,还可采用超速离心沉淀法、凝胶过滤法和等电点沉析法等。

（4）为提高肝微粒体酶的活性,可在处死动物前 5 d,采用 300 mg/g 剂量的多氯联苯腹腔注射 1 次,以诱导提高肝微粒体酶活性。

（5）制备无菌微粒体时,需对使用的全部器材和溶液进行灭菌处理。

5.6.2　苯胺羟化酶活力测定

5.6.2.1　实验目的与原理

在微粒体苯胺羟化酶的催化下,苯胺可被代谢生成对氨基酚,并可与苯酚形成蓝色靛酚复合物,并在 630 nm 波长处显示最大吸收峰值。因此,可用代谢产生的对氨基酚量来间接判定苯胺羟化酶的活力。

5.6.2.2　器材与试剂

1. 器材

试管(10 mL),吸管(0.5 mL、1.0 mL、5.0 mL、10.0 mL),试管架和吸管架,恒温水浴振荡器,分光光度计,容量瓶(100 mL、200 mL、1 000 mL)。

2. 试剂

(1)盐酸溶液　取浓盐酸 8.4 mL,用蒸馏水稀释至 100 mL。

(2)0.1 mol/L Tris·HCl 缓冲液(pH 7.4)　称取三羟甲基氨基甲烷 1.21 g,加入约 80 mL 蒸馏水溶解,用盐酸溶液调 pH 至 7.4,最后用蒸馏水定容至 100 mL。

(3)过氧化氢异丙苯溶液　称取过氧化氢异丙苯 0.65 g,用蒸馏水溶解并定容至 100 mL。

(4)盐酸苯胺溶液　称取 1.29 g 盐酸苯胺,用蒸馏水溶解,并稀释至 100 mL。

(5)70%三氯乙酸溶液　称取三氯乙酸 70 g,用蒸馏水溶解,并稀释至 100 mL。

(6)碳酸钠(Na_2CO_3)溶液　称取 10.6 g 无水碳酸钠,用蒸馏水溶解,并稀释至 100 mL。

(7)氢氧化钠溶液　称取氢氧化钠 4 g,用蒸馏水溶解并稀释至 200 mL。

(8)酚试剂　量取苯酚溶液 2 mL,加氢氧化钠溶液至 100 mL。

(9)0.25 mmol/L 对氨基酚标准液　精确称取 27.2 mg 对氨基酚,用少量蒸馏水溶解后移入 1 000 mL 容量瓶中,加水定容至 1 000 mL。

(10)大鼠肝微粒体混悬液　以每毫升含微粒体蛋白 10～15 mg 较为适合。

5.6.2.3　操作步骤

1. 标准曲线的制作

取清洁干燥的试管按照表 5-6 所示加入各试剂。

表 5-6　试剂添加明细

试管编号	1	2	3	4	5	6	7	8	9
Tris-盐酸缓冲液/mL	1.5	1.4	1.3	1.2	1.1	1.0	0.9	0.7	0.5
对氨基酚标准液/mL	0	0.1	0.2	0.3	0.4	0.5	0.6	0.8	1.0
相当于对氨基酚的含量/nmol	0	25	50	75	100	125	150	200	250

将上述各试管置于 37 ℃ 水浴中,预热 3 min,按顺序每管加入过氧化氢异丙苯溶液 0.1 mL,继续水浴振荡 3 min,再按顺序每管加入 70% 三氯乙酸溶液 0.3 mL、大鼠肝微粒体混悬液 0.5 mL。经 2 000 r/min 离心 10 min 后,分别将各试管的全部上清液转移至另一试管中,加入 1 mL 碳酸钠溶液并充分混匀,再加入 1 mL 酚试剂,室温下反应 30 min。以 1 号管作为对照,在 630 nm 处测定吸光度值,以所测得的吸光度值为纵坐标,以对氨基酚含量(nmol)为横坐标绘制标准曲线。

2. 样品的测定

取清洁干燥的试管按表 5-7 所示加入各试剂。

表 5-7 试剂添加明细

试剂	空白对照管/mL	样品测定管/mL
大鼠肝微粒体混悬液	0.5	0.5
0.1 mol/L Tris·HCl 缓冲液	1.4	1.4
盐酸苯胺溶液	—	0.1
蒸馏水	0.1	—

以下的操作除不加大鼠肝微粒体混悬液外,其余步骤与标准曲线操作相同。以空白管为对照,用样品管测得的光密度值从标准曲线上查出对应的对氨基酚的含量(nmol),并按下式计算苯胺羟化酶的活力。

$$C = A/(V \times 0.5 \times 0.3)$$

式中:C 为苯胺羟化酶活力(nmol 对氨基酚/mg 蛋白);A 为生成的对氨基酚含量(nmol);V 为微粒体蛋白浓度(mg/mL);微粒体蛋白浓度按 Lowry 方法进行测定。

5.6.2.4 注意事项

(1)应按一定时间间隔将各样品管置于水浴中,并按相同的时间间隔加入各种试剂至反应结束,以保证各管具有相同的实验条件。

(2)三氯乙酸不宜过量,以免影响实验的显色过程。

5.6.3 细胞色素 P450 含量测定

5.6.3.1 目的与原理

肝微粒体混合功能氧化酶是那些位于肝细胞内质网上的膜结合酶,其功能在于催化体内的许多代谢过程。许多外来化学毒物和内源性化学物,如环境污染物、药物、杀虫剂、致癌物、甾体类激素、脂肪酸和胆汁酸等,在体内的代谢过程都与肝微粒体混合功能氧化酶有关。细胞色素 P450 是微粒体混合功能氧化酶中最主要的功能成分,其含量的高低基本上可以反映微粒体混合功能氧化酶的活力大小。

细胞色素 P450 在还原条件下,可与一氧化碳结合,在 450 nm 波长处显示最大吸收峰值,490 nm 处为最小吸收峰值。根据二者的差值和吸收系数,即可求得细胞色素 P450 的含量。

5.6.3.2 器材与试剂

1. 器材

试管(10 mL)、吸管(10 mL)、容量瓶(100 mL)、双光束单波长紫外扫描分光光度计。

2. 试剂

(1)一氧化碳气体,连二亚硫酸钠。

(2)盐酸溶液 取 8.4 mL 浓盐酸,用蒸馏水稀释至 100 mL。

(3)0.1mol/L Tris·HCl 缓冲液(pH 8.0) 称取三羟甲基氨基甲烷 1.21 g,加入约 80 mL 蒸馏水溶解,用 HCl 溶液调整 pH 至 8.0,最后用蒸馏水定容至 100 mL。

(4)大鼠肝微粒体混悬液。

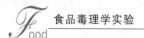

5.6.3.3　操作步骤

取清洁干燥试管 1 支,加入 1 mL 微粒体混悬液(含 15～20 mg 微粒体蛋白)和 5 mL 0.1 mol/L Tris·HCl 缓冲液(pH 8.0),混合均匀,分装于 2 个 3 mL 的比色杯中,一个作为样品杯,另一个作为参照杯,于 100～500 nm 波长范围内扫描,应得到较为平直的基线。然后,在样品杯中通入一氧化碳气体约 30 s,在样品杯和参照杯中加入约 1 mg 连二亚硫酸钠,混匀后立即在上述波长范围内进行扫描。

5.6.3.4　结果与分析

根据下式计算细胞色素 P450 的含量。

$$S = \frac{A_1 - A_2}{C \cdot R} \times \frac{1\,000}{91} \times n$$

式中:S 为细胞色素 P450 的含量(nmol/mg);A_1 为 450 nm 处吸光度值;A_2 为 490 nm 处吸光度值;91 为 Cyt P450 的消光系数(cm²/mmol);C 为大鼠肝微粒体混悬液的蛋白浓度(mg/mL);R 为比色皿光程长度(cm);n 为稀释倍数。

根据细胞色素 P450 的含量推断微粒体混合功能氧化酶的活力大小。

■ 本章小结

一般毒性作用是指实验动物经单次、多次或长期染毒,动物机体所产生的综合毒性效应,是与特殊毒性相对应的概念,可以分为急性毒性作用、亚慢性毒性作用、慢性毒性作用等。毒性实验为毒性分级、标签管理、其他毒理学实验的剂量选择以及制定生产和应用过程中的防护措施提供科学依据。

实际生产和生活中,外源化学物还可能存在局部毒性,有多种实验方法可以评价化学毒物的局部毒性作用,如有皮肤刺激实验、眼刺激实验、阴道黏膜刺激实验等。

微粒体是肝细胞经匀浆破碎后其内质网膜的碎片卷曲形成闭合的囊泡。肝微粒体中含有多种代谢酶,许多化学毒物可诱导或抑制这些代谢酶的活性,从而影响化学毒物在体内的代谢转化和毒性作用。钙沉淀法可以制备大鼠肝微粒体,通过代谢产生对氨基酚的量可以间接判定苯胺羟化酶的活力,通过测定细胞色素 P450 含量基本可以反映微粒体混合功能氧化酶的活力大小。

■ 重要名词

一般毒性实验,亚慢性毒性实验,微粒体,细胞色素 P450

? 思考题

1. 是否可以仅依据 LD₅₀ 的数值评价不同外源化学物急性毒性的大小?为什么?

2. 一般毒性实验中,理想的剂量设计应具有怎样的特征?

3. 如何对不同的一般毒性实验结果进行综合分析?

4. 外源化学物一般毒性资料在其安全性评价及化学物的管理中有何重要作用?

第6章
致突变作用及其实验方法

本章学习目的与要求

　　遗传毒性实验是食品毒理学中安全性评价重要的一部分,主要是以动物为实验对象建立起来的较为完善的、严格的安全性评价程序。评价潜在的诱变活性是化学物安全性评价的关键步骤。该类实验目的是检验和评价外源化学物(受试物)的遗传毒性,同时筛查致畸和致癌的风险,以期为食品毒理学实验及研究提供基础方法。具体学习要求:

1. 掌握埃姆斯(Ames)实验的目的、原理、操作方法及结果判定。
2. 了解小鼠骨髓细胞微核实验的目的、原理、操作过程及结果判定。
3. 了解小鼠精原细胞或精母细胞染色体畸变实验的目的、原理、操作方法及结果判定。

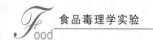

6.1 抗菌肽埃姆斯(Ames)实验

埃姆斯(Ames)实验由美国加利福尼亚大学生物化学家埃姆斯(Ames)等于1975年提出，经过多年研究建立的用鼠伤寒沙门菌进行的一种简单、廉价的突变实验。

Ames实验目前已被广泛使用。OECD于1997年制定了Ames实验的指导原则，又进一步促进了该方法的标准化和应用。该实验已证明能检出相关的遗传学改变和大部分啮齿类动物和人类的遗传毒性致癌剂。

6.1.1 实验目的

(1)检测受试物对细菌的基因突变作用，预测其遗传毒性和潜在的致癌风险。
(2)学习Ames实验的操作方法，对检测结果进行分析。

6.1.2 实验原理

染色体主要是由腺嘌呤(A)、鸟嘌呤(G)、胞嘧啶(C)和胸腺嘧啶(T)组合而成。当一个嘌呤被另一个嘌呤取代或一个嘧啶被另一个嘧啶取代，被称为突变；当嘧啶被嘌呤取代或嘌呤被嘧啶取代，被称为碱基置换。Ames实验主要利用鼠伤寒沙门菌检测点突变。

依据《食品安全国家标准 细菌回复突变试验》(GB 15193.4—2014)，利用组氨酸营养缺陷型鼠伤寒沙门菌进行实验，该菌在无组氨酸培养基上不能生长，在有组氨酸的培养基上能正常生长。而当致突变物存在时，可以回复突变为野生型，在无组氨酸培养基也能生长，如图6-1所示。因此可以对检测结果进行菌落数量统计，以此判定受试物是否为致突变物。

某些致突变物需要代谢活化才能使组氨酸营养缺陷型鼠伤寒沙门菌产生回复突变，受试物要同时在有和没有活化系统的条件下进行实验。

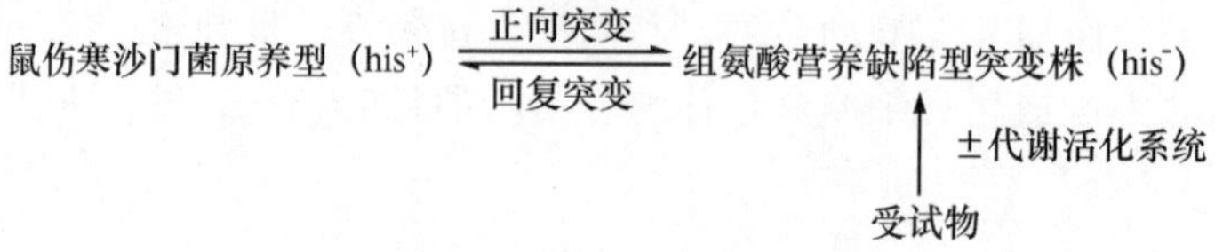

鼠伤寒沙门菌原养型 (his⁺) $\xrightarrow[\text{回复突变}]{\text{正向突变}}$ 组氨酸营养缺陷型突变株 (his⁻)
±代谢活化系统
受试物

图6-1 Ames实验原理示意图

6.1.3 实验材料

1. 实验菌株

一般选用4株菌(TA97、TA98、TA100和TA102)，−80℃保存。TA97和TA98主要用于检测移码型突变，TA100和TA102可检测碱基置换和移码。

2. 培养基

营养肉汤培养基，营养肉汤琼脂培养基，底层培养基，顶层培养基和鉴定菌株用培养基。

3. 仪器与用具

低温高速离心机，冰箱(−80℃)，液氮罐，生物安全柜，恒温培养箱，恒温水浴锅和灭菌设备等。

6.1.4 实验内容

1.菌株鉴定

将 4 株菌(TA97、TA98、TA100 和 TA102)在营养肉汤培养基中复苏培养至对数生长期,对 4 种菌进行鉴定,方法包括:组氨酸缺陷型鉴定、脂多糖屏障缺陷型鉴定、uvrB 修复缺陷型鉴定、R 因子鉴定和四环素抗性鉴定。实验菌株鉴定标准如表 6-1 所示。

表 6-1　实验菌株鉴定标准

菌株	组氨酸缺陷型(his)	脂多糖屏障缺陷型(rfa)	uvrB 修复缺陷型	R 因子(抗氨苄青霉素)	四环素抗性	自发回变菌落数	
						$-S9$	$+S9$
TA97	+	+	+	+	−	90～180	100～200
TA98	+	+	+	+	−	30～50	20～50
TA100	+	+	+	+	−	120～200	75～200
TA102	+	+	−	+	+	240～320	200～400

注:his"+"表示需要;rfa"+"表示抑菌圈;uvrB"+"表示无修复能力;R 因子"+"表示具有 R 因子;四环素抗性"+"表示抗四环素。添加活化因子后,自发回变菌落数会稍有增加。

剂量及分组的设计:

(1)抗菌肽组　最高剂量下设 4 个剂量组。

(2)未处理对照组　只在培养基上加菌液,其他方法同实验组。

(3)溶媒对照组　除不加入受试物外与处理组相同,其他方法同实验组。每个剂量设置 3 组平行实验,于 37 ℃培养 48 h,计算每皿中自发回变菌落数。

(4)阳性对照组的设置　阳性对照物根据菌株进行选择,并选用合适的剂量,保证实验有效性,见表 6-2。

表 6-2　平板掺入法标准诱变剂

S9	TA97	TA98	TA100	TA102
不加	敌克松	敌克松	叠氮钠	敌克松
加	2-氨基芴	2-氨基芴	2-氨基芴	1,8-二羟蒽醌

2.正式实验

菌株经上述实验鉴定合格后,开始进行正式实验。

(1)采用平板掺入法进行实验。

(2)增菌培养:把菌株接种于肉汤培养基上,于 37 ℃下振荡(100 次/min)培养 10 h,菌株活性达到每毫升 $1 \times 10^9 \sim 2 \times 10^9$ CFU。

(3)配制底层培养基。

(4)接种

①抗菌肽组:设 185 μg/皿、556 μg/皿、1 667 μg/皿、5 000 μg/皿 4 个浓度组,在顶层培养

基(试管)中,依次加入测试菌株新鲜增菌液 0.1 mL,抗菌肽 0.1 mL,S9 混合液 0.5 mL(需要活化时添加),充分混匀,倒入底层培养基上,转动平板,保证菌落分布均匀。

②未处理对照组,只在培养基上加菌液,其他方法同实验组。

③阳性对照组,加入同体积标准诱变剂。

无活化组:敌克松(TA97、TA98 和 TA102),叠氮钠(TA100)。

活化组:2-氨基芴(TA97、TA98 和 TA100),1,8-二羟蒽醌(TA102)。

④溶媒对照组,除不加入受试物外与处理组相同,其他方法同实验组。

每个剂量设置 3 个平行实验,于 37 ℃条件下培养 48 h,计算每皿中回变菌落数。

6.1.5 实验结果

同一剂量各皿回变菌落均数与各阴性对照皿自发回变菌落均数之比,为致突变比值(MR)。MR≥2,且有剂量-反应关系,在加 S9 或未加 S9 条件下只要有一个实验菌株为阳性,均可报告该受试物对鼠伤寒沙门菌为致突变阳性,否则判定为阴性。

实验结果见表 6-3 和表 6-4,阳性结果显示,受试物对受试菌株的基因组诱发了点突变。阴性结果表明,在该实验条件下受试物不会诱发测试菌株基因突变。

表 6-3　抗菌肽 Ames 实验菌株回变结果记录表

组别	组间平行	TA_{97}		TA_{98}		TA_{100}		TA_{102}	
		$-S9$	$+S9$	$-S9$	$+S9$	$-S9$	$+S9$	$-S9$	$+S9$
抗菌肽高剂量组 (5 000 μg/皿)	1								
	2								
	3								
抗菌肽中剂量组 (1 667 μg/皿)	1								
	2								
	3								
抗菌肽低剂量组 (556 μg/皿)	1								
	2								
	3								
抗菌肽最低剂量组 (185 μg/皿)	1								
	2								
	3								
未处理对照组	1								
	2								
	3								
阳性对照组	1								
	2								
	3								
溶媒对照组	1								
	2								
	3								

表 6-4　抗菌肽 Ames 实验菌株回变结果统计($n=3$, $\bar{x}\pm SD$)

组别	剂量/皿	TA$_{97}$ −S9	TA$_{98}$ +S9	TA$_{100}$ −S9	TA$_{102}$ +S9
溶媒对照	0				
抗菌肽	5 000 μg				
	1 667 μg				
	556 μg				
	185 μg				
2-氨基芴	10 μg				
1,8-二羟蒽醌	50 μg				
敌克松	50 μg				
叠氮钠	1.5 μg				
未处理对照					

6.1.6　结论

本实验条件下受试物是否具有致突变作用。

6.2　菌粉小鼠骨髓细胞微核实验

微核实验创建于 20 世纪 70 年代,Heddle 和 Schmid 用中国黄金地鼠实验了抗肿瘤药三亚胺醌,观察骨髓与外周血细胞学的变化,提出用本来无核的外周血嗜多染红细胞中染色体微核(MN)发生率作为微核实验的基本指标,并命名为 MNT。发展至今,许多国家和国际组织已将其规定为新药、食品添加剂、农药、化妆品和医疗器械等毒理学安全评价的必做实验。

近年来,随着分子生物学技术的迅速发展,逐渐渗透到微核研究中,大大拓展了微核实验的检测和应用范围。它已发展成为能同时检测染色体断裂、丢失、分裂延迟、不分离,DNA 损伤修复障碍,HPRT 基因突变,细胞凋亡,细胞分裂不平衡等多种遗传损害终点的细胞分子毒理学检测方法。2014 年 OECD 遗传毒性最新修订指导原则更新了体内哺乳动物红细胞微核实验(TG 474),该方法最初于 1983 年生效,经历 1997 年和 2014 年两次修订,得到更新与成熟,并更加重视实验的科学性和动物福利。TG 474—2014 认可通过镜检和自动化检测成熟红细胞中的微核。目前已出现使用图像分析、流式细胞仪和激光扫描细胞仪等多种自动化系统检测微核的方法。

6.2.1　实验目的

(1)检测受试物对小鼠骨髓红细胞的染色体损伤或有丝分裂装置损伤,用于评价受试物的遗传毒性作用。

(2)学习小鼠骨髓细胞微核实验的基本方法和要求,对检测结果进行分析。

6.2.2　实验原理

受试物引起成熟红细胞染色体损伤或有丝分裂结构损伤,导致形成含有迟滞的染色体断

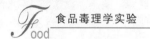

片或者染色体微核。微核实验简单、经济、快速，是国际公认的致突变实验首选方法。

6.2.3 实验材料

(1)仪器　解剖器械、生物显微镜、载玻片等。

(2)试剂　菌粉(纯度100%)、小牛血清、Giemsa染液、甲醇等。

6.2.4 实验内容

1.实验动物

选择体重为28~35 g清洁级昆明小鼠50只,雌雄各半,各随机分为5组,每组5只。

2.剂量设计

(1)受试物3个剂量组依次为10 g/kg BW,5 g/kg BW,2.5 g/kg BW。灌胃体积是20 mL/kg BW。

(2)阳性对照组　以40 mg/kg BW经口给予环磷酰胺。

(3)阴性对照组　用生理盐水以20 mL/kg BW进行灌胃。

3.正式实验

(1)将实验动物适应性饲喂3 d后进行正式实验。

(2)菌粉剂量分为3个剂量组(浓度分别为500 mg/mL、250 mg/mL、125 mg/mL),同时设阴性对照组(生理盐水)和阳性对照组(环磷酰胺40 mg/kg BW)。

(3)各组均采用2次经口给予受试物的方法,中间间隔24 h,记录体重及灌胃量,见表6-5。

(4)于第2次给予受试物6 h后处死动物,取双侧股骨制备骨髓涂片。

表6-5　体重及灌胃量记录表

组别	编号	性别	日期：　月　日		日期：　月　日		备注
			体重/g	灌胃量/mL	体重/g	灌胃量/mL	

4.骨髓涂片制作

(1)用小牛血清冲洗双侧股骨骨腔制成细胞混悬液,常规推片(图 6-2),首先将推玻片向"1"的方向拉,当血液充满整个推玻片的宽度后,以均匀的速度向"2"的方向滑动,保证推出的血液厚度均匀一致。

(2)自然干燥后放入甲醇中固定 5~10 min。

(3)将固定好的涂片放入 Giemsa 应用液中,染色 10~15 min。

(4)立即用 pH 6.8 的磷酸盐缓冲液或蒸馏水冲洗、晾干。

(5)作好标签,阴凉干燥处保存。

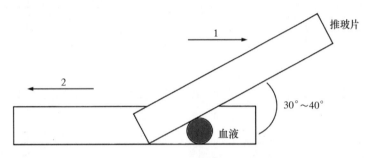

图 6-2　血涂片推片方法示意图

5.阅片

(1)对每个动物的骨髓涂片至少观察 200 个红细胞。计数嗜多染红细胞在总红细胞中的比例(不应低于对照值的 20%)。

(2)每个动物至少观察 2 000 个嗜多染红细胞,统计微核嗜多染红细胞频数,以千分率表示。1 个细胞中有多个微核存在时,只按 1 个细胞计。

6.数据处理

利用泊松分布对受试样品各剂量组与溶剂对照组的含微核细胞率进行比较。

6.2.5　实验结果

(1)首先,我们来认识正染红细胞(NCE)、嗜多染红细胞(PCE)和有微核嗜多染红细胞(MNPCE)的形态结构,如图 6-3。

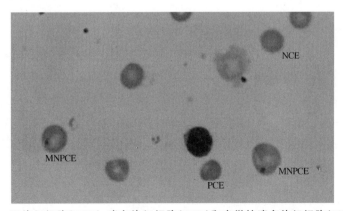

图 6-3　正染红细胞(NCE)、嗜多染红细胞(PCE)和有微核嗜多染红细胞(MNPCE)

（2）每只动物至少观察 200 个红细胞，计数嗜多染红细胞占总红细胞的比率，见表 6-6。

表 6-6 嗜多染红细胞占总红细胞比率镜检记录表

组别/性别	编号	正染红细胞（NCE）	嗜多染红细胞（PCE）	嗜多染红细胞占总红细胞比率/%（PCE/RBC）	备注

（3）至少观察 2 000 个嗜多染红细胞，统计微核嗜多染红细胞的频数（微核率），以千分率表示，见表 6-7。

表 6-7 嗜多染红细胞的微核率镜检记录表

组别/性别	编号	镜检 PCE 细胞数	微核数	微核率/‰	备注

（4）对数据进行统计分析，嗜多阴性染红细胞在总红细胞中的比例不应低于阴性对照组的20%，见表 6-8。若受试物诱发的微核率与阴性对照组比较具有统计学意义（$P<0.05$），且存在与给药剂量相关的增加，则判定实验结果为阳性，反之为阴性。评价时综合考虑受试物作用的生物学意义和统计学意义，即需要考虑和记录菌粉对小鼠骨髓细胞微核发生率的影响，见表6-9。

表 6-8 PCE 占总红细胞的总数($n=5$)

组别	剂量/(mg/kg BW)	雌性			雄性		
		正染红细胞(NCE)	嗜多染红细胞(PCE)	嗜多染红细胞占总红细胞百分比(PCE/RBC)	正染红细胞(NCE)	嗜多染红细胞(PCE)	嗜多染红细胞占总红细胞百分比(PCE/RBC)
阴性对照	0	5×200			5×200		
菌粉低剂量	2 500	5×200			5×200		
菌粉中剂量	5 000	5×200			5×200		
菌粉高剂量	10 000	5×200			5×200		
环磷酰胺	40	5×200			5×200		

表 6-9 菌粉对小鼠骨髓细胞微核发生率的影响($n=5$)

组别	剂量/(mg/kg BW)	雌性			雄性		
		检测数	微核数	微核率/‰	检测数	微核数	微核率/‰
阴性对照	0	5×2 000			5×2 000		
菌粉低剂量	2 500	5×2 000			5×2 000		
菌粉中剂量	5 000	5×2 000			5×2 000		
菌粉高剂量	10 000	5×2 000			5×2 000		
环磷酰胺	40	5×2 000			5×2 000		

6.2.6 结论

根据实验结果分析受试物能否引起实验动物骨髓嗜多染红细胞含微核率的增加。

6.3 菌粉小鼠精母细胞染色体畸变实验

20 世纪 50 年代出现了染色体制备技术，如添加秋水仙素和低渗剂处理，从而获得中期染色体并建立了人类 46 条染色体的二倍体。第一个研究染色体畸变(chromosomal aberration)形成过程的是 Perthes，研究对象是辐射后的蛔虫卵母细胞。同年，Koernicke 用辐照后的蚕豆和豌豆的根细胞研究染色体畸变。De Vries 在研究植物染色体的时候发现染色体易位，并且在果蝇的染色体上发现几个臂内倒位，得出自发染色体畸变在生物进化中起着重要作用。Muller 是第一个用果蝇描述染色体畸变和 X 射线之间关系的。Scott 和 Evans 证明 X 射线能诱导蚕豆根细胞的染色体畸变。

若人体经常暴露在几种对 DNA 具有潜在危害的诱变剂中，这在许多情况下可能引起染色体畸变。染色体畸变被认为是人类暴露的重要标志物，是环境生物监测的重要工具。

6.3.1 实验目的

(1)观察精母细胞染色体畸变情况，用来评价受试物对雄性生殖细胞的致突变性。

(2)学习精母细胞染色体畸变实验的基本方法和要求，对检测结果进行分析。

6.3.2 实验原理

依据《食品安全国家标准 小鼠精原细胞或精母细胞染色体畸变试验》（GB 15193.8—2014），受试物经口给予实验动物一定时间后，动物被处死前，用细胞分裂中期阻断剂处理。处死动物后取出两侧睾丸，经低渗、固定、软化及染色后制备精母细胞染色体标本，在显微镜下观察中期分裂相细胞，分析精母细胞染色体畸变，通过染色体结构畸变和数目畸变两方面进行统计分析。

6.3.3 实验材料

（1）仪器 解剖器械、生物显微镜、载玻片等。
（2）试剂 菌粉（纯度100%）、秋水仙素、Giemsa染液、甲醇等。

6.3.4 实验内容

1. 实验动物

选择体重为25～30 g或年龄7～12周（国标推荐），健康成年雄性小鼠25只，体重差异不应超过平均体重的±20%。随机分为5组，每组5只，适应性饲喂3 d后进行正式实验。

2. 剂量设计

（1）3个菌粉剂量组 依次为10 g/kg BW，5 g/kg BW，2.5 g/kg BW（浓度分别为500 mg/mL、250 mg/mL、125 mg/mL）。灌胃体积是20 mL/kg BW。

（2）阳性对照组 给予环磷酰胺40 mg/kg BW，单次腹腔注射。

（3）阴性对照组 使用生理盐水以20 mL/kg BW进行灌胃。

3. 正式实验

（1）采用精母细胞染色体畸变实验，对适应环境后的小鼠进行灌胃，每天一次，连续5 d。阴性组和3个不同剂量菌粉组灌胃量为20 mL/kg BW，阳性对照组单次腹腔注射环磷酰胺40 mg/kg BW。每组均于第一次给予受试物后的第12 d处死动物，进行采样。

（2）处死前3～5 h于腹腔注射秋水仙素4～6 mg/kg BW，注射10～20 mL/kg BW。颈椎脱臼处死动物后取出双侧睾丸制片。

①取材：摘取睾丸，用低渗液清洗一遍。清洗过的睾丸放在适量1%柠檬酸三钠溶液的小平皿中。

②低渗：用眼科镊撕开被膜，轻轻分离曲细精管，再加入1%柠檬酸三钠溶液10 mL，用滴管吹打曲细精管，使曲细精管完全分离，静置20 min。

③固定：曲细精管下沉后吸取上清液，加入10 mL固定液，室温固定10 min，吸取上清液，再次用10 mL新鲜固定液，固定20 min以上。

④离心：吸取固定液，加入2 mL 60%的冰醋酸，待大部分曲细精管软化后，立即加入倍量固定液，混匀，以1 000 r/min转速离心10 min。

⑤滴片：弃去大部分上清液，留下0.5～1 mL液体，混匀后将悬浊液均匀滴在冰水浸泡过的载玻片上，每个样品制作3张，空气干燥。

⑥染色：Giemsa染色时间一般为5～10 min，用蒸馏水冲洗、晾干。

⑦阅片：每只动物分析100个中期分裂相细胞，计算染色体畸变发生率。

6.3.5　实验结果

（1）首先，正确识别裂隙、断片、微小体及相互易位，见图 6-4 和表 6-10。

①裂隙（gap）：在 1 个染色单体或 2 个单体上同时出现无染色质的区域，其宽度小于染色单体的宽度。

②断片（fragment）：染色体（或单体）断裂后，断裂部分形成的无着丝点片段。

③微小体（minute）：很小的染色体。

④相互易位（translocation）：2 个或 2 个以上染色体之间染色质的明显转移。

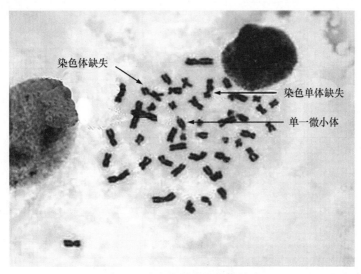

图 6-4　染色体的微小体及缺失

注：图中为人体淋巴细胞染色体，采用 Giemsa 染色，显微镜放大 1 000 倍后观察的结果。

（2）实验过程中，称量小鼠体重并作记录，体重及灌胃量记录表如表 6-11 所示。每只动物分析 100 个中期分裂相细胞，记录染色体畸变镜检结果见表 6-12。对结果进行分析与统计，填写阅片结果统计表，见表 6-13。

受试剂量组染色体畸变率或畸变细胞率与阴性对照组相比，如果差别有统计学意义，并有明显的剂量-反应关系，结果可定为阳性。在一个受试剂量组中出现染色体畸变率或畸变细胞率差异有统计学意义，但无剂量-反应关系时，则需要进行重复实验，结果可重复定为阳性。

表 6-10　染色单体和染色体结构变化类型

名称	染色单体	染色体
裂隙（gap）		
断片（fragnment）		
相互易位（translocation）		

表 6-11　体重及灌胃量记录表

组别序号	编号	雄性		雌性		备注
		体重/g	灌胃量/mL	体重/g	灌胃量/mL	

表 6-12　染色体畸变镜检记录表

组别	编号	染色体总数/个	裂隙/个	断片/个	微小体/个	相互易位/个	X-Y(性染色体单价体)/%	常染色体单价体%

表 6-13　阅片结果统计

阅片结果		阴性对照组	低剂量组	中剂量组	高剂量组	阳性对照组
阅片结果	动物数/只					
	镜检细胞数/个					
	裂隙/个					
	X-Y(性染色体单价体)/%					
	常染色体单价体 /%					
	染色体畸变类型　断片/个					
	染色体畸变类型　微小体/个					
	染色体畸变类型　相互易位/个					
	畸变率/%					

6.3.6　结论

根据实验结果判断受试物是否具有致突变作用。

■ 本章小结

本章重点介绍了常用的遗传毒性实验,主要有三项致突变实验,包括 Ames 实验、小鼠骨髓细胞微核实验和小鼠精原细胞或精母细胞染色体畸变实验。由于致突变是致畸和致癌的前奏,其检测方法也比较简单,因此致突变实验应用广泛,也常用来预估受试物的致癌性。

根据生物统一性原则,组成生物体的大分子在结构和功能上基本是相同的。因此能使微生物发生突变的诱变剂,必然也会对人类 DNA 存在安全隐患。在对新食品的安全性评价中,应尽量达到高的剂量,在外推到人体时,其安全的可靠性会增加。

■ 重要名词

基因突变,微核,染色体畸变

? 思考题

1. Ames 实验中菌株鉴定的方法有哪些?
2. Ames 实验的实验原理是什么?
3. 描述制作骨髓涂片的过程。
4. 如何区分正染红细胞、嗜多染红细胞和有微核嗜多染红细胞?
5. 什么是裂隙、断片、微小体及相互易位?

第 7 章
致 癌 实 验

本章学习目的与要求

化学致癌物的判定是一项费时、复杂而又艰巨的工作,其判别需要包含定性评价和定量评价两个方面。定性评价用以明确化学物能否致癌;定量评价用以进行剂量-反应关系分析,以推算可接受的危险度的剂量,或人体实际可能接触剂量下的危险度。

有关短期体内、外致突变实验相关方法,前面章节已作详细描述,本章重点介绍几类致癌实验,包括哺乳动物细胞体外恶性转化实验、哺乳动物短期致癌实验和哺乳动物长期致癌实验。通过学习本章内容,了解化学物致癌作用的一般评价方法,掌握致癌实验的原理和操作方法,以期达到学习食品毒理学实验及研究方法的目的。具体学习要求:

1. 掌握哺乳动物细胞体外恶性转化实验内容、步骤及结果评价。
2. 掌握哺乳动物短期及长期致癌实验内容、步骤及结果评价。

7.1 哺乳动物细胞体外恶性转化实验

哺乳动物细胞体外恶性转化,是指外来因素对体外培养的细胞所诱发的恶性表型改变,包括细胞形态、细胞增殖速度、生长特性、染色体畸变等。已发生转化的细胞称为转化细胞。细胞恶性转化并非形成肿瘤,但表示受试物可能具有致癌作用,并可用于致癌物的筛检。细胞转化作为实验观察的终点,对预测外来化学物的致癌性以及探讨致癌机制等方面的研究有着重要的意义。

观察细胞转化为癌细胞的实验,其主要目的是了解化学物能否使体外培养的细胞生长自控能力丧失。实验中观察细胞生长过程的变化,包括细胞形态、生长力、生长特性、细胞间接触抑制等变化,以及将细胞移植于动物体内能形成肿瘤的能力。

生长自控能力表现为细胞之间的接触抑制。因此,正常的培养细胞能黏附于培养瓶的瓶壁上,生长为单独一层的细胞层,而且细胞排列整齐有序。但是恶性转化后的细胞,则可以在细胞瓶壁上生长为多层重叠细胞,且细胞排列紊乱。

另外,实验过程中也可观察到细胞形态所发生的直接变化:恶性转化后的细胞偏大,且大小不等;细胞核大、变形,染色质染色较深且粗糙,核浆比例倒置,核仁增生或肥大,常伴随核分裂现象。

恶性转化实验常用的细胞种类有:叙利亚仓鼠胚胎细胞、人体纤维细胞等原代或早代细胞,BALB/c-3T3 和 C3H/10T1/2 等细胞系。本部分将以 BALB/c-3T3 细胞系为例进行说明。

7.1.1 BALB/c-3T3 细胞恶性转化

某些合适的细胞在离体培养的情况下,若用化学致癌物处理,可产生异常的表型和形态改变,成为转化细胞。因此,用这样的实验能够半定量地评价某一种受试化学物的潜在致癌能力。BALB/c-3T3 小鼠细胞在培养中能形成单细胞层(具有接触抑制能力),若将这些细胞注射到同系裸鼠皮下,不会产生肿瘤;若这些单层生长细胞用化学致癌物处理产生转化细胞灶,将转化细胞注射至同系裸鼠皮下,则可产生肿瘤。因此,只要观察受试物处理的单层细胞是否出现转化细胞灶及其数量,并与对照组比较,即可判断受试物潜在的致癌能力。

对转化细胞及其恶性程度的进一步鉴定可采用刀豆球蛋白 A(ConA)凝集实验、软琼脂集落形成实验以及裸鼠成瘤实验等。

1. 实验材料

(1)细胞系 BALB/c-3T3 小鼠细胞。

(2)实验试剂 DMEM 培养液(含 10% 小牛血清),氰尿酸三聚氰胺(MCA),二甲基亚砜,甲醇,Giemsa 染液,胰蛋白酶。

(3)实验设备和器材 6 cm 培养皿,25 cm^2 培养瓶,无菌离心管,移液枪,超净工作台,显微镜,恒温恒湿培养箱,冷冻离心机。

2. 实验步骤

(1)选择自发转化频率低的克隆,储存于液氮中,经常检查,保证无支原体污染。细胞培养液为 DMEM(含 10%小牛血清)。

(2)阴性对照组除不加受试物外,其余均同受试物实验组;阳性对照组采用已知致癌物(如 MCA,浓度为 5 μg/mL)代替受试物。固体受试物若不溶于培养液,可用二甲基亚砜助溶(二甲亚砜在培养液中浓度不超过 1%),这时需设置溶剂对照组。

(3)选择 1 mg/mL 作为受试物最高剂量,按 2 倍稀释法递减 5 个剂量水平,每个剂量用 3 个 6 cm 培养皿,接种 200 个细胞,培养 24 h。

(4)加入受试物培养 3 d。

(5)洗涤细胞,在不含受试物的培养液中再培养 4 d。

(6)倒掉培养液,用 Giemsa 染液染色,计数细胞集落数目,并与阴性对照组比较,得到相对存活率。

(7)用胰蛋白酶消化细胞并使其脱离培养瓶壁,将细胞收集到无菌离心管中。

(8)用底面积为 25 cm² 的培养瓶每瓶接种 10^4 个细胞,培养 24 h。

(9)按阴性对照、阳性对照和 5 个剂量受试物组分别处理,培养 3 d。洗涤细胞,继续培养 4 周,每周换 2 次培养液。

(10)细胞层用甲醇固定,Giemsa 染液染色,显微镜计数转化细胞灶数目。

3.结果评价

(1)正常细胞为圆形的、染色一致、单细胞层的。转化细胞灶的形态特征为:由紧密堆积的细胞组成,周围呈不规则的方向杂乱分布的成纤维细胞,或者中心部位有坏死或者中心无坏死但呈杂乱状态的细胞重叠。

(2)按照表 7-1 记录数据。

表 7-1　BALB/c-3T3 细胞恶性转化实验结果

实验号	受试物	剂量	总转化灶数	总瓶数	转化灶数/瓶	显著性检验
1	阴性对照					
2	阳性对照					
3						
4						
5						
6						
7						

4.注意事项

(1)阴性对照数据除了本实验获取者外,还应结合以往的资料来分析,至少应有 100~150 个阴性对照皿的数据。

(2)阴性对照组应是连续单层细胞。若出现不连续单层细胞,提示培养条件不佳,这样的条件不能测出较弱的转化物质。

(3)转化实验中所用的最高剂量组的相对存活率应大于 50%,还应选择 4 个低剂量组。

(4)某一剂量水平受检物的结果与阴性对照组比较,必须达到 95%置信限,具有显著的统计学差异才认为该受检物具有转化活性。

(5)本实验中出现的转化细胞灶数目一般不随剂量增加而成比例增加。剂量如达到毒性剂量,转化灶数目可能减少。

(6)阴性对照组每一个培养皿其转化细胞灶数不应超过 2 个,否则需分离自发转化频率低的细胞原种(BALB/c-3T3 亚克隆)。

(7)阳性对照组每皿平均转化细胞灶数在 99% 置信限上与阴性对照组有显著差异。

(8)每个实验组至少有 8 个培养瓶的分析才有效,受检物至少有 4 个剂量。

7.1.2 刀豆球蛋白 A(ConA)凝集实验

细胞膜表面存在刀豆球蛋白 A 的受体,当 ConA 与受体相互作用时,细胞间可发生凝集现象,凝集程度和快慢与 ConA 加入的浓度及细胞膜表面受体数目相关。转化细胞膜和癌细胞膜表面 ConA 受体数目明显增加,因此当在一定的 ConA 浓度下,转化细胞之间与相应正常细胞之间相比其凝集反应快,凝集度大。

1. 实验材料

(1)细胞系 转化前与转化后的 BALB/c-3T3 小鼠细胞。

(2)实验试剂 DMEM 培养液(含 10% 小牛血清),胰蛋白酶,pH 7.4 的磷酸缓冲液(PBS),刀豆球蛋白 A(ConA)。

(3)实验设备和器材 25 cm² 培养瓶,无菌离心管,移液枪,超净工作台,显微镜,恒温恒湿培养箱,冷冻离心机。

2. 实验步骤

(1)将恶性转化后的细胞于完全培养基中,在 37 ℃ 和 5% CO_2 的恒温恒湿培养箱中进行培养,以未转化细胞作为阴性对照。

(2)当细胞的覆盖度达到 80%~90%(在指数生长期)时,使用胰蛋白酶消化细胞并使其脱离培养瓶壁,将细胞收集到无菌离心管中。

(3)以 60g 离心力离心沉淀细胞 5 min,去除上清液并用 pH 7.4 的磷酸缓冲液(PBS)均匀重悬细胞。

(4)测量并调整细胞浓度至 $1×10^4$ 个/mL。注意:确保细胞悬液混合均匀以进行准确的细胞计数。

(5)用 PBS 配制 0.59 % 的 ConA-PBS 液。

(6)向若干凹孔玻璃板凹中加细胞悬液,每凹加 0.1 mL,再分别加入 ConA-PBS 液 0.1 mL,使 ConA 的最终浓度依次为:100 μg/mL、50 μg/mL、25 μg/mL、12.5 μg/mL 和 0 μg/mL。

(7)将上述凹孔玻璃板置微型振荡器上振荡 5~10 min 后,观察凝集现象。

3. 结果评价

(1)如果细胞悬液变成絮状物,说明已发生凝集。

(2)按照表 7-2 记录数据。

表 7-2　刀豆球蛋白 A 凝集实验结果

实验组别	细胞系	ConA 浓度	是否凝集
1			
2			
3			
4			
5			
6			
7			
8			
9			
10			

7.1.3　软琼脂集落形成实验

软琼脂集落形成实验是一种广泛用于评价细胞体外恶性转化的技术,于 1956 年被用来评估细胞形成克隆的能力。在这项技术中,将细胞分散在培养板上,使其在"饲养层"细胞或条件培养基中生长,以提供必要的生长因子,这项技术的局限性在于它只提供了有关菌落形成的信息。细胞由于一种特殊类型的凋亡被阻止而不能进行锚定生长,这种类型的细胞被称为"无核细胞凋亡"。然而,转化的细胞可以在不与底物结合的情况下生长和分裂。为了利用这一概念,软琼脂集落形成实验被开发出来了。

在传统的软琼脂集落形成实验中,细胞生长在软琼脂与细胞培养基混合的一层中。混合层下部是另一层软琼脂,该层虽然也含有细胞培养基,但含有较高浓度的琼脂,这可以防止细胞黏附在培养板上,但允许转化的细胞形成可见的集落。该设计的原理是:正常细胞依靠细胞与细胞外基质的接触才能生长和分裂;相反,转化细胞的生长和分裂不受周围环境的影响。因此,能够以不依赖于锚定方式形成集落的细胞被认为是可以转化和致癌的。该方法的总体目标是以半定量和严格的方式测量细胞中的恶性转化能力。

1. 实验材料

(1)细胞系　BALB/c-3T3 小鼠细胞(转化后)。

(2)实验试剂　DMEM 粉末培养基,碳酸氢钠,胎牛血清,青霉素/链霉素,Noble 琼脂(Thermo Scientific),亚硝基蓝四唑氯化铵,胰蛋白酶,pH 7.4 的磷酸缓冲液(PBS)。

(3)实验设备和器材　6 孔板,0.2 μm 过滤器,50 mL 锥形试管,25 cm² 培养瓶,无菌离心管,水浴锅,移液枪,超净工作台,显微镜,恒温恒湿培养箱,冷冻离心机。

2. 实验步骤

(1)6 孔板中的每一孔都贴上标签,以明确研究中的每一种细胞系和条件。

(2)将 1 g 粉末培养基和 0.2 g 碳酸氢钠溶解在去离子水中,最终体积为 50 mL,制备 2× 细胞培养液。

(3)将此介质通过 0.2 μm 过滤器进行过滤灭菌。

（4）添加目标细胞系正常培养所需的附加成分。例如，培养 CMT 167 细胞需要在 RPMI1640 培养基中添加 10％胎牛血清和 1％青霉素/链霉素。使用前先在水浴锅中水浴加热至 37 ℃。

（5）单独准备 1×细胞培养液。

（6）在 100 mL 去离子水中加入 1 g Noble 琼脂，制备成 1％的 Noble 琼脂。

（7）在 100 mL 去离子水中加入 0.6 g Noble 琼脂，制成 0.6％的 Noble 琼脂。这两种琼脂溶液都可以在 100 mL 的玻璃瓶中制成，瓶盖可关闭，便于长期贮存。

（8）将琼脂混合物高压灭菌。这些混合物可以预先制成并贮存在 4 ℃下，但应在实验时再次加热，直至琼脂完全溶解。

（9）制备亚硝基蓝四唑氯化铵溶液。将 1 mg 亚硝基蓝四唑氯化铵溶于 1 mL PBS 中，配制成 1 mg/mL 的原液，用于菌落染色。

（10）拧松 1％琼脂瓶盖，用微波炉加热 1～2 min。在微波炉中加热时，严密监控溶液以避免沸腾溢出；继续加热，同时间歇混合，直到琼脂完全溶解，溶液变清。

（11）将融化的琼脂溶液和预热的 2×细胞培养液于 42 ℃水浴锅中维持恒温。

（12）对于最底层的琼脂，6 孔板中每孔需要添加 1.5 mL 的琼脂和培养基的混合物。为了确保混合物的数量足够，为每个 6 孔板准备总共 12 mL 混合物。

（13）在 50 mL 的锥形试管中加入 6 mL 细胞培养液，然后再加入 6 mL 的 1％ Noble 琼脂。

（14）将圆锥管倒置几次使其混合。快速操作，以防止软琼脂过早凝固和硬化。

（15）用 10 mL 吸管吸入大约 5.5 mL 的混合物。

（16）让气泡上升到移液管柱的顶部，然后将 1.5 mL 混合物放入六孔板的每个孔中，注意避免任何气泡沉积到板孔中。

（17）盖上培养皿，让琼脂混合物于室温下在细胞培养罩中凝固 30 min。

（18）一旦下层琼脂凝固，就开始制备上层。

（19）通过胰蛋白酶消化收获细胞，并使用细胞培养液以 1:5 的比例进行稀释（例如，1 mL 胰蛋白酶加入 4 mL 细胞培养液），并放入 15 mL 锥形管中。

（20）计数细胞并计算此时每孔制备最终细胞悬液所需的细胞数。细胞数量会因细胞类型而异，使用 5 000 个细胞/孔作为起点并根据需要进行调整。

（21）6 孔板每孔所需的细胞悬液体积为 1.5 mL。准备额外的细胞悬液，每 6 孔板共 12 mL。

（22）将 6 mL 细胞悬液移入 50 mL 锥形管中。

（23）向管中加入 6 mL 0.6％ Noble 琼脂。注意：该混合物的温度必须保持在 42 ℃左右，以避免琼脂过早硬化并最大限度地提高细胞存活率。

（24）快速将混合物转移至培养孔内。注意：让气泡上升到移液管柱的顶部，以避免气泡沉积到板孔中。

（25）让细胞/琼脂混合物在室温下固化 30 min，然后再放入 37 ℃的加湿细胞培养箱中。

（26）每个细胞系形成足够集落所需的时间各不相同，通常约为 21 d。

（27）添加一层细胞培养液在琼脂上层，以防止干燥。每周需要添加 2 次 100 μL 细胞培养液。

3.结果评价

(1)以肉眼可见的细胞团作为计数集落的标准进行计数。集落的计数和计算方法:集落数＝n孔中细胞集落总数/n孔,集落形成率＝集落数/接种培养细胞总数×100％。

(2)按照表 7-3 记录数据。

表 7-3 软琼脂集落形成实验结果

实验组别	细胞系	恶性转化条件	集落数	集落形成率/％
1				
2				
3				
4				
5				

4.注意事项

(1)该测定中最关键的步骤是细胞计数。细胞计数必须准确,琼脂溶液不能太热。如果没有形成集落,则细胞可能已因热应激而受损。在这种情况下,应重复测定,采取预防措施,使琼脂温度尽可能接近 42 ℃,或者可以接种更多数量的细胞。

(2)软琼脂检测有一些限制。其中一个限制是完成的时间需要 2～3 周;另一个是它不允许在完成后进行细胞菌落检测。该技术的改进方法是使用特殊的琼脂溶液,以便在测定完成后收获细胞以获取 DNA 或蛋白质。替代方法还利用荧光染料进行高通量检测。尽管如此,传统的软琼脂集落形成实验仍然是确认细胞恶性转化最严格的测试之一。

7.1.4 裸鼠成瘤实验

裸鼠是生物医学研究和药物发现的宝贵工具。裸鼠的胸腺、T 细胞成熟缺乏,并且可能会出现少量稀疏的、异常的皮毛或胡须,这些皮毛或胡须结构薄弱并随着生长而断裂。裸鼠的这些特征使它们成为人们研究异种移植肿瘤细胞系、了解肿瘤恶性机制和测试其潜在治疗效果的绝佳模型。该实验的目的是通过裸鼠皮下肿瘤细胞移植来明确受试物的致瘤性,将靶细胞皮下移植到 6 周龄的裸鼠中,并在观察或治疗期间监测肿瘤生长。当肿瘤长到预定大小或在有限期结束时,将裸鼠安乐死并取出异种移植物进行进一步的检查。

1.实验材料

(1)细胞系 BALB/c-3T3 小鼠细胞(转化后)。

(2)实验动物 裸鼠。

(3)实验试剂 DMEM 粉末培养基,胎牛血清,青霉素/链霉素,胰蛋白酶,pH 7.4 的磷酸缓冲液(PBS),70％乙醇。

(4)实验设备和器材 6 孔板,0.2 μm 过滤器,棉球,50 mL 锥形试管,1.5 mL 无菌离心管,25 cm² 培养瓶,1 mL 注射器,无菌离心管,水浴锅,游标卡尺,移液枪,电子天平,超净工作台,显微镜,恒温恒湿培养箱,具有制冷功能的离心机,手术剪,手术镊,固定板。

2.实验步骤

(1)将恶性转化后的细胞置于完全培养基中,在 37 ℃ 5％ CO_2 的恒温恒湿培养箱中进行培养。

(2)当细胞的覆盖率达到 80%～90%(在指数生长期)时,用胰蛋白酶消化细胞并使其脱离培养瓶壁,将细胞收集到无菌离心管中。注意:细胞应在指数生长期收获,这对细胞系移植的可行性有极大影响。如果细胞系异种移植物的肿瘤活力较差,可用基质胶(Matrigel)与细胞混合,为移植物提供丰富的基质环境。

(3)以 60g 离心力离心沉淀细胞 5 min,去除上清液并在 PBS 中均匀重悬细胞。注意:细胞应重新悬浮到单质体悬浮液中进行细胞计数。

(4)测量并调整细胞浓度至 $1×10^7$～$5×10^7$ 个/mL。

(5)转移 $5×10^6$ 个细胞并以 60g 的离心力旋转 5 min,进行细胞收集。

(6)将沉淀的细胞重悬在 0.2 mLPBS 中,并将它们移至 1.5 mL 无菌离心管中。

(7)用 1 mL 注射器吸入适当体积(约 0.2 mL)的细胞悬浮液,注意:避免气泡进入注射器。

(8)用拇指和食指抓住裸鼠肩膀上方的皮肤,防止其前腿推开注射器,使裸鼠保持直立姿势。

(9)用含 70% 乙醇浸泡的棉球轻轻擦拭消毒裸鼠背部皮肤 2～3 次。

(10)轻轻地将注射器的针头插入背部的皮肤,到达皮下口袋(避开肌肉层),轻轻地注入注射器中的细胞悬浮液,如图 7-1 所示。注意:如果准确注射到皮下口袋,注射器内容物在注入时不会有任何阻力。

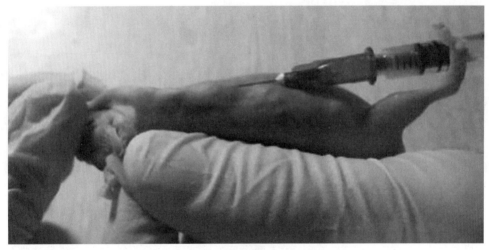

图 7-1　裸鼠皮下注射

(11)小心抽出针头,把裸鼠放回笼子里。

(12)将裸鼠于恒温恒湿的 SPF 级动物房中饲养。

3.结果评价

(1)每周监测裸鼠存活和肿瘤生长情况 2～3 次,使用游标卡尺测量肿瘤的最大长度(L)和最小长度(W)。

(2)肿瘤体积可以通过体积公式计算:$V_t=0.5×(L×W×W)$。

式中:V_t 为肿瘤体积(mm^3);L 为肿瘤的最大长度(mm);W 为肿瘤的最小长度(mm)。

（3）不同组别的肿瘤大小和质量以"平均值±标准差"表示，与肿瘤生长曲线相适应。均数之间的差异用 Student t 检验进行评估。当 $P<0.05$ 时被认为具有统计学意义。

（4）当肿瘤生长到 $150\sim200$ mm³ 时，从处死的裸鼠身上取出移植瘤，称重并测量肿瘤体积。如果需要，适当保存异种移植物以进行组织学或生化检查。

（5）按照表 7-4 记录数据。

表 7-4　裸鼠成瘤实验结果

实验组别	细胞系	恶性转化条件	肿瘤总量	肿瘤数/鼠	平均肿瘤体积	显著性检验
1						
2						
3						
4						
5						

4. 注意事项

（1）确保细胞悬液混合均匀以进行准确的细胞计数。

（2）给小鼠注射后，应停留几秒钟后再拔针，以防细胞悬液渗漏。

（3）每个实验组建议 $6\sim12$ 只裸鼠。

（4）建议在正式实验前进行预实验以确定肿瘤生成率。如果肿瘤生成率低于 100%，则需要额外的细胞和小鼠进行实验。

7.2　哺乳动物短期致癌实验

哺乳动物短期致癌实验又称有限动物实验，是在有限的时间内接触某化学物后，哺乳动物的某个特定器官或组织发生肿瘤的情况。由于肺和肝是最常见的肿瘤发生器官，也是许多致癌物的靶器官，所以可以利用小鼠肺肿瘤和大鼠肝转变灶形成与否作为目标化学物致癌性的筛查手段。

7.2.1　小鼠肺肿瘤诱发实验

肺癌是一种恶性疾病，因肺癌死亡的人数占所有癌症死亡人数的 30%。统计数据显示肺癌患者的生存质量很差，因为它往往发现晚，局部和远端转移频繁。尽管来自肿瘤的 DNA 序列信息揭示了许多频繁发生的突变，影响了肿瘤抑制基因和原癌基因，但许多驱动突变仍然不明确。因此，实验模型系统对于验证推断的驱动损伤和深入了解其作用机制是必不可少的。虽然这些实验很大一部分可以在体外细胞培养物中进行，但许多情况下，必须在完整生物体的背景下评估突变的后果。

小鼠肺肿瘤诱发实验是 Shimkin 等于 1940 年进行环境化学物致瘤性生物检测时首次提出来的。现在，小鼠肺肿瘤诱发实验成为化学物致癌性检测的重要技术。小鼠肺肿瘤诱发实验的价值在于两个方面：其一，它是检测化学物体内肿瘤启动作用最快的方法之一，可在 6 个月内完成实验;其二,它是一个可重复的、稳定的、快速的生物模型,可以进行多种类型化学物致癌作用的定量研究;其三,小鼠自发性肺肿瘤在形态学、组织病理学和分子特征上与人类腺癌相似。因此,肺癌小鼠模型不仅可以作为了解基本肺肿瘤生物学的宝贵工具,还可以作为开发和验证新的肿瘤干预策略以及识别早期诊断标志物的宝贵工具。

1. 实验原理

使用氨基甲酸乙酯作为实验致癌物的优点是价格低廉,处理起来相对安全,稳定性与水溶性好。氨基甲酸乙酯在体内的代谢途径至少有三种:一是超过 90% 的氨基甲酸乙酯可被分解为乙醇、氨和碳水化学物;二是约 0.5% 的氨基甲酸乙酯被细胞色素 P450 氧化成 DNA 加聚物,造成 DNA 双链破坏,可导致癌变;三是约 0.1% 的氨基甲酸乙酯被细胞色素 P450 氧化为 N-羟基-氨基甲酸乙酯,后者能诱导铜离子调控的 DNA 损伤,这种损伤多发生在胸腺嘧啶(T)和胞嘧啶(C)的残基上。一般认为,体内铜离子存在时,形成的一氧化氮和氧负离子诱导产生的 8-二氢-2-脱氧鸟苷以及 8-N-鸟氨酸的脱嘌呤作用是氨基甲酸乙酯的主要致癌机理。国际癌症研究机构(IARC)指出,氨基甲酸乙酯是一种具有基因致癌作用的物质。

通过对年轻小鼠进行简单的腹腔注射氨基甲酸乙酯,通常会诱发细支气管肺泡腺瘤,并在较小程度上诱发类似于非小细胞肺癌的腺癌亚型癌症。在 A/J 小鼠敏感遗传背景下,小鼠在第 20 周时在肺表面出现多个可见的腺瘤,然后在第 40 周时出现腺癌。不太敏感的小鼠会在更长潜伏期后产生肿瘤。

2. 小鼠的选择

小鼠肺肿瘤的自发率主要由动物基因决定,在不同品系中较为稳定。一般认为,A 系小鼠肺肿瘤的自发率最高,为最敏感品系,其次敏感品系是 Swiss 和 SWR,中等敏感品系有 BALB/c、CR 和 DD 等,具有一定抗性的品系有 CBA 和 C3H,抗性最高的品系有 CBA、C57BL 等。大量实验证明,肺肿瘤自发率最高的小鼠品系对外源化学致癌剂诱发肺肿瘤的反应也很敏感。其次,小鼠肺肿瘤的发生率也受动物年龄的影响,年龄越小其肺肿瘤的自发率就越低,但其对致癌剂的反应则比成年小鼠更敏感。动物性别、地理环境条件和饮食条件对小鼠肺肿瘤的自发率影响较小。本部分将以 A 系小鼠为实验动物进行氨基甲酸乙酯诱导其肺部肿瘤实验。

3. 实验材料

(1)实验动物　A 系小鼠。

(2)实验试剂　氨基甲酸乙酯,pH 7.4 的磷酸缓冲液(PBS),生理盐水,福尔马林,γ-L-谷氨酰-α-萘(酰)胺。

(3)实验设备和器材　微量离心管,1 mL 注射器,手术剪,手术镊,固定板。

4. 实验步骤

(1)在通风橱中,按照 100 mg/mL 的浓度将氨基甲酸乙酯溶解在 PBS 中。

(2)将溶液分装到微量离心管中,并在 −20 ℃ 下贮存 6 个月以内。

(3)取 A 系小鼠 20 只,体重 17～21 g,随机分为 2 组,标为 1 组(对照),2 组(氨基甲酸乙酯组)。

(4)对小鼠进行称重。

(5)对于 1 组,注射相应体积的生理盐水(0.9% 的 NaCl 溶液)。对于 2 组,根据小鼠体重,用 1 mL 注射器吸取适量氨基甲酸乙酯溶液,确保氨基甲酸乙酯注射量为 1 mg/g BW。例如,

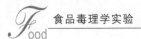

10 g 小鼠需注射 10 mg(0.1 mL)氨基甲酸乙酯。

(6)一只手抓取小鼠的尾巴,将动物放在粗糙面上,另一只手的大拇指和食指抓紧动物的双耳及耳间皮肤,中指和无名指将动物背部的皮肤压在同侧手掌上,小指压住动物的尾巴。

(7)如图 7-2 所示,注射针穿过腹部皮肤、腹壁,从而进入腹腔,进行腹腔药物注射。

(8)将小鼠置于恒温恒湿的 SPF 级动物房中饲养,定期监测。

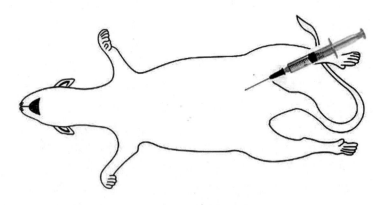

图 7-2　小鼠腹腔注射

5. 结果评价

(1)20 周后,对小鼠实施颈椎脱白处死:左手拇指、食指固定小鼠头后部,右手的中指和无名指夹住鼠尾,并把鼠尾绕过中指和食指,然后大拇指固定鼠尾的末端,用力向后上方牵拉,听到鼠颈部"咔嚓"声即颈椎脱位,脊髓断裂,小鼠即死亡。

(2)解剖小鼠,取肺脏进行肉眼检查。肉眼能确定为肿瘤时,将其置于解剖镜下观察肺表面肿瘤数。镜下观察到肺肿瘤呈圆形,刚好在肺胸膜下,略突出于表面,呈灰白色半透明,0.1～3.0 mm 不等,边界整齐清楚,经福尔马林固定后呈乳白色。

(3)制作病理切片,进行实验数据记录和处理。

(4)按照表 7-5 记录数据。

表 7-5　小鼠肺肿瘤诱发实验结果

实验组别	受试物	浓度	肿瘤总量	肿瘤数/鼠	平均肿瘤体积
对照组	/	/			
处理组					

6. 注意事项

因为氨基甲酸乙酯也是一种麻醉剂,注射后老鼠会精神不振。根据实验动物管理委员会(Institutional Animal Care and Use Committee,IACUC)动物设施规则和规定监测小鼠。

7.2.2　大鼠肝转变灶诱发实验

大鼠肝转变灶诱发实验是 1980 年经 Weisburger 等推荐,作为检测化学物致癌性的短期实验方法之一。它以表型改变的细胞病灶作为癌变的指标,是一种快速的、灵敏的体内化学致癌物和肝癌促进剂的生物测定方法。这些癌前病变代表了由化学致癌物引发的肝细胞局灶性生长,这些异常生长的肝细胞有可能进展为癌细胞。当然,并不是所有的癌前病变都将进展为癌症。实验中使用癌前病变代替恶性肿瘤的形成,大大缩短了生物检测所需的时间,并提高了生物检测的灵敏度。

化学物致癌在包括肝脏在内的许多组织和器官中被认为是一个多阶段的过程。简而言之,这些阶段可分为引发阶段、促长阶段和进展阶段。在手术上,肝、膀胱、乳腺、结肠和肺的引发阶段与促长阶段已被描述。大鼠肝转变灶诱发实验采用肿瘤促进剂,减少生物测定所需的时间,并提高其灵敏度。

本实验根据肝癌的发生过程有明显阶段性且癌前病灶能用组织化学技术检测的特点,对肝癌发生过程中几种明显可见的肝细胞病灶进行识别。如用已知致癌物进行染毒,一般在 3 周内可检测到病灶,12～16 周便可观察到病灶增多。

最早期的肝转变灶可小至几个细胞,因此在常规组织病理学检查中容易漏检。采用酶组织化学和免疫组织化学染色技术可在早期发现转变灶和瘤性结节中许多酶的改变,用以鉴别具有肝癌细胞生化表型的癌前细胞。

1. 实验原理

采用“肝大部切除＋启动剂＋促癌剂”的方式处理大鼠,可缩短转变灶的形成时间。肝切除不仅可刺激肝细胞增生,有利于 DNA 损伤的固定,而此时肝体积较小,对启动剂、促癌剂的敏感度更高。

采用 γ-谷氨酰转移酶(γ-GT)组织化学反应检测形成的转变灶。其原理是:甘氨酰甘氨酸激活 γ-GT 后使底物释放出 α-萘胺,与偶氮盐固蓝 B 或固紫 GBC 结合,形成不易溶解的橘红色偶氮色素,再与铜离子螯和,使其沉着于 γ-GT 活性的位置上。γ-GT 组织化学反应底物有三种,常用其中获取较易的 γ-L-谷氨酰-α-萘(酰)胺。偶氮盐以固蓝 B 为好,因其形成的色素与肝组织的对比度较好。

2. 实验材料

(1)实验对象　SD 大鼠。

(2)实验试剂　乙醚,碘伏,葡萄糖,二乙基亚硝胺(DENA),苯巴比妥钠(PB),生理盐水,固蓝 B,甘氨酸,0.1 mol/L Tris-HCl,0.1 mol/L 硫酸铜溶液。

(3)实验设备和器材　解剖显微镜,不锈钢桶,棉球,1 mL 注射器,手术剪,手术镊,缝合线,固定板,0.22 μm 滤膜。

3. 实验步骤

(1)选用健康 SD 大鼠 40 只,体重 165～190 g,随机分为 4 组,每组雌雄各半。第 1 组为对照组,第 2 组为启动剂组,第 3 组为促癌剂组,第 4 组为启动剂＋促癌剂组。

(2)分组后 1 d,进行肝脏大部切除手术。所有大鼠术前禁食 12 h,禁水 4 h。

(3)准备一个 1 L 的空桶,里面放 3～5 个棉球,往棉球上滴乙醚 7 mL 左右。将大鼠放入麻醉桶,盖上玻璃盖,2～3 min 大鼠即可被麻醉。

(4)将麻醉的大鼠固定于鼠板上,在旁边准备 2 个棉球,滴乙醚 3 mL 左右。

(5)由大鼠腹部正中切口脱毛,30 g/L 碘伏消毒。剪开游离肝脏周围的韧带,显露大鼠肝脏,游离第一肝门中的肝动脉、门静脉和胆道。

(6)大鼠肝脏呈紫红色,占体重的比例大,约为体重的1/25,如图7-3所示,肝脏由四叶组成(右侧叶、中叶、左侧叶和尾叶)。用棉签拨起肝脏,显露各叶肝蒂,依次切除中叶(扁而宽),尾叶(两个小叶),左叶左半部分,以及右叶一小叶,处理后称重,这些被切除的部位约为肝总质量的2/3。

(7)使用3.0缝合线连续缝合腹部切口,术后观察大鼠生存情况,予以保暖,使用50 g/L葡萄糖饮饲。

(8)配制启动剂二乙基亚硝胺(DENA),用无菌蒸馏水配成100 mg/mL溶液。

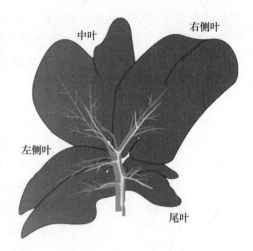

图7-3　大鼠肝脏结构

(9)肝大部切除后1 d,第2、4组每只大鼠腹腔注射DENA 200 mg/kg BW 1次。其他组大鼠腹腔注射同等体积生理盐水。

(10)于实验第15天开始,第3、4组大鼠饮用含0.05%促癌剂苯巴比妥钠(PB)的水。

(11)实验第8周末,对所有小鼠实施颈椎脱臼处死并解剖,取肝组织。

(12)作用液配制:取 γ-L-谷氨酰-α-萘(酰)胺 5 mg 溶于 4 mL 生理盐水中;固蓝 B 5 mg 溶于 1 mL 生理盐水;甘氨酸 5 mg 溶于 1 mL 生理盐水;0.1 mol/L Tris-HCl 缓冲生理盐水(pH 7.4)4 mL,临用时混合,使用 0.22 μm 滤膜过滤。

(13)将肝切成长宽约 0.3 mm 组织块,先用生理盐水清洗组织块表面的血液,然后用 0.1 mol/L Tris-HCl 缓冲生理盐水(pH 7.4)浸洗组织块。

(14)将组织块浸于新配制的作用液中,40 min后肝标本开始出现阳性反应,1 h后终止反应,然后用生理盐水洗涤除去作用液。

(15)将处理过的肝组织浸于 0.1 mol/L 硫酸铜溶液中 5~10 min,然后用生理盐水洗涤。

4.结果评价

(1)用肉眼或在解剖显微镜下观察。肝组织切面上的增生性肝细胞结节和干细胞癌节会呈现强阳性反应,表现为边界清楚的红色或深橘红色的小点或结节。在肝小叶周边增生的干细胞也使该区呈现红色的阳性反应,但为边界不清的槟榔状斑纹。正常肝组织不着色。

(2)按照表7-6记录数据。

表7-6　大鼠肝转变灶诱发实验结果

实验组别	肿瘤总量	肿瘤数/鼠	平均肿瘤体积
对照组			
启动剂组			
促癌剂组			
启动剂+促癌剂组			

5.注意事项

(1)如果大鼠在术中有反应,可将含有乙醚的棉球移至大鼠鼻腔附近,加强对大鼠的麻醉效果。

（2）注意肝脏大部切除时应远离第二肝门，以免影响其他肝叶静脉回流。

7.3 哺乳动物长期致癌实验

大量动物实验结果表明，化学物对人类产生的致癌作用大多数都可在动物中得到"复制"。所以，通过动物实验可以对某种化学物是否具有致癌作用进行评价。本实验又称为哺乳动物终生实验，是目前公认的确证致癌物的经典方法。

哺乳动物长期致癌实验可以提供关于在所用物种的整个生命周期内反复接触该化学物可能产生的健康危害信息。该实验将提供有关物质毒性作用的信息，包括潜在的致癌性、作用靶器官和积累的可能性，可以为毒性作用提供未观察到有害作用剂量的估计值。在非遗传毒性致癌物的长期致癌实验中，还可以提供肿瘤反应的估计值，用于建立人类暴露的安全标准。

7.3.1 实验前期准备步骤

1. 实验前的准备

在评估和评价一种化学物的潜在致癌性时，应在进行研究之前考虑有关待测化学物的所有可用信息，以便将研究设计的重点放在更有效地测试其致癌潜力上，同时尽量减少实验动物的使用。有关可疑致癌物的相关信息尤为重要，因为最优设计可能因物质的不同而有所差异。

相关信息包括：测试化学物的特性、化学结构和物理化学特性；任何体外或体内毒性实验的结果，包括基因毒性实验、预期用途和人类接触的可能性；结构相关物质的现有数据、致突变性/遗传毒性、致癌性和其他毒理学数据；可用的毒物代谢动力学数据和来自其他重复暴露研究的数据。在重复给药 28 d 和（或）90 d 毒性实验中获得化学物有关毒性的初步信息后，应进行致癌性评估。

考虑到实验设计和目标，最适合分析结果的统计方法应该在开始研究之前建立。需要考虑的问题包括：统计数据是否应包括生存调整、相对于生存持续时间的肿瘤累积风险分析、肿瘤发生时间的分析等。

2. 实验动物的选择

长期致癌实验一般主要采用啮齿动物对化学物的致癌性进行评估和评价。当可用数据表明非啮齿动物物种与人类健康影响的预测更相关时，可以考虑使用非啮齿动物物种。物种的选择应该是合理的，优选的啮齿动物是大鼠，但也可以使用其他啮齿动物，例如小鼠。大鼠和小鼠由于寿命相对较短、对肿瘤诱导的易感性以及充分表征的物种可用性等特征，一直是动物实验首选的实验模型，在药理学和毒理学研究中被广泛应用。

3. 动物饲养条件

动物可以单独饲养，也可以群体饲养。笼子的布置方式应尽量减少因放置可能造成的影响。实验动物房内的温度为（22±3）℃，湿度为 50%～60%。照明应为人工照明，开灯 12 h，关灯 12 h。对于喂养，可以使用常规实验室饮食并无限量供应饮用水。饮食应满足测试物种的所有营养要求，并应尽量减少饮食污染物的含量，以免影响测试结果。饮食污染物的种类包

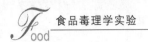

括但不限于农药残留、持久性有机污染物、植物雌激素、重金属和霉菌毒素等。

4.实验动物的准备

实验应使用已适应实验室条件至少 7 d 的健康动物。对于啮齿类动物,应在断奶和适应环境后尽快开始给药,最好在动物 8 周龄之前给药。实验动物的特征应包括物种、品系、来源、性别、体重和年龄。在研究开始时,所用动物的每种性别的体重变化应最小,并且不超过研究中所有动物平均体重的±20%。动物应随机分配为对照组和处理组。随机化后,各性别组之间的平均体重不应有显著差异。如果存在统计学显著差异,则应尽可能重复随机化步骤。

实验应使用足够数量的动物,以便进行全面的生物学和统计评估。因此,每个剂量组和同期对照组应包含至少 50 只不同性别的动物。根据研究的目的将动物不均等地分配到不同剂量组中(低剂量组中的动物至少 50 只),可能会增加关键估计值的统计功效,例如估计低剂量的致癌潜力。然而,应该认识到小组规模地适度增加对研究统计功效的增加意义相对较小。

5.剂量组别及剂量

动物实验中应设置至少 3 个剂量水平和 1 个对照。剂量水平通常基于短期重复剂量或前期研究的结果,并应考虑任何现有的可用于测试化学物或相关材料的毒理学和毒代动力学数据。

除非受受试化学物的物理化学性质或生物效应的限制,否则应选择最高剂量水平来确定主要靶器官和毒性效应。通常情况下应选择最高剂量水平以得出毒性证据,例如体重增加抑制(约 10%)。

根据测试化学物的作用模式、NOAEL 或研究的其他预期结果对剂量水平间隔进行设置。在确定较低剂量时应考虑的因素包括:剂量-反应曲线的预期斜率、代谢或毒性作用模式、可能发生重要变化的剂量、预期阈值等。

6.待测化学物的给予

待测化学物通常是口服给药,如通过饮食、饮用水、管饲法给药。给药途径和方法取决于研究目的、测试化学物的物理或化学特性、生物效应以及人体接触的主要途径和方法。并且还应提供选择给药途径和方法的基本原理。但是对于某些情况,例如职业暴露,则可以通过其他途径给药。

对于通过饮食或饮用水给予的化学物,要确保所涉及的受试化学物的量不会干扰实验动物正常的营养或水平衡。在使用日粮给药的长期毒性研究中,饲料中化学物的浓度通常不应超过总日粮的 5%,以避免营养失衡。

在口服给药的情况下,动物每天(每周 7 d)服用测试化学物。任何其他给药方案,例如每周 5 d,都需要证明是合理的。啮齿动物的研究持续时间通常为 24 个月,代表了所用动物的大部分正常寿命。但可以使用更短或更长的研究持续时间,这取决于研究中动物品种的寿命,但应该是合理的。对于特定的小鼠品系,例如 AKR/J、C3H/J 或 C57BL/6J,18 个月的持续时间可能更合适。当低剂量组或对照组的存活数低于 25% 时,应考虑终止实验。在只有高剂量组动物因毒性过早死亡的情况下,不需要终止实验。另外,还应分别考虑每种性别的生存情况。

7.3.2　大鼠长期致癌实验

1. 实验材料

(1)实验对象　SD 大鼠。

(2)实验试剂　N-二甲基亚硝胺。

(3)实验设备和器材　解剖显微镜,手术剪,手术镊,固定板,电子天平。

2. 实验步骤

(1)选用健康 SD 大鼠 240 只,体重 165～190 g,随机分为 4 组,每组雌雄各半。第 1 组为对照组,第 2 组为低剂量组,第 3 组为中剂量组,第 4 组为高剂量组。以 N-二甲基亚硝胺的大鼠经口半数致死剂量(58 mg/kg BW)的 1/20 为高剂量,然后经 5 倍梯度稀释得到中剂量和低剂量。

(2)分组后,将大鼠于恒温恒湿 SPF 级动物房饲养,照明应为人工照明,开灯 12 h,关灯 12 h。根据组别每天给予大鼠含有特定剂量 N-二甲基亚硝胺的饲料,维持 24 个月。当低剂量和对照组存活动物只有 25％时,结束实验。

3. 结果记录

(1)每天开始和结束时,检查所有动物的发病率或死亡率。

(2)对大鼠进行称重。前 13 周每周一次,此后每月一次。

(3)对于中途死亡的动物,记录组别和死亡时间,进行详细尸检,包括仔细检查身体的外表面、所有孔口以及颅腔、胸腔和腹腔及其内容物。尤其注意检查胃肠道是否有肉眼可见的肿瘤。

(4)实验结束后,对所有大鼠实施颈椎脱臼处死并解剖,进行详细尸检,检查是否存在肉眼可见的肿瘤。

(5)发现第一例肿瘤时,存活的动物数确定为有效动物数,各种分析指标都以该动物数作为基数计算,主要评价指标为以下三个。

①肿瘤发生率:实验结束时患肿瘤的动物占有效动物数的百分比,用％表示,主要计算肿瘤总发生率。如有需求,可进一步计算各器官或组织肿瘤发生率,以及各种类型的肿瘤发生率。

②肿瘤多发性:是化学物致癌的特征之一,系指一个动物出现多个肿瘤或一个器官出现多个肿瘤。一般计算每一组的平均肿瘤数。

③肿瘤潜伏期:指从动物接触致癌物开始,到出现第一个肿瘤的天数。致癌物剂量越大,潜伏期越短。可以用各组第一个肿瘤出现的时间作为该组的潜伏期。这种办法只适用于能在体表观察到肿瘤情况,如皮肤肿瘤或乳腺肿瘤。内脏肿瘤则需分批剖杀实验动物,计算平均潜伏期。

(6)按照表 7-7 记录数据。

表 7-7　大鼠长期致癌实验结果

实验组别	肿瘤总量	患瘤大鼠数量	肿瘤发生率	肿瘤多发性	肿瘤潜伏期	显著性
对照组						
低剂量组						
中剂量组						
高剂量组						

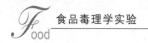

4.注意事项

(1)考虑到在给药的情况下存在给药后预期效果的高峰期,应每天检查一次,观察动物是否有毒理学相关的特定迹象。应特别注意肿瘤的发展,记录每个肉眼可见或可触及的肿瘤发生时间、位置、大小、外观和进展。

(2)为了最大限度地利用从研究中获得的信息,可以采集血液样本进行血液学和临床生物化学研究。血样应从指定部位采集,例如通过心脏穿刺或在麻醉条件下从眶后窦采集,并在适当条件下贮存。

(3)因为年龄的变化以及后期肿瘤的发展降低了器官质量数据的可用性,器官质量通常不作为致癌研究的一部分。但是,它们可对执行证据进行权重评估,尤其是对行动模式的评估至关重要。

(4)对阳性结果的评定应当慎重。分析指标时应注意有无剂量-反应关系,并与对照组之间进行显著性检验。当出现剂量-反应关系,并与对照组存在显著性差异时,判为阳性结果。当实验组出现对照组没有的肿瘤类型时也应判为阳性,但应有历史对照资料。

本章小结

本章重点介绍几类致癌实验,包括哺乳动物细胞体外恶性转化实验、哺乳动物短期致癌实验和长期致癌实验。由于实验期短,仅观察某个器官,特别是皮肤肿瘤和乳腺癌的诱发实验适用的化学物种类较少,所以当哺乳动物短期致癌实验出现阴性结果时,不能排除假阴性。此外短期致癌实验反映的多是癌症发生过程早期的病变,有些在其后的发展过程中可发生退变,对化学物致癌性的评价可产生影响。

重要名词

细胞生长自控能力,转变灶,皮下注射,腹腔注射

思考题

1. 如何通过观察细胞形态判断细胞是否恶性转化?

2. 软琼脂集落形成实验的原理是什么?

3. 软琼脂检测有哪些限制?

4. 小鼠肺肿瘤诱发实验和大鼠肝转变灶诱发实验的原理是什么? 如何分析和判定其实验结果?

5. 哺乳动物长期致癌实验的结果评价指标有哪些?

第 8 章

外源化学物的生殖发育毒性

本章学习目的与要求

生殖发育毒性研究是外源化学物安全性评价的重要内容,其目的是通过动物实验反映外源化学物对哺乳动物生殖系统、生殖功能和发育过程的影响,判断其可能产生的对生殖细胞、受孕、妊娠、分娩、哺乳等亲代生殖机能的不良影响,以及对胚胎发育、胎儿出生后发育等生命周期的不良影响。

本章以动物实验为基础,以《食品安全国家标准　生殖发育毒性试验》(GB 15193.25—2014)中规定的方法为总体实验方法,介绍了几种常见外源化学物对小鼠或大鼠的生殖发育毒性的相关实验研究,旨在探讨外源化学物的生殖发育毒性,以期为动物生殖发育毒性的实验及研究提供相关资料。具体学习要求:

1. 熟悉生殖发育毒性实验的方法和技术要求。

2. 掌握亚硫酸盐生殖毒性实验操作程序及判定分析方法。

3. 掌握双酚 A 对小鼠生殖毒性影响的实验设计、步骤及结果分析评价。

4. 掌握碘乙酸生殖发育毒性的实验设计、步骤及结果分析评价。

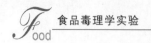

8.1 生殖发育毒性实验

8.1.1 范围

《食品安全国家标准 生殖发育毒性实验》(GB 15193.25—2014)规定了生殖发育毒性实验的方法和技术要求,适用于评价受试物的生殖发育毒性作用。

8.1.2 术语和定义

8.1.2.1 生殖毒性

生殖毒性指对雄性和雌性动物生殖功能或能力的损害和对后代的有害影响。生殖毒性既可发生于妊娠期,也可发生于妊娠前期和哺乳期,表现为外源化学物对生殖过程的影响,例如生殖器官及内分泌系统的变化,对性周期和性行为的影响,以及对生育力和妊娠结局的影响等。

8.1.2.2 发育毒性

发育毒性指个体在出生前暴露于受试物、发育为成体之前(包括胚期、胎期以及出生后)出现的有害作用,表现为生物体的结构异常、生长改变、功能缺陷和死亡。

8.1.2.3 母体毒性

母体毒性指受试物引起亲代雌性妊娠动物直接或间接的健康损害效应,表现为增重减少、功能异常、其他中毒体征,甚至死亡。

8.1.2.4 功能发育毒性

功能发育毒性经母体给予受试物后,其子代从出生后直到性成熟期间出现的机体或器官功能运用能力的改变或延迟,包括器官系统、生化、免疫等功能的变化。其中功能的改变或延迟往往要在生物体出生相当长时间后才能判断,如听力或视力异常、行为发育迟缓等。

8.1.3 实验目的与要求

本实验的实验动物包括三代(F₀、F₁和 F₂)。F₀和 F₁给予受试物,观察生殖毒性,F₂观察功能发育毒性,记录关于受试物对雌性和雄性动物生殖发育功能的影响,如性腺功能、交配行为、受孕、分娩、哺乳、断乳以及子代的生长发育和神经行为情况等。毒性作用主要包括子代出生后死亡率的增加、生长与发育的改变、子代的功能缺陷(包括神经行为异常、发育缺陷)和生殖异常等。

8.1.4 实验方法

8.1.4.1 受试物

受试物应首先使用原始样品,若不能使用原始样品时,应按照受试物处理原则对受试物进行适当处理,将受试物掺入饲料、饮用水或进行灌胃给予。

8.1.4.2　实验动物

1. 实验动物选择

实验动物的选择应符合国家标准和有关规定。选择已有资料证明对受试物敏感的动物物种和品系,一般啮齿类动物首选大鼠,避免选用生殖率低或发育缺陷发生率高的品系。为了正确地评价受试物对动物生殖和发育能力的影响,两种性别的动物都应选用。所选动物应注明物种、品系、性别、体重和周龄。同性别实验动物个体间体重相差不超过平均体重的 ±20%。选用的亲代(F_0)雌鼠应为非经产鼠、非孕鼠。

2. 实验动物数量

为了获得具有统计学意义的基本实验数据,正确地评价受试物对动物生殖发育过程可能引起的毒性作用,包括对 F_0 动物生殖、妊娠和哺育过程的影响,对子一代(F_1)动物从出生到成熟过程中的吸乳、生长发育情况的影响,以及子二代(F_2)动物从出生到断乳的生长发育过程相关指标的影响,交配的动物数应保证每个受试物组及对照组都能至少获得 20 只孕鼠。一般在实验开始时两种性别动物(F_0)每组各需要 30 只,在后续的实验中用来交配的每种性别的动物(F_1)每组各需要 25 只(至少每窝雌、雄各取 1 只,最多每窝雌、雄各取 2 只)。

3. 实验动物准备

实验前动物在实验动物房至少应进行 3~5 d 环境适应和检疫观察,方可进行生殖发育毒性实验。

4. 实验动物饲养环境

室内温度(23 ± 3) ℃,相对湿度为 40%~70%,在人工照明的情况下光照和黑夜时间分别为 12 h。实验动物按单笼或按性别分笼饲养,自由饮食、饮水。孕鼠临近分娩时,应单独饲养在分娩笼中,需要时笼中放置造窝垫料。

8.1.4.3　剂量及分组

将动物按体重随机分为至少 3 个剂量的受试物组和 1 个对照组。如果受试物使用溶剂,对照组应给予溶剂的最大使用量。如果受试物引起动物食物摄入量和利用率下降时,那么对照组动物需要与实验组动物配对喂饲。某些高剂量受试物组设计应考虑其对营养素平衡的影响,对于非营养成分受试物剂量不应超过饲料的 5%。

在受试物理化和生物特性允许的条件下,最高剂量应使 F_0 和 F_1 动物出现明显的毒性反应,但不引起动物死亡;中间剂量可引起轻微的毒性反应;低剂量不应引起亲代及其子代动物的任何毒性反应。如果受试物的毒性较低,使用 1 000 mg/kg BW 的剂量仍未观察到对生殖发育过程有任何毒副作用,则可以采用限量实验,即实验不再考虑增设受试物其他剂量组。若高剂量的预实验观察到明显的母体毒性作用,但对生育无影响,也可以采用限量实验。

8.1.4.4　实验步骤

1. 受试物给予

(1)实验期间,所有动物应采用相同的方式给予受试物,如受试物经灌胃给予,灌胃频次按每天 1 次,每周 7 d 给予受试物。各代大鼠给予的受试物剂量(按动物体重给予,mg/kg BW 或 g/kg BW)、饲料和饮水相同。

（2）根据受试物的特性或实验目的，可将受试物掺入饲料、饮水中或灌胃给予。首选掺入饲料或饮水中给予，若受试物加入饲料或饮水中影响动物的适口性，则应选择灌胃给予。

（3）受试物灌胃给予，要将受试物溶解或悬浮于合适的溶媒中，首选溶媒为水，不溶于水的受试物可使用植物油（如橄榄油、玉米油等），不溶于水或油的受试物亦可使用羧甲基纤维素、淀粉等配成混悬液或糊状物等。受试物应新鲜配制，除有资料表明其溶液或混悬液贮存稳定者外。应每日在同一时间灌胃 1 次，每周称体重 2 次，根据体重调整灌胃体积。灌胃体积一般不超过 10 mL/kg BW，如为水溶液时，最大灌胃体积为 20 mL/kg BW；如为油性液体，灌胃体积应不超过 5 mL/kg BW。各组灌胃体积应保持一致。

（4）受试物掺入饲料或饮水给予，要将受试物与饲料（或饮水）充分混匀并保证该受试物配制的稳定性和均一性，以不影响动物摄食、营养平衡和饮水量为原则。受试物掺入饲料比例一般小于饲料质量的 5%，若超过 5% 时（最大不应超过 10%），应调整对照组饲料营养素水平（若受试物无热量或营养成分，且添加比例大于 5% 时，对照组饲料应填充相应的甲基纤维素等，掺入量等同高剂量），使其与剂量组饲料营养素水平保持一致。也可根据受试物热量或营养成分的状况调整剂量组饲料营养素水平，使其与对照组饲料营养素水平保持一致。受试物剂量单位是每千克体重所摄入受试物的毫克（或克），即 mg/kg BW（或 g/kg BW），当受试物掺入饲料其剂量单位亦可表示为 mg/kg（或 g/kg）饲料，掺入饮水则表示为 mg/mL 水。受试物掺入饲料时，需将受试物剂量（mg/kg BW）按动物每 100 g 体重的摄食量进行折算（mg/kg饲料）。

2. 实验程序

选用断乳后 7～9 周的 F_0 雄鼠，适应 3～5 d 后开始给予受试物，大鼠持续给予受试物 10 周（小鼠 8 周）。交配结束后，对 F_0 雄鼠进行剖检。F_0 雌鼠适应 3～5 d 后开始给予受试物，到交配前至少持续 10 周。在交配期、妊娠期，直到 F_1 断乳整个实验期间，F_0 雌鼠每天给予受试物。F_1 仔鼠断乳后，开始给予受试物，F_1 交配妊娠产生 F_2，受试物给予将一直持续直到 F_2 断乳。实验期间根据受试物的代谢和蓄积特性，可适当调整给予剂量（大鼠生殖发育实验程序见表 8-1）。

表 8-1　大鼠生殖发育实验程序

实验周期	亲代（F_0）	子一代（F_1）	子二代（F_2）
第 1 周至第 10 周末	给予受试物	—	—
第 11 周至第 13 周末	交配（给予受试物）	—	—
第 14 周至第 16 周末	妊娠期给予受试物，妊娠结束后处死雄鼠	—	—
第 17 周至第 19 周末	哺乳期给予受试物，哺乳结束后处死雌鼠	出生后 4 d，每窝调整为 8 只仔鼠，进行仔鼠生理发育观察	—
第 20 周至第 29 周末	—	给予受试物	—
第 30 周至第 32 周末	—	交配（给予受试物）	—
第 33 周至第 35 周末	—	妊娠期给予受试物，妊娠结束后处死雄鼠	—

续表 8-1

实验周期	亲代（F_0）	子一代（F_1）	子二代（F_2）
第 36 周至第 38 周末	—	哺乳期给予受试物，哺乳结束后处死雌鼠	出生后 4 d，每窝调整为 8 只仔鼠，进行仔鼠生理发育观察
第 39 周至实验结束	—	—	仔鼠生理发育观察；仔鼠神经行为检测

3.交配

（1）生殖发育毒性实验可选用雌性动物与雄性动物数量比为 1∶1 或 2∶1 的比例进行交配。

（2）每次交配时，每只雌鼠应与从同一受试物组随机选择的单只雄鼠同笼（1∶1 交配），配对的雌、雄鼠应作标记。所有雌鼠在交配期应每天检查精子或阴栓，直到证明已交配为止，并在证明已交配后尽快将雌、雄鼠分开。检查到精子或阴栓的当天为受孕 0 d。

（3）子代 F_1 大鼠鼠龄 13 周（小鼠 11 周）才可交配。F_1 交配时，同一受试物组中每窝随机选择与另一窝仔鼠 1∶1 交叉交配产生子代 F_2。参与交配的仔鼠，每窝雌、雄鼠至少各有 1 只，且应随机抽出，而不应按体重选择。没有被选中的 F_1 雌性和雄性仔鼠至 F_2 仔鼠断乳时处死。

（4）如果经过 3 个发情期或 2 周仍未交配成功，应将交配的雌、雄鼠分开，不再继续同笼。同时应对不育的动物进行检查，分析其原因。另外，也可将未成功交配的动物与证实过生育功能正常的动物重新配对，并在需要时进行生殖器官的病理组织学、发情周期和精子发育周期的检查。

（5）由于受试物的毒性作用导致窝仔鼠数目无法达到实验要求，或在第 1 次交配过程中观察到可疑的变化和结果时，可进行亲代（F_0）或子一代大鼠（F_1）的第 2 次交配。第 2 次交配时，推荐使用未交配的雌（雄）大鼠与已交配过的雄（雌）大鼠进行。第 2 次交配一般在第 1 次交配所产幼鼠断乳后 1 周进行。

4.每窝仔鼠数量的标准化

F_0 和 F_1 母鼠妊娠和哺乳期间给予受试物，断乳期结束后处死。F_1 仔鼠出生后第 4 d，采用随机方式（而不是以体重为依据），将每窝仔鼠数目进行调整，剔除多余的仔鼠，达到每窝仔鼠性别和数目的统一。每窝尽可能选 4 只雄鼠和 4 只雌鼠，也可根据实际情况进行部分调整，但每窝应不少于 8 只幼鼠。F_2 仔鼠按照同样的方式进行调整。

8.1.5　观察指标

（1）对实验动物做全面的临床检查，记录受试物毒性作用所产生的体征、相关的行为改变、分娩困难或延迟的迹象等毒性指征，并记录实验动物的死亡率。

（2）交配期间应检查雌鼠（F_0 和 F_1）的阴道和子宫颈，判断雌鼠的发情周期有无异常。

（3）交配前和交配期，实验动物摄食量可每周记录一次，而妊娠期间可考虑逐日记录。如受试物通过掺入饮水的方式给予，则需每周计算一次饮水量。产仔后，母鼠的摄食量也应进行记录，可选择与每窝仔鼠称量体重时一起进行。

（4）F_0 和 F_1 参与生殖的动物应在给予受试物的第 1 d 进行称重，以后每周称量体重 1 次，逐只记录。

（5）实验结束时，选取 F_0 和 F_1 雄鼠的附睾，进行精子形态、数量以及活动能力的观察和评价。可先选择对照组和高剂量组的动物进行检查，每只动物至少检查 200 个精子。如检查结果有异常，则进一步对低、中剂量组动物进行检查。

（6）为确定每窝仔鼠数量、性别、死胎数、活胎数和是否有外观畸形，每窝仔鼠应在母鼠产仔后尽快对其进行检查。死胎、哺乳期间死亡的仔鼠以及产后第 4 天由于窝标准化而需处死的仔鼠尸体，均需妥善保存并做病理学检查。

（7）对明显未孕的动物，可处死后取其子宫，采用硫化铵染色等方法检查着床数，以证实胚胎是否在着床前死亡。

（8）存活的仔鼠在出生后的当天上午、第 4 天、第 7 天、第 14 天和第 21 天分别进行计数和体重称量，并观察和记录母鼠及子代生理和活动是否存在异常。

（9）以窝为单位，检查并记录全部 F_1 仔鼠生理发育指标，建议选择的指标有：断乳前耳廓分离、睁眼、张耳、出毛、门齿萌出时间，以及断乳后雌性阴道张开和雄性睾丸下降的时间等。F_1 仔鼠生理发育指标的观察时间和频次可参照表 8-2，而具体观察时间和频次可根据实验所用大鼠品系特点确定。

表 8-2 F_1 仔鼠生理发育指标

生理发育指标	观察时间和频次		
	断乳前	断乳后至性成熟	性成熟后
体重、临床表现	每 1 周一次	每 2 周一次	每 2 周一次
脑重	出生后第 11 天		实验结束
性成熟	—	适当时间	
其他发育指标	相应的适当时间	—	—

（10）各实验剂量组随机选取一定数目、标记明确的 F_2 仔鼠，分别进行相关生理发育和神经行为指标测定。F_2 仔鼠检测的生理发育、神经行为指标以及相应的实验动物数目见表 8-3，其中生理发育指标检查时间和频次同 F_1 仔鼠。神经行为发育指标的检测分别于 F_2 仔鼠出生后第（25±2）天和第 60 天左右进行。在这两个发育阶段所采用的认知能力实验方法有所区别，建议选择有针对性、敏感的认知能力实验方法。如果有资料提示受试物可能对认知能力有影响，需要进一步的感觉功能、运动功能的检测，可根据文献报道和前期的研究结果有针对性地选择相关学习和记忆检测方法。如果没有相关资料，推荐使用主动回避实验、被动回避实验以及 Morris 水迷宫实验等实验方法。

表 8-3 F_2 仔鼠生理发育和神经行为指标

各受试物组每窝选用仔鼠数目/只		各项发育指标实际使用仔鼠数目/只		生理发育和神经行为指标
雄	雌	雄	雌	
1	1	20	20	个体运动行为能力的测定
		10	10	出生后 11 d 对仔鼠大脑称重，并进行神经病理学检查

续表 8-3

各受试物组每窝选用仔鼠数目/只		各项发育指标实际使用仔鼠数目/只		生理发育和神经行为指标
雄	雌	雄	雌	
1	1	20	20	进行详细的临床观察并记录、自主活动的观察、性成熟的观察、运动和感觉功能的测定
		10	10	出生后 70 d,对成年仔鼠大脑称重并进行神经病理学检查
1	1	10	10	出生后 23 d 起,对仔鼠进行学习记忆能力的测定
		10	10	出生后 70 d,对成年仔鼠大脑称重
1	1	20	20	出生后 21 d 处死

(11)必要时结合受试物的特点开展其他的临床检测。

8.1.6　病理学检查

8.1.6.1　生殖毒性病理学检查

1.大体解剖

生殖发育毒性实验过程中,处死的或死亡的所有成、仔鼠均需进行大体病理解剖,观察包括生殖器官在内的脏器是否存在病变或结构异常。

2.器官称量

在大体解剖的基础上应对子宫及卵巢、睾丸及附睾、前列腺、精囊腺、脑、肝、肾、脾、脑垂体、甲状腺和肾上腺等重要的器官进行称量,并记录。

3.组织病理学检查

用于交配和发育毒性检测的 F_0 和 F_1 动物,应保留其卵巢、子宫、子宫颈、阴道、睾丸、附睾、精囊腺、前列腺、阴茎以及可能的靶器官进行组织病理学检查。雄鼠还应判断精子的数量是否改变,是否出现精子畸形。大体解剖中显示病变的组织应做组织病理学检查,建议对怀疑不育的动物进行生殖器官组织病理学检查。

此外,可先对最高剂量受试物组和对照组的动物标本以及剖检中发现有异常的标本进行组织病理学检查。如最高剂量受试物组没有发现有意义的病理改变,其他剂量受试物组的标本可不必进行病理检查。反之,若最高剂量受试物组发现有意义的病理改变,则其他剂量受试物组相关的标本也应做进一步的检查。

8.1.6.2　神经发育毒性病理学检查

于 F_2 仔鼠出生后第 11 天和第 70 天,分别进行相关仔鼠的神经发育毒性病理学检查。可先进行高剂量受试物组和对照组的检查,如发现有意义的神经病理改变,再继续进行中、低剂量受试物组的检查。神经发育毒性病理检查建议观察嗅球、大脑皮层、海马、基底神经节、丘脑、下丘脑、中脑、脑干以及小脑等组织。

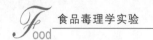

8.1.7　数据处理和结果评价

将所有的数据和结果以表格形式进行统计和总结,表中应显示每组的实验动物数、交配的雄性动物数、受孕的雌性动物数、各种毒性反应及其出现反应的动物百分数。生殖、生理发育指标数据,应以窝为单位统计。神经发育毒性以及病理检查等结果应以适当的方法进行统计学分析。计量资料采用方差分析,进行多个实验组与对照组之间均数比较,分类资料采用Fisher精确分布检验、卡方检验、秩和检验,等级资料采用Ridit分析、秩和检验等。

逐一比较受试物组动物与对照组动物观察指标和病理学检查结果是否有显著性差异,以评定受试物有无生殖发育毒性,并确定其生殖发育毒性的LOAEL和NOAEL。同时还可根据出现统计学差异的指标,进一步估计生殖发育毒性的作用特点。

8.1.8　实验报告

(1)实验名称、实验单位名称和联系方式、报告编号。

(2)实验委托单位名称和联系方式、样品受理日期。

(3)实验开始和结束日期、实验项目负责人、实验单位技术负责人、签发日期。

(4)实验摘要。

(5)受试物:名称、批号、剂型、状态(包括感官、性状、包装完整性、标识)、数量、前处理方法、溶媒。

(6)实验动物:物种、品系、级别、数量、体重、性别、来源(供应商名称、实验动物生产许可证号),动物检疫、适应情况,饲养环境(温度、相对湿度、实验动物设施使用许可证号),饲料来源(供应商名称、实验动物饲料生产许可证号)。

(7)实验方法:实验分组、每组动物数、剂量选择依据、受试物给予途径及期限、观察指标、统计学方法。

(8)实验结果:

①按性别和受试物组分别记录的毒性反应,包括生殖、妊娠和发育能力等的异常。

②实验期间动物死亡的时间或实验动物是否生存到实验结束。

③每窝仔鼠的体重和仔鼠的平均体重,以及实验后期单只仔鼠的体重。

④任何有关生殖、仔鼠及其生长发育的毒性和其他健康损害效应。

⑤观察到的各种异常症状的出现时间和持续过程。

⑥亲代(F_0)和选做交配的子代动物的体重。

⑦F_2仔鼠生理发育指标达标的时间。

⑧F_2仔鼠个体神经行为发育指标检查结果。

⑨F_2仔鼠学习和记忆功能指标的测试结果。

⑩病理大体解剖的结果。

⑪病理组织学检查结果的详细描述。

⑫结果的统计处理。

(9)实验结论:受试物生殖发育毒性作用的特点,剂量-反应关系。并得出对各代经口生殖发育毒性的NOAEL和(或)LOAEL结论等。

8.1.9　实验结果的解释

生殖发育毒性实验检验动物经口重复暴露于受试物产生的对 F_0 和 F_1 雄性和雌性动物生殖功能的损害及对 F_2 的功能发育的影响,并从剂量-效应关系和剂量-反应关系的资料,得出生殖发育毒性作用的 LOAEL 和 NOAEL。实验结果应该结合亚慢性实验、致畸实验、生殖毒性实验、毒物动力学及其他实验结果进行综合解释。由于动物和人存在物种差异,所以实验结果外推到人时存在一定的局限性,但也能为初步确定人群的允许接触水平提供有价值的信息。

8.2　亚硫酸盐的生殖毒性

亚硫酸盐是食品工业广泛使用的添加剂,它们通过产生二氧化硫对食品原料及食品起到防腐、保鲜、抗氧化、漂白等作用,是多功能食品添加剂。环境毒理学研究显示,吸入二氧化硫可使细胞主要抗氧化酶活性降低,导致各组织器官不同程度的氧化损伤;接触二氧化硫气体污染的工人外周血淋巴细胞染色体畸变率、姐妹染色单体交换率及微核率显著升高,对小鼠不同脏器的 DNA 都有损伤作用。本部分以亚硫酸钠为受试物,以昆明小鼠为实验动物,采用小鼠胚胎毒性实验、小鼠精子畸形实验对亚硫酸盐进行生殖毒理学检测。

8.2.1　小鼠胚胎毒性实验

1. 预实验

实验小鼠购回后,先经过 1 周的适应性饲养后再进行正式实验。动物室温度 22～26 ℃,湿度(55±10)%,照明昼夜交替 24 h。垫料、饲料、饮水均符合标准要求,动物自由饮水摄食。

2. 正式实验

选用 7～12 周龄性成熟未交配过的昆明小鼠 120 只,于实验前按雌雄比 2∶1 进行同笼交配。次日起,每天早晨检查雌鼠阴道分泌物,发现精子的当天为孕期 0 d,依此推算孕期,并将已交配过的孕鼠随机分配到各实验组和对照组中。实验共分 4 组,每组孕鼠 12 只。第 1 组为阴性对照组;第 2～4 组为亚硫酸钠高、中、低剂量组,剂量分别为 320 mg/kg BW、80 mg/kg BW、20 mg/kg BW。

于妊娠后 11～13 d 进行灌胃,处理方式如下。

第 1 组(阴性对照组):仅灌服溶剂(蒸馏水);

第 2～4 组(高、中、低剂量组):分别以 1/4 LD$_{50}$、1/16 LD$_{50}$、1/64 LD$_{50}$ 的剂量按体重染毒。

(1)染毒方法　将亚硫酸钠分别配制成相应浓度的溶液,使各小鼠每次灌胃量在 0.2 mL 左右。第 2～4 组孕鼠从妊娠第 6 天开始,按体重确定给药量,于每日上午空腹灌胃给药 1 次,连续灌胃 9 d,每 3 d 称一次孕鼠体重,以后根据体重变化调整给药量,并于妊娠第 18 天称重,进行剖腹检查。

(2)记录项目

①给药期观察记录孕鼠体重变化(表 8-4)。

②胎仔检查,母鼠剖腹,暴露卵巢和子宫,记录总着床数、左右侧活胎数、死胎数和吸收胎

数(表 8-5)。将胎鼠连同胎盘一起取出,逐个称活胎鼠的体重和胎盘质量,测量胎鼠的体长、尾长,鉴别性别(表 8-6),并进行外观畸形、内脏畸形(将胎鼠的一半放入 Bouin's 固定液中固定,检查内脏畸形)、骨骼畸形检查(另一半放入 80% 乙醇溶液中固定,经茜素红染色等处理后进行骨骼畸形检查,包括检查肋骨和肋软骨畸形)。

表 8-4　亚硫酸钠对孕鼠体重增加的影响

组别	剂量/(mg/kg)	孕鼠数/只	孕鼠体重增加/(g/只)
阴性对照组	0	12	
低剂量组	1/64 LD$_{50}$	12	
中剂量组	1/16 LD$_{50}$	12	
高剂量组	1/4 LD$_{50}$	12	

表 8-5　亚硫酸钠对胎鼠形成的影响

组别	剂量/(mg/kg)	孕鼠数/只	总着床数/只	活胎数/只	吸收胎数/只	死胎数/只
阴性对照组	0	12				
低剂量组	1/64 LD$_{50}$	12				
中剂量组	1/16 LD$_{50}$	12				
高剂量组	1/4 LD$_{50}$	12				

表 8-6　亚硫酸钠对胎鼠生长发育的影响

组别	剂量(mg/kg)	胎鼠数/只	胎仔体重/g	胎仔身长/cm	胎仔尾长/cm	性别
阴性对照组	0					
低剂量组	1/64 LD$_{50}$					
中剂量组	1/16 LD$_{50}$					
高剂量组	1/4 LD$_{50}$					

8.2.2　小鼠精子畸形实验

1. 剂量与分组

选用健康的性成熟雄性昆明小鼠 25 只,随机分成 5 组,每组 5 只,设 1/2 LD$_{50}$、1/10 LD$_{50}$、1/20 LD$_{50}$ 三个剂量组,以 40 mg/kg BW 环磷酰胺为阳性对照组,以溶剂(蒸馏水)为阴性对照。

2. 染毒方法

将亚硫酸钠分别配制成相应浓度的溶液,使各小鼠每次灌胃量在 0.2 mL 左右。

3. 畸形观察

各实验组每日灌胃 1 次,连续 5 d,于第 1 次给药后的第 35 天处死小鼠,取出两侧附睾,放入盛有 2 mL 生理盐水的小烧杯中。将附睾剪碎,静置 3～5 min,轻轻摇动,过滤,滤液以 1 000 r/min 的速度离心 10 min,去除上清液。加入少量生理盐水,以混悬液涂片,自然干燥。将玻片置于甲醇中固定 8 min,干燥后用质量分数为 2% 的伊红染液染色 1 h,用水轻轻冲洗,干燥后封片。在低倍镜下(用绿色滤光片)找到清晰、精子重叠少的部位,用油镜(100×10)顺序检查精子形态,计数结构完整的精子,统计畸形精子数,主要观察:无钩、香蕉型、无定型、胖头、折尾、双头、双尾等畸形的精子,记录亚硫酸钠对小鼠精子畸变的影响(表 8-7)。

表 8-7　亚硫酸钠对小鼠精子畸变的影响

组别	剂量	小鼠数 /只	受检精子数	畸形精子数	畸形率 /%
阴性对照	0	5			
低剂量组	1/20 LD$_{50}$	5			
中剂量组	1/10 LD$_{50}$	5			
高剂量组	1/2 LD$_{50}$	5			
阳性对照	40 mg/kg	5			

8.2.3　结果与评价

通过对小鼠胚胎毒性实验和小鼠精子畸形实验结果的分析,评价亚硫酸钠的生殖毒性。

8.3　双酚 A 对小鼠生殖毒性的影响

双酚 A(bisphenol,BPA)是苯酚和丙酮的重要衍生物,是制造塑料制品和涂层的原料,具有生殖毒性,被称为无处不在的环境雌激素。孕期暴露于 BPA 中可导致母体和后代生殖发育毒性。本部分主要通过小鼠在整个繁殖周期中口服暴露 BPA,考察 BPA 对母体子宫和卵巢及仔鼠睾丸或卵巢发育的影响。

8.3.1　孕期暴露 BPA 对母体子宫和卵巢的影响

8.3.1.1　实验动物及分组处理

实验用 8 周龄昆明小鼠,体重 22～25 g。经环境适应饲养 1 周后按照雌雄比 2:1 合笼过夜,第 2 天早上检出阴栓者记为孕期第 0 d(孕 0 天)。

将孕 0 d 母鼠随机分为 7 组:A 组为对照组,B～G 组为 BPA 处理组,各组处理情况如下。

A 组:饮用蒸馏水,0.00 mg/(kg·d) BPA;

B 组:0.05 mg/(kg·d) BPA;

C 组:0.5 mg/(kg·d) BPA;

D 组:5 mg/(kg·d) BPA;

E 组:10 mg/(kg·d) BPA;

F 组:20 mg/(kg·d) BPA;

G 组:50 mg/(kg·d) BPA。

A 组和 G 组孕鼠数目多一些,其余各组每组 20 只。母鼠自孕 0 d 起饮水暴露 BPA 至子

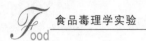

代小鼠哺乳期结束。A 组和 G 组孕鼠分别于孕期第 3、6、9、12、15、18 天处死采样。

8.3.1.2 指标观察

1.母鼠饮水量和体重统计

防漏饮水瓶饮水,保证母鼠饮水量准确,自孕 0 d 起至分娩前每 3 d 称量每只孕鼠体重一次。分娩后,自分娩之日起每 3 d 称重每窝母鼠和其仔鼠的总质量。同时每次称体重时都称水瓶质量,并与上次瓶重相减计算饮水量,通过对小鼠饮水量和体重的测量确保饮水给药剂量的准确性。孕期母鼠饮水量和体重、哺乳期母鼠饮水量和窝重统计如表 8-8 及表 8-9 所示。

表 8-8 孕期母鼠饮水量和体重

妊娠时间	0 d	3d	6 d	9 d	12 d	15 d	18 d
饮水/mL							
体重/g							
比值							

表 8-9 哺乳期母鼠饮水量和窝重

仔鼠日龄	0d	3d	6d	9d	12d	15d	18d	21d
饮水/mL								
窝重/g								
比值								

2.窝产仔鼠数、仔鼠出生重和雌雄比

母鼠在分娩后,统计每窝仔鼠个数和平均初生重,比较不同 BPA 剂量对初生仔鼠出生率和初生重的影响。在仔鼠 21 日龄断奶后,通过人工鉴别外生殖器的方法统计各组仔鼠雌雄比例。不同 BPA 剂量组仔鼠出生指标统计如表 8-10 所示。

表 8-10 不同 BPA 剂量组仔鼠出生指标

组别	平均窝产仔鼠数/只	平均出生体重/g	雌雄比值
A 组			
B 组			
C 组			
D 组			
E 组			
F 组			
G 组			

3.母鼠孕期血清 BPA 含量测定

A 组和 G 组孕鼠在孕期自 0 d 起每 3 d 眼眶静脉丛采血一次,分离血清后使用 ELISA 法检测样本 BPA 含量。

4. 母鼠孕期卵巢和子宫器官指数测定

A 组和 G 组孕鼠在孕期自 0 d 起每 3 d 颈椎脱臼处死 4 只,然后摘取器官(卵巢、子宫)称重,按器官质量(mg)占体重(g)的百分比计算器官指数,同时统计子宫中胚胎数。

8.3.2　BPA 低剂量长期暴露对仔鼠睾丸发育的影响

8.3.2.1　实验动物及分组处理

实验用昆明小鼠(8 周龄,22～25 g),适应环境饲养 1 周后按雌雄比 2:1 的比例合笼过夜,次日清晨检出阴栓则为孕期第 0 d。将鉴定为妊娠的母鼠(孕 0 d)当天随机分成 7 组,每组孕鼠各 20 只,饮水中添加 BPA,各组处理情况如下。

A 组:饮用蒸馏水,0.00 mg/(kg·d) BPA;

B 组:0.05 mg/(kg·d) BPA;

C 组:0.5 mg/(kg·d) BPA;

D 组:5 mg/(kg·d) BPA;

E 组:10 mg/(kg·d) BPA;

F 组:20 mg/(kg·d) BPA;

G 组:50 mg/(kg·d) BPA。

每隔 3 d 测定各组小鼠的饮水量和体重,计算出每组小鼠饮水中 BPA 的浓度。自 F_0 母鼠孕 0 d 起至哺乳期结束,母鼠饮水暴露 BPA,仔鼠 21 日龄断奶后继续饮水暴露 BPA 至 45 日龄进入性成熟期。

8.3.2.2　指标观察

1. 仔鼠饮水量和体重统计

仔鼠 21 日龄断奶后每 3 d 称量每笼仔鼠总体重,同时称量水瓶质量,并与上次瓶重相减以计算饮水量,根据饮水量与体重的实时变化调整 BPA 的最终饮用剂量,确保饮水给药剂量的准确性。

2. 仔鼠血清和睾丸 BPA 含量测定

小鼠于 21 日龄断奶后摘取眼球在眼眶静脉丛处取血,室温静置 2 h 析出血清检测 BPA 含量。采血后的小鼠采用颈椎脱臼处死,摘取睾丸进行匀浆备用,检测 F_1 小鼠血清和睾丸匀浆中的 BPA 水平。

3. 睾丸器官指数

仔鼠处死后摘取双侧睾丸,称重。按双侧睾丸质量(mg)占体重(g)的百分比计算睾丸器官指数。

4. 仔鼠睾丸病理组织切片

仔鼠颈椎脱臼处死,摘取睾丸后经甲醛固定,然后梯度乙脱脱水,脱水的组织经二甲苯脱乙醇后即可进行石蜡包埋,采用常规方法制作石蜡切片。切片经 HE 染色,人们便可在显微镜下观察记录病理损伤情况。

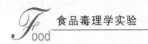

5.仔鼠精子活力、密度和畸形率

摘取小鼠新鲜附睾,取 100 mg 置于 400 mL 生理盐水中剪碎并轻轻振荡,获得精子悬浊液,用于检测精子活力、精子密度和畸形率。精子密度使用血细胞计数板计数。悬浊液过滤除去组织碎片,将一滴悬液转移至干净的载玻片上,风干涂片后用 1‰ 伊红染液染色 20 min,显微镜下观察精子畸形情况。

8.3.3　BPA 长期低剂量暴露对仔鼠卵巢发育的影响

8.3.3.1　实验动物与分组处理

实验用昆明小鼠(8 周龄,22~25 g),经 1 周适应性饲养,选择肉眼观察活泼健康的小鼠进入合笼阶段。雌雄小鼠按照 2∶1 合笼,第 2 天早晨检出阴栓者确定妊娠(即孕 0 d)。将孕 0 d 母鼠称为 F_0 母鼠,随机分为 7 组,分别进行处理。处理情况如下。

A 组:饮用蒸馏水,0.00 mg/(kg·d) BPA;

B 组:0.05 mg/(kg·d) BPA;

C 组:0.5 mg/(kg·d) BPA;

D 组:5 mg/(kg·d) BPA;

E 组:10 mg/(kg·d) BPA;

F 组:20 mg/(kg·d) BPA;

G 组:50 mg/(kg·d) BPA。

自 F_0 母鼠孕 0 d 起至哺乳期结束,饮水暴露 BPA。仔鼠(F_1)21 日龄剖杀,取卵巢等样品做检测(仔鼠经母体间接暴露 39 d)。直接暴露与间接暴露组仔鼠(F_1)经 F_0 母鼠妊娠期和哺乳期间接暴露 39 d,21 日龄断奶后继续饮水暴露 BPA 至 45 日龄性成熟期剖杀检测。

8.3.3.2　指标观察

1.BPA 对仔鼠血清和卵巢 BPA 含量的影响

F_1 雌鼠于断奶(21 日龄)和性成熟(45 日龄)时从眼眶静脉丛采血,静置 2 h 待析出血清后收集血清。采血后小鼠采用颈椎脱臼处死,摘取卵巢、匀浆。检测小鼠稀释血清和卵巢匀浆 BPA 含量。

2.卵巢器官指数

21 日龄和 45 日龄子代雌鼠处死后摘取双侧卵巢、称重,计算双侧卵巢质量(mg)占体重(g)的百分比,即为卵巢器官指数。

3.仔鼠卵巢病理组织切片

仔鼠在 21 日龄和 45 日龄时采用颈椎脱臼处死,摘取卵巢后经甲醛固定,然后梯度乙醇脱水,脱水的组织经二甲苯脱去乙醇后即可进行石蜡包埋。包埋后的组织使用石蜡切片机制作切片,石蜡切片经 HE 染色,人们便可以从中观察病理损伤情况。

8.3.4　结果分析与评价

通过孕期暴露 BPA 对母体子宫和卵巢的影响、低剂量长期暴露对仔鼠睾丸或卵巢发育的影响,评价 BPA 的生殖发育毒性。

8.4　碘乙酸的生殖发育毒性

碘乙酸(IAA)作为一类未受控的消毒副产物,因其存在潜在的健康危害而备受关注。大量流行病学调查研究和动物实验均提示 IAA 暴露会产生生殖发育毒性。本部分通过大鼠暴露考察 IAA 的生殖发育毒性。

8.4.1　实验动物

选用 10 周龄无特定病原体级(SPF)SD 雄性大鼠,饲养于清洁级动物房中,饲料、水、垫料均符合实验动物饲养标准,室温 22~25 ℃,湿度 60%~70%,照明昼夜交替 24 h,自由饮水摄食。交配前,雌雄分笼饲养。交配期,按照雌雄比 1∶1 或 2∶1 进行同笼,交配期对雌鼠进行阴道涂片或者阴栓检查,涂片检查出精子或者观察到明显的阴栓时雌鼠立即单笼饲养。

8.4.2　实验设计与方法

预实验确定碘乙酸对雌鼠和雄鼠的急性毒性半数致死剂量,并通过预实验观察染毒剂量是否会导致大鼠死亡或出现严重中毒等症状。设置高、中、低 3 个染毒剂量组和 1 个对照组。实验动物经过 1 周环境适应,剔除无动情周期改变的雌鼠,将雄、雌鼠各随机分为 4 组。

经口灌胃染毒,雄鼠连续染毒至少 4 周(交配前染毒 2 周,交配期染毒至交配后第 4 周),雌鼠连续染毒至分娩后第 13 d(交配前染毒 2 周,交配期染毒最多 2 周,孕期染毒约 3 周,哺乳期染毒约 2 周)。

8.4.2.1　取材方法

1. F_0 雄性大鼠解剖

末次染毒 24 h 后,称重,麻醉大鼠。取大鼠心、肺、肝、脾、肾、睾丸、附睾、前列腺、精囊腺脏器称重,分离左侧睾丸和附睾,将左侧睾丸置于 Bouin's 液中固定,附睾用于精子悬液的制备。

2. F_0 雌性大鼠解剖

末次染毒 24 h 后,称重,麻醉大鼠。取大鼠心、肺、肝、脾、肾、子宫、卵巢等脏器称重,分离左侧卵巢,置于 4% 多聚甲醛中固定,观察子宫计数着床数。

3. F_1 大鼠解剖

哺乳期 13 d 后,麻醉大鼠后取血。F_1 雄鼠取甲状腺、心、肺、肝、脾、肾、睾丸、附睾、前列腺、精囊腺脏器称重,F_1 雌鼠取甲状腺、心、肺、肝、脾、肾、子宫、卵巢脏器称重。

8.4.2.2　指标观察与测定

1. F_0 大鼠

(1)一般指标　每天称重一次大鼠的食物消耗量和体重,观察大鼠的皮肤、毛发、眼周、肛周和行为等。

(2)脏器系数　取雄性大鼠心、肺、肝、脾、肾、睾丸、附睾、前列腺、精囊腺脏器称重;取雌性大鼠心、肺、肝、脾、肾、子宫、卵巢脏器称重。计算脏器系数,记录 IAA 对大鼠脏器系数的影响

（表 8-11 及表 8-12）。

$$脏器系数 = \frac{器官质量/g}{体重/g} \times 100\%$$

表 8-11　IAA 对雄性大鼠脏器系数的影响

脏体比/%	IAA/(mg/kg BW)			
	0	2.5	7.5	22.5
心				
肝				
脾				
肺				
肾				
睾丸				
附睾				
前列腺				
精囊腺				

表 8-12　IAA 对雌性大鼠脏器系数的影响

脏体比/%	IAA/(mg/kg BW)			
	0	2.5	7.5	22.5
心				
肝				
脾				
肺				
肾				
子宫				
卵巢				

（3）交配和生育能力评估　染毒两周后，雌雄按 1∶1 或 2∶1 同笼，每天固定时间观察阴栓，并进行阴道涂片检查精子。观察到阴栓或精子的雌鼠则交配成功，该天为孕 0 d。从同笼之日起至孕 0 d 为交配时长，孕 0 d 至分娩日为孕程。根据表 8-13 中指标考察记录 IAA 对大鼠交配和生育能力的影响。

表 8-13　IAA 对大鼠交配和生育能力的影响

评估指标	IAA/(mg/kg BW)			
	0	2.5	7.5	22.5
雌鼠交配前 2 周动情周期循环次数/次				
雌鼠动情周期/d				
交配时长/h				
孕程/d				

续表 8-13

评估指标	IAA/(mg/kg BW)			
	0	2.5	7.5	22.5
交配雌鼠数量/只				
交配成功雌鼠数量/只				
受孕成功雌鼠数量/只				
雌性交配指数				
雌性受孕指数				
雌性生育力				
交配雄鼠数量/只				
交配成功雄鼠数量/只				
雄性生育力				
精子活力				
精子畸形率/%				
胚胎着床数/只				
分娩成功孕鼠数量/只				
分娩率/%				
分娩仔鼠窝数/窝				
分娩畸胎窝数/窝				
分娩仔鼠数量/只				
产后 0 d 活胎仔鼠数量/只				
分娩畸胎数量/只				
畸胎率/%				
分娩畸胎窝数/窝				
食鼠仔雌鼠数量/只				
食鼠仔窝率/%				

其中：

$$雌性交配指数 = \frac{交配成功雌鼠数量}{交配雌鼠数量};$$

$$雌性受孕指数 = \frac{受孕成功雌鼠数量}{交配成功雌鼠数量};$$

$$雌性生育力 = \frac{受孕成功雌鼠数量}{交配雌鼠数量};$$

$$雄性生育力 = \frac{交配成功雄鼠数量}{交配雄鼠数量};$$

$$分娩率 = \frac{分娩成功孕鼠数量}{受孕成功雌鼠数量} \times 100\%;$$

$$畸胎率 = \frac{分娩畸胎数量}{产后 0 d 活胎仔鼠数量} \times 100\%;$$

$$畸胎窝率 = \frac{分娩畸胎窝数}{分娩仔鼠窝数} \times 100\%;$$

$$食鼠仔窝率 = \frac{食鼠仔雌鼠数量}{分娩仔鼠窝数} \times 100\%。$$

（4）阴道涂片方法　将雌鼠固定在鼠笼上，45°倾斜提起鼠尾，暴露阴道；用无针头注射器

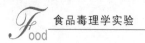

吸取适量生理盐水 1 mL 缓慢注入阴道,反复抽吸几次;将阴道内容物均匀滴于载玻片上,自然风干;使用 95% 乙醇固定 10 min;瑞氏染液染色 10 min;轻轻冲洗载玻片边缘多余染液,自然风干后使用显微镜观察。

(5)阴栓检查方法 轻轻提起雌鼠尾巴,观察阴道口是否有偏黄的乳白色颗粒物。

(6)雄鼠精子活力测定 取每只雄性大鼠的左侧附睾,剪下附睾尾,称重,剪碎至放有 1 mL 37 ℃ 生理盐水的离心管内,37 ℃ 水浴 5~30 min。取上层精子悬液 10 μL,加 37 ℃ 生理盐水 90 μL 稀释,取 10 μL 至细胞计数板,显微镜观察计数 1 000 个精子,统计剧烈活动和不剧烈活动的精子数。取精子混悬液 1 滴均匀涂片,采用 4% 多聚甲醛固定,清水冲洗后,染色,显微镜下观察 1 000 个精子,统计畸形精子数,并计算精子活力。

(7)雌鼠动情周期检测 染毒前 2 周,每天上午、下午给雌鼠做阴道涂片检查,观察阴道涂片上细胞种类与形态(白细胞:体积最小,染色后呈多形核;角化细胞:大小介于白细胞和有核上皮细胞之间,呈扁而多边形,无核或核小;有核上皮细胞:有核上皮细胞,呈卵圆状或多边形,细胞质和细胞核边界清晰),观察雌鼠动情周期的改变。

(8)各动情周期的特点

间情期:细胞少,以白细胞为主,持续时间长,通常为 1~1.5 d。

动情前期:以有核上皮细胞为主,细胞数量较间情期多,持续时间约 18 h。

动情期:几乎全是角化上皮细胞,呈堆状、落叶状和针片状,持续时间约 12 h。

动情后期:三种类型细胞均有,持续时间约 12 h。

正常大鼠动情周期为 4~5 d。

(9)组织病理学检查

取雄性大鼠的左侧睾丸和雌性大鼠的左侧卵巢,睾丸置于 Bouin's 液中固定,卵巢置于 4% 多聚甲醛中固定。将它们进行常规石蜡包埋,制作切片,使用 HE 染液染色。睾丸标本和卵巢标本进行 HE 染色,苏木素染色 10~15 min,清水冲洗 20 min;快速用 1‰ 乙醇冲洗,自来水漂洗;饱和碳酸返蓝后用清水冲洗;伊红染液染色后再用清水冲洗;采用乙醇进行梯度脱水,二甲苯脱乙醇,中性树胶封片。观察大鼠睾丸横切面近似圆形的曲精管,显微镜下观察曲精管形态、分布和数量;观察各级生精细胞、支持细胞、间质细胞和精子的形态和数量。卵巢切片观察卵巢颗粒细胞、各级卵泡、黄体和闭锁卵泡的形态、结构和数量。

2. F₁ 大鼠

分娩当日,记为产后 0 d,详细记录分娩仔鼠窝数、分娩仔鼠只数、产生 0 d 活仔数、性别比;产后 3 d 记录体重并测量肛殖距;产后 4 d 记录体重、性别比、活仔数、肛殖距;产后 13 d 记录体重和子代雄鼠的乳头数等。计算活产率、生存率、子代产前损失率和产后损失率等(表 8-14 及表 8-15)。

表 8-14 IAA 对 F₁ 大鼠生长发育的影响

评估指标	IAA/(mg/kg BW)			
	0	2.5	7.5	22.5
分娩仔鼠窝数/窝				
分娩仔鼠只数/只				
产后 0 d 活仔数/只				

续表 8-14

评估指标	IAA/(mg/kg BW)			
	0	2.5	7.5	22.5
产后 4 d 活仔数/只				
产后 13 d 活仔鼠数/只				
活产率/%				
产后 4 d 生存率/%				
产后 13 d 生存率/%				
产前仔鼠损失率/%				
产后 13 d 仔鼠损失率/%				
产后 0 d 性别比				
产后 4 d 性别比				
产后 13 d 性别比				
产后 13 d 雄鼠乳头数/个				
产后 13d 雄性仔鼠乳头滞留率/%				

其中：

$$活产率 = \frac{产后\,0\,d\,活仔数}{分娩仔鼠只数} \times 100\%;$$

$$产后\,4\,d\,生存率 = \frac{产后\,4\,d\,活仔数}{产后\,0\,d\,活仔数} \times 100\%;$$

$$产后\,13\,d\,生存率 = \frac{产后\,13\,d\,活仔数}{产后\,4\,d\,活仔数} \times 100\%;$$

$$产前仔鼠损失率 = \frac{胚胎着床数 - 产后\,0\,d\,活仔数}{胚胎着床数} \times 100\%;$$

$$产后\,13\,d\,仔鼠损失率 = \frac{产后\,0\,d\,活仔数 - 产后\,13\,d\,活仔数}{产后\,0\,d\,活仔数} \times 100\%;$$

$$产后\,13\,d\,雄性仔鼠乳头滞留率 = \frac{产后\,13\,d\,雄鼠乳头数}{产后\,13\,d\,雄鼠数} \times 100\%。$$

表 8-15　IAA 对 F_1 大鼠体重、肛殖距和身长尾长的影响

评估指标	IAA/(mg/kg BW)			
	0	2.5	7.5	22.5
产后 0 d 窝重/g				
产后 3 d 窝重/g				
产后 4 d 窝重/g				
产后 13 d 窝重/g				
产后 0 d 仔鼠体重/g				
产后 3 d 仔鼠体重/g				
产后 4 d 仔鼠体重/g				
产后 13 d 仔鼠体重/g				
产后 3 d 雄性仔鼠肛殖距/mm				
产后 3 d 雄性仔鼠肛殖距指数				
产后 4 d 雄性仔鼠肛殖距/mm				
产后 4 d 雄性仔鼠肛殖距指数				

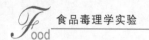

续表 8-15

评估指标	IAA/(mg/kg BW)			
	0	2.5	7.5	22.5
产后 3 d 雌性仔鼠肛殖距/mm				
产后 3 d 雌性仔鼠肛殖距指数				
产后 4 d 雌性仔鼠肛殖距/mm				
产后 4 d 雌性仔鼠肛殖距指数				
产后 13 d 雄性仔鼠身长/cm				
产后 13 d 雄性仔鼠身长/体重				
产后 13 d 雄性仔鼠尾长/cm				
产后 13 d 雄性仔鼠尾长/体重				
产后 13 d 雌性仔鼠身长/cm				
产后 13 d 雌性仔鼠身长/体重				
产后 13 d 雌性仔鼠尾长/cm				
产后 13 d 雌性仔鼠尾长/体重				

注：肛殖距指数 $=\dfrac{\text{肛殖距}/mm}{\sqrt[3]{\text{体重}/g}}$

8.4.3 结果分析与评价

本实验通过染毒后对亲代大鼠一般行为指标、雄性和雌性大鼠脏器系数、大鼠交配与生育能力、雌鼠阴道与阴栓、雌鼠动情周期、雄鼠精子活力、组织病理检查和子代大鼠生长发育等指标的检测，评价双酚 A 的生殖发育毒性。

本章小结

本章重点介绍了外源化学物的生殖发育毒性实验的实验设计、操作步骤及结果分析判定方法。其中，涉及的生殖发育毒性实验只设置了单一动物实验，以介绍相应的实验方法。对于不同实验研究，根据实验目的、实验原理、实验步骤及实验结果分析等的要求，参照毒理学动物实验基础内容，建议选择合适的实验动物种类与数量开展相应实验，以获得合理、有效的实验结果。

重要名词

生殖毒性，发育毒性，母体毒性，功能发育毒性

思考题

1. 描述大鼠生殖毒性实验程序。
2. 亚硫酸盐生殖毒性实验中小鼠精子畸形观察依据及结果评价方法？
3. 如何设计双酚 A 对小鼠生殖发育毒性影响的实验？
4. 碘乙酸生殖发育毒性的观察指标都包括哪些内容？

第 9 章
免疫毒性及其实验方法

本章学习目的与要求

免疫毒理学是在免疫学和毒理学的基础上发展起来的一个分支学科,主要研究外源化学物和物理因素对人和实验动物免疫系统产生有害作用的基质,研究食品中化学物的免疫毒性是免疫毒理学的重要内容之一。具体学习要求:

1. 了解建立和改进免疫毒性检测与评价的方法。
2. 掌握免疫毒性机制的研究及其实验原理。

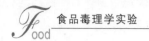
9.1　免疫毒性定义

免疫毒性即某化学物作用于免疫系统后,造成免疫系统功能或结构的损害,或某化学物作用于机体其他系统后引起免疫系统的损害。免疫毒性的内容包括:免疫抑制,即导致免疫功能降低的作用;免疫原性,即药物及其代谢物引起的免疫反应;超敏反应,即药物及其代谢物引起的免疫致敏作用;自身免疫,即对自身抗原的免疫反应;不良免疫刺激,即免疫系统组分的激活。根据免疫毒理学的研究手段,大致可以分为免疫学方法、分子生物学方法和一些特殊的动物模型实验等三类。我国现行的多种毒理学评价程序中,已经含有一些免疫毒性观察指标或免疫毒性实验,如食品、农药的亚慢性和慢性毒性实验或药品长期毒性实验中的白细胞计数和分类,胸腺、脾脏和淋巴结的质量及病理组织学观察,血清免疫球蛋白水平测定,药品、农药、化妆品毒理学评价中的全身过敏实验、皮肤过敏实验及呼吸道过敏实验等。

9.2　免疫毒性实验方法

9.2.1　免疫病理学检查

9.2.1.1　外源化学物对免疫系统的影响

外源化学物对免疫系统的影响主要表现在三个方面,即免疫抑制、超敏反应和自身免疫反应。免疫抑制指的是外源化学物对免疫功能的抑制作用,包括体液免疫功能、细胞免疫功能、巨噬细胞免疫功能、自然杀伤(NK)细胞功能及宿主抵抗力等。凡是具有免疫抑制的化学物均能降低机体对细菌、病毒、肿瘤及寄生虫的抵抗力。

超敏反应又称变态反应,是指机体受同一抗原再次刺激后产生的一种异常或病理性免疫反应。超敏反应与免疫反应本质上都是机体对某些抗原物质的特异性免疫应答,但超敏反应主要表现为组织损伤和生理功能紊乱,免疫反应则主要表现为生理性防御效应。

自身免疫是指在某些因素影响下,机体的组织成分或免疫系统本身出现了某些异常,致使免疫系统误将自身成分当成外来物进行攻击。这时候免疫系统会产生针对机体自身一些成分的抗体及活性淋巴细胞,损害破坏自身组织脏器。当自身免疫反应达到一定强度,破坏正常组织结构并引起相应临床症状时,就成为自身免疫疾病。

外源化学物对免疫系统抑制机制有如下几种:

(1)直接作用　外源化学物直接作用于免疫细胞和免疫器官,引起细胞死亡,免疫细胞数目减少,免疫器官萎缩,免疫功能抑制。

(2)影响淋巴细胞成熟过程　淋巴细胞由骨髓干细胞发育而来,其中一部分干细胞进入胸腺发育成熟为T淋巴细胞。T淋巴细胞的正常发育需要骨髓不断向胸腺提供淋巴干细胞,某些外源化学物对骨髓干细胞的毒性作用可能是引起免疫抑制的原因之一。

(3)影响淋巴细胞增殖、分化　淋巴细胞在受到抗原或丝裂原的刺激产生免疫应答的最初阶段,是使静止的淋巴细胞活化增殖成为有活性的细胞。对活化过程中任一环节的影响都会改变淋巴细胞的增殖与分化,进而影响免疫功能。

(4)影响神经内分泌网络　外源化学物对下丘脑-垂体-肾上腺轴的激活,可分泌许多内分泌素及一些生物活性物质,如糖皮质激素、儿茶酚胺、乙酰胆碱、性激素、内啡肽、甲状腺素等。这些内分泌素对免疫系统均有调节作用。

(5)影响营养状况和代谢　营养不良使免疫系统一级和二级淋巴器官的大小、质量、结构和细胞组成等都有明显改变,其严重程度依次为胸腺、脾脏、肠系膜淋巴结、颈部与腋窝淋巴结及阑尾。

综上,外源性化学物对免疫系统的毒性作用可表现为淋巴器官质量或组织学的改变、淋巴组织及骨髓细胞的变化、外周血淋巴细胞数量以及淋巴细胞表面标记改变等。因此,考察外源化学物的免疫毒性时,除了检查外周血白细胞计数和分类,首先要观察免疫器官的大小(称质量)和大体形态,然后进行组织病理学检查。

9.2.1.2　免疫病理学检查方法

1.外周血白细胞计数和分类

血液中的白细胞共有 5 种,即中性粒细胞、嗜酸性粒细胞、嗜碱性粒细胞、淋巴细胞和单核细胞。白细胞计数(white blood cell count,WBC)指测定单位溶剂的外周血各种白细胞的总数。用白细胞计数稀释液(稀乙酸)将血液稀释一定倍数并破坏成熟红细胞,固定白细胞,充入改良牛鲍(Neubauer)计数板,在显微镜下计数一定范围内观察到的白细胞数,最后经换算求得每升血液中各种白细胞的总数。计数压线细胞时,根据"数上不数下,数左不数右"原则计数。白细胞总数在正常范围内时,各大方格间的细胞数不得相差 8 个以上。2 次重复计数误差不超过 10%。白细胞分类计数(differential count,DC)是将血液制成涂片,经染色后在油镜下观察白细胞的形态并进行分类,求得各种类型白细胞的比值(以百分率计)。分析白细胞分类变化意义时,必须计算各类型白细胞的绝对值(各类型白细胞绝对值＝白细胞计数值×白细胞分类计数百分率)。将血液涂成薄膜,经瑞特(Wright)染色后,放置于显微镜下,按白细胞形态学特征逐个分别计数,得出各种白细胞百分率,结合白细胞计数结果,可间接求出每升血液中各种白细胞的绝对值。成人白细胞分类参考值见表 9-1。

表 9-1　成人白细胞分类参考值

白细胞类别	百分率/%	绝对值($\times 10^9$个/L)
中性杆状核粒细胞	1～5	0.04～0.5
中性分叶核粒细胞	50～70	2～7
嗜酸性粒细胞	0.5～5	0.05～0.5
嗜碱性粒细胞	0～1	0～1
淋巴细胞	20～40	0.8～4
单核细胞	3～8	0.12～0.8

2.观察免疫器官

通过称重了解淋巴器官质量的变化,通常称量胸腺、脾脏和淋巴结。根据接触外源化学物的途径,应对不同部位的淋巴结进行称重,如经口接触时对肠系膜淋巴结称重,经呼吸道接触时对支气管淋巴结称重。

3.组织病理学检查

组织病理学检查除了对胸腺、脾脏及淋巴结进行病理检查外,根据暴露途径的不同,对黏膜免疫系统和皮肤免疫系统的组织病理也应进行检查。组织病理学检查主要包括:观察胸腺、脾脏、淋巴结和骨髓的组织结构和细胞类型,同时检查局部黏膜相关淋巴组织(mucosal-associated lymphoid tissue,MALT)。MALT 包括鼻黏膜相关淋巴组织(NALT)、支气管黏膜相关淋巴组织(BALT)、肠黏膜相关淋巴组织(GALT)、皮肤黏膜相关淋巴组织(SALT)等。一般先用常规染色法染色,然后根据需要选择免疫组化等特异性方法进行检测。利用荧光标记单克隆抗体和流式细胞仪观察淋巴细胞表面标记是目前检查淋巴细胞表型的两种较可靠的方法,而以往多采用直接或间接免疫荧光法进行检查。用双染色法可以确定胸腺中 $CD4^+/CD8^+$(双阳性)和 $CD4^-/CD8^-$(双阴性)细胞数,进而发现哪种 T 细胞是外源化学物毒作用的靶细胞,还可以了解外源化学物是否影响 T 淋巴细胞的成熟。

9.2.2　免疫功能评价

免疫功能的评价包括适应性免疫应答和固有性免疫应答的评价。适应性免疫应答主要评价体液免疫功能和细胞免疫功能,固有性免疫应答主要评价巨噬细胞和 NK 细胞活性。宿主抵抗力实验用于反映整体免疫功能。

1.体液免疫功能检测

体液免疫功能检测主要通过观察抗体形成细胞数或抗体生成量来评价体液免疫功能,可用 ELISA 法、免疫电泳法、血凝法等直接测定血清抗体浓度,检测抗体常用空斑形成细胞(PFC)实验。

(1)PFC 实验原理　抗原刺激 B 细胞活化分泌特异性抗体,抗原抗体复合物经典途径激活补体系统。

(2)实验材料　小鼠 18～22 g,5% 和 15% 的绵羊红细胞(SRBC),补体,Hank's 液,解剖器械(手术剪、镊子),空平皿,筛网,组织研磨器,吸管,试管,离心机,载玻片,双面胶,微量加样器,Tip 头,棉签,石蜡,石蜡锅,恒温箱等。

(3)实验步骤

①脾细胞悬液的制备:首先用 0.4 mL 5% SRBC 腹腔内注射免疫小鼠,4 d 后,采用颈椎脱白法处死小鼠,取脾脏,放入已加 8 mL Hank's 液的平皿中,研磨,使用 200 目筛网过滤,在 1 000g 离心力下离心 10 min,弃去上清液,加 2 mL Hank's 液制成脾细胞悬液。

②制作小室:取洁净载玻片 2 张,用双面胶在中间和两端各粘 1 条,将 2 张玻片粘在一起即成 2 个小室。

③配制小室灌注液:准备 2 支试管,作为实验组和对照组,每管含 100 μL 脾细胞悬液,100 μL 15% SRBC。实验组加 100 μL 补体、500 μL Hank's 液,对照组加 600 μL Hank's 液。分别灌注于小室(注满),石蜡封口,于 37 ℃下保存 40 min。

(4)实验结果　实验组出现无数个透明的溶血空斑,而对照组无。溶血空斑边缘不规则,而气泡透亮、边缘规则。

2.细胞免疫功能检测

细胞免疫功能可用细胞毒性 T 细胞(CTL)杀伤实验来评价。

(1)实验原理

CTL 杀伤靶细胞主要有两种途径:即细胞裂解性杀伤和诱导细胞凋亡(apoptosis)。前者指 CTL 分泌诸如穿孔素一类的介质损伤靶细胞膜;后者指 CTL 通过表面 FasL 与靶细胞表面的 Fas 结合,或者通过释放粒酶 B 至靶细胞后诱导靶细胞凋亡。

(2)实验步骤

①制备效应细胞、靶细胞,将 RPMI-1640 培养液调至所需浓度。

②于 96 孔培养板上进行杀伤实验,设有杀伤实验孔(效应细胞、靶细胞各 100 μL),自发释放孔(靶细胞 100 μL、RPMI-1640 培养液 100 μL),最大释放孔(靶细胞 100 μL、1% PN-40 100 μL),每孔均设 3 个复孔。

③于 37 ℃,5% CO_2 培养箱培养 2 h。

④每孔用冷的 0.9% NaCl 50 μL 中止效靶反应。

⑤用 1 500 r/min 转速离心,离心 5 min。

⑥每孔取上清液 100 μL,置于酶标测试板中。

⑦每孔加入 100 μL LDH 室温反应 10～30 min。

⑧每孔加入 30 μL 0.1 mol/L 柠檬酸钠,中止酶促反应。

⑨使用酶标仪于 570 nm 处测 OD 值。

3. 巨噬细胞活性检测

巨噬细胞活性检测的经典实验是小鼠巨噬细胞吞噬鸡红细胞实验。

(1)实验原理

巨噬细胞具有活跃的吞噬功能,能清除体内抗原物质及变性细胞,在特异性及非特异性免疫中均起重要作用。巨噬细胞受抗原刺激后活化,可使其吞噬功能明显增强。

(2)实验步骤

①实验前 3 h,小鼠腹腔注射 6% 无菌淀粉液 1 mL,诱导巨噬细胞渗出至腹腔中。

②实验时,每只小鼠注射鸡红细胞 1 mL,轻揉腹部,使其在腹腔中分布均匀,利于吞噬。30 min 后,采用颈椎脱臼法将小鼠处死,固定。打开腹腔暴露肠管,用载玻片轻擦腹腔,均匀涂于载玻片上,再滴 1 滴冷的 0.03% 亚甲蓝溶液,盖上载玻片。

③在高倍镜下进行观察,计数。

4. NK 细胞活性检测

NK 细胞活性检测主要是观察 NK 细胞对敏感肿瘤细胞(YAC-1 细胞株或 K562 细胞株)的溶胞作用。实验中常用乳酸脱氢酶(LDH)释放法进行检测。

(1)实验原理

乳酸脱氢酶(LDH)是活细胞胞浆内含酶之一。在正常情况下,LDH 不能透过细胞膜。当靶细胞受到效应细胞的攻击而损伤时,细胞膜通透性改变,LDH 可释放至介质中,释放出来的 LDH 在催化乳酸生成丙酮酸的过程中,使氧化型辅酶Ⅰ(NAD^+)变成还原型辅酶Ⅰ(NADH),后者再通过递氢体-吩嗪二酯硫酸盐(PMS)还原碘硝基氯化氮唑蓝(INT)或硝基氯化四氮唑蓝(NBT)形成有色的甲臜类化合物,在 490 nm 或 570 nm 波长处有一高吸收峰,利用读取的 OD 值,经过计算即可得 NK 细胞活性。

(2)实验步骤

①靶细胞制备:取培养 24～48 h 的靶细胞,洗涤 3 次,最后用完全 RPMI-1640 培养液调

整细胞浓度至 1×10^5 个/mL,备用。

②效应细胞的制备:常规方法分离 PBMC 或小鼠脾细胞,洗涤 3 次,最后用完全 RPMI-1640 培养液调整细胞浓度至 1×10^7 个/mL。

③效-靶细胞作用:将效应细胞和靶细胞各 0.1 mL(E/T=100∶1)加入 40 孔细胞培养板的孔中,每份标本设 3 复孔,同时设靶细胞自然释放对照组和最大释放对照组(0.1 mL 靶细胞+0.1 mL 1%NP-40 液)。以 1 000 r/min 转速低速离心 2 min 后,置于 37 ℃、含有 5% CO_2 培养箱中孵育 2 h。

④酶促反应:取出培养物,吸取各孔上清液 0.1 mL 加于另一培养板孔中,置于 37 ℃ 环境中预温 10 min,每孔加入新鲜配制的 LDH 底物溶液 0.1 mL,室温避光反应 10~15 min,每孔加入 1 mol/L 柠檬酸终止液 30 μL,终止酶促反应。

⑤结果计算:用酶联检测仪在 570 nm 波长下读取各孔 OD 值,并计算 NK 细胞活性。

5. 宿主抵抗力检测

宿主抵抗力检测常用实验方法包括细菌感染模型、病毒感染模型、寄生虫感染模型和同种移植肿瘤攻击模型等。在进行该项实验时,研究者还应分析受试物对生物或肿瘤细胞的生产和致病性的直接或间接的影响,例如移植某些肿瘤细胞增生的化学物可以提高宿主抵抗力。

9.2.3　超敏反应检测

一般用主动全身过敏实验(ASA)、被动皮肤过敏实验(PCA)、主动皮肤过敏实验(ACA)检测 Ⅰ 型超敏反应。检测 Ⅳ 型超敏反应最常用 Bucher 实验(BT)和豚鼠最大值实验(GPMT),此外还有小鼠耳肿胀实验(MEST)、小鼠局部淋巴结实验(LLNA)和光变态反应等。目前还没有预测药物 Ⅱ 型、Ⅲ 型超敏反应的标准实验方法。

1. Bucher 实验(局部封闭涂皮实验)

实验组至少 20 只豚鼠,对照组至少 10 只豚鼠。诱导接触受试物浓度为能引起皮肤轻度刺激反应的最高浓度,激发接触受试物浓度为不能引起皮肤刺激反应的最高浓度。实验浓度水平可以通过少量动物(2~3 只)的预实验获得。

水溶性受试物可用水或用无刺激性表面活性剂作为赋形剂,其他受试物可用 80% 乙醇(诱导接触)或丙醇(激发接触)作为赋形剂。

(1)实验步骤

①去毛:实验前约 24 h,将豚鼠背部左侧去毛,去毛范围为 4~6 cm²。

②诱导接触:将受试物约 0.2 mL/g BW 涂在实验动物去毛区皮肤上,以 2 层纱布和 1 层玻璃纸覆盖,再用无刺激胶布封闭固定 6 h。第 7 天和第 14 天用同样方法重复一次。

③激发接触:末次诱导后 14~28 d,将约 0.2 mL 的受试物涂于豚鼠背部右侧 2 cm×2 cm 去毛区(接触前 24 h 脱毛),然后用 2 层纱布和 1 层玻璃纸覆盖,再用无刺激胶布固定 6 h。

④观察:激发接触后 24 h 和 48 h 观察皮肤反应,按表 9-2 评分。实验中设阴性对照组,在诱导接触时仅涂溶剂作为对照,而在激发接触时仅涂受试物作为对照。

表 9-2　超敏反应实验皮肤反应评分

皮肤反应	积分
红斑和焦痂形成	
无红斑	0
轻微红斑(勉强可见)	1
明显红斑(散在或小块红斑)	2
中度-重度红斑	3
严重红斑(紫红色)至轻微焦痂形成	4
水肿形成	
无水肿	0
轻微水肿(勉强可见)	1
中度水肿(皮肤隆起轮廓清楚)	2
重度水肿(皮肤隆起约 1 mm 或超过 1 mm)	3
最高积分	7

2.豚鼠最大值实验(GPMT)

本实验采用弗氏完全佐剂(FCA)皮内注射方法检测受试物致敏的可能性。

实验组至少采用 10 只豚鼠,对照组至少 5 只豚鼠。如果实验结果难以确定受试物的致敏性,应增加动物数,实验组 20 只,对照组 10 只。诱导接触受试物浓度为能引起皮肤轻度刺激反应的最高浓度,激发接触受试物浓度为不能引起皮肤刺激反应的最高浓度。实验浓度水平可以通过少量动物(2～3 只)的预实验获得。

(1)实验步骤

①诱导接触(第 0 天)

②受试物组:将豚鼠颈背部去毛区(2 cm×4 cm)中线两侧划定 3 个对称点,每点皮内注射 0.1 mL 相应溶液。第 1 点为 1∶1(体积比)FCA/水或生理盐水的混合物;第 2 点为能引起皮肤刺激反应的最高浓度的受试物;第 3 点为 1∶1(体积比)FCA/水或生理盐水的受试物,浓度与第 2 点相同。

③对照组:注射部位同受试物组。第 1 点为 1∶1(体积比)FCA/水或生理盐水的混合物;第 2 点为未稀释的溶剂;第 3 点为 1∶1(体积比)FCA/水或生理盐水混合物配制的浓度为 50％(体积比)的溶剂。

(2)诱导接触(第 7 天)　将涂有 0.5 g(或 mL)受试物的 2 cm×4 cm 滤纸敷贴在去毛区,然后再用两层纱布,一层玻璃纸覆盖,使用无刺激胶布封闭固定 48 h。对无皮肤刺激作用的受试物,可加强致敏性,于第二次诱导接触前 24 h 在注射部位涂抹 10％十二烷基硫酸钠(SLS)0.5 mL。对照组仅用溶剂作诱导处理。

(3)激发接触(第 21 天)　将豚鼠躯干部去毛,用涂有 0.5 g(或 mL)受试物的 2 cm×4 cm 滤纸敷贴在去毛区,然后再用两层纱布,一层玻璃纸覆盖,使用无刺激胶布封闭固定 24 h。对照组动物同样处理。如激发接触所得结果不能确定,可在第一次激发接触一周后进行第二次激发接触,对照组作同步处理。

（4）观察及结果　激发接触结束,除去涂有受试物的滤纸后 24 h、48 h 和 72 h,观察皮肤反应(如需要清除受试残留物可用水或不改变皮肤已有反应的不损伤皮肤的溶剂),按表 9-3 评分。但受试物组动物皮肤反应积分≥1 时,应判为超敏反应阳性,按表 9-4 对受试物进行致敏强度分级。

表 9-3　超敏反应实验皮肤反应评分

| 0＝未见皮肤反应 |
| 1＝散在或小块红斑 |
| 2＝中度红斑和融合红斑 |
| 3＝重度红斑和水肿 |

表 9-4　致敏强度

致敏率%	致敏强度
0～8	弱
9～28	轻
29～64	中
65～80	强
81～100	极强

本章小结

　　本章重点介绍了免疫毒理学的作用及相关实验,采用各种有效的研究手段,从整体、器官、细胞和分子等不同水平研究外源化学物和物理因素对人和实验动物的免疫损害,包括免疫抑制、超敏反应和自身免疫反应,并分析其作用机制。改进、规范和完善已有的免疫毒理学实验方法,探索更灵敏、特异、有预测价值的新方法,以及更全面合理的实验组合,提高实验的可靠性和效能。同时,从动物伦理学角度出发,为了顺应国际发展趋势,还要研究免疫毒理学的体外替代实验方法,以减少实验动物使用的数量。

　　根据免疫毒理学的研究手段,大致可以分为免疫学方法、分子生物学方法和一些特殊的动物模型实验等三类。但这种分类方法是相对的、人为的,只是为了叙述方便。不同的方法各有其优缺点,几种方法的联合应用能够更加全面地评价外源化学物的免疫毒性或了解免疫毒作用的机制。

重要名词

　　免疫毒性,免疫抑制,超敏反应,自身免疫

思考题

1. 外源化学物对免疫系统的影响主要表现在哪几个方面?
2. 外源化学物对免疫系统的抑制机制有哪几种?
3. 超敏反应检测中豚鼠最大值实验的实验结果是如何得出的?
4. 通过本章学习,谈谈现有免疫毒性实验的不足之处以及免疫毒理学研究未来的发展方向。

第 10 章
食品毒理学实验方法的应用

本章学习目的与要求

　　重点介绍普通食品和新食品原料、保健食品、食品新资源和新资源食品、辐照食品、药食两用食品原料及转基因食品等新型食品的毒理学评价方法和标准。安全性评价是利用毒理学的基本手段,通过动物实验和对人的观察,阐明某一化学物的毒性及其潜在危害,以便为人类使用这些化学物的安全性做出评价,为制订预防措施特别是卫生标准提供理论依据。通过学习我国食品毒理学评价程序和方法的应用,培养学生批判性思维和创造性思维的能力,以及严谨、求实、创新的科学作风,使学生意识到人类当前面临的毒物污染危机和环境保护的重要性,更加深刻地理解崇尚自然、珍爱生命的含义,以及民族自豪感和民族自信心;并使学生深刻认识到新型食品毒理学安全性评价对保障人民健康的重要性。具体学习要求:

　　1. 了解化学品毒理学评价程序和试验方法。

　　2. 掌握食品安全性毒理学评价程序和方法。

　　3. 了解新食品原料申报与受理过程中毒理学评价内容。

　　4. 了解保健食品及其原料安全性毒理学检验及评价过程。

　　5. 了解转基因食品安全性毒理学评价程序。

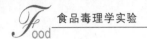

10.1 化学品毒理学评价程序和试验方法

10.1.1 概述

《化学品毒理学评价程序和试验方法》(GBZ/T 240)是中华人民共和国国家卫生健康委员会于 2011 年 8 月发布的中华人民共和国国家职业卫生标准。其内容主要规定了化学品毒理学评价的程序、项目和方法,适用于化学品毒理学评价。本标准共分为 44 个部分,各部分内容如表 10-1 所示,基本涵盖了毒理学评价的全部内容。

表 10-1　GBZ/T 240《化学品毒理学评价程序和试验方法》内容组成

序号	内容
第 1 部分	总则
第 2 部分	急性经口毒性试验
第 3 部分	急性经皮毒性试验
第 4 部分	急性吸入毒性试验
第 5 部分	急性眼刺激性/腐蚀性试验
第 6 部分	急性皮肤刺激性/腐蚀性试验
第 7 部分	皮肤致敏试验
第 8 部分	鼠伤寒沙门氏菌回复突变试验
第 9 部分	体外哺乳动物细胞染色体畸变试验
第 10 部分	体外哺乳动物细胞基因突变试验
第 11 部分	体内哺乳动物骨髓嗜多染红细胞微核试验
第 12 部分	体内哺乳动物骨髓细胞染色体畸变试验
第 13 部分	哺乳动物精原细胞/初级精母细胞染色体畸变试验
第 14 部分	啮齿类动物显性致死试验
第 15 部分	亚急性经口毒性试验
第 16 部分	亚急性经皮毒性试验
第 17 部分	亚急性吸入毒性试验
第 18 部分	亚慢性经口毒性试验
第 19 部分	亚慢性经皮毒性试验
第 20 部分	亚慢性吸入毒性试验
第 21 部分	致畸试验
第 22 部分	两代繁殖毒性试验
第 23 部分	迟发性神经毒性试验
第 24 部分	慢性经口毒性试验
第 25 部分	慢性经皮毒性试验
第 26 部分	慢性吸入毒性试验
第 27 部分	致癌试验

续表 10-1

序号	内容
第 28 部分	慢性毒性/致癌性联合试验
第 29 部分	毒物代谢动力学试验
第 30 部分	皮肤变态反应试验——局部淋巴结法
第 31 部分	大肠杆菌回复突变试验
第 32 部分	酵母菌基因突变试验
第 33 部分	果蝇伴性隐性致死试验
第 34 部分	枯草杆菌基因重组试验
第 35 部分	体外哺乳动物细胞程序外 DNA 合成(UDS)试验
第 36 部分	体内哺乳动物外周血细胞微核试验
第 37 部分	体外哺乳动物细胞姐妹染色单体交换试验
第 38 部分	体内哺乳动物骨髓细胞姊妹染色体交换试验
第 39 部分	精子畸形试验
第 40 部分	繁殖/生长发育毒性筛选试验
第 41 部分	亚急性毒性合并繁殖/发育毒性筛选试验
第 42 部分	一代繁殖试验
第 43 部分	神经毒性筛选组合试验
第 44 部分	免疫毒性试验

10.1.2　内容

《化学品毒理学评价程序和试验方法》中与食品毒理学评价有关的标准为第 1、2、8、15、18、22 部分,内容详见本书扩展资源。

10.2　食品安全性毒理学评价程序和方法

10.2.1　概述

中华人民共和国国家卫生和计划生育委员会发布了与食品安全性毒理学评价程序和方法相关的 17 项食品安全国家标准,包括《食品安全性毒理学评价程序》(GB 15193.1—2014)、《食品毒理学实验室操作规范》(GB 15193.2—2014)、《急性经口毒性试验》(GB 15193.3—2014)、《细菌回复突变试验》(GB 15193.4—2014)、《哺乳动物红细胞微核试验》(GB 15193.5—2014)、《哺乳动物骨髓细胞染色体畸变试验》(GB 15193.6—2014)、《小鼠精原细胞或精母细胞染色体畸变试验》(GB 15193.8—2014)、《啮齿类动物显性致死试验》(GB 15193.9—2014)、《体外哺乳类细胞 DNA 损伤修复(非程序性 DNA 合成)试验》(GB 15193.10—2014)、《体外哺乳类细胞 HGPRT 基因突变试验》(GB 15193.12—2014)、《毒物动力学试验》(GB 15193.16—2014)、《体外哺乳类细胞 TK 基因突变试验》(GB 15193.20—

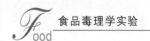

2014)、《受试物试验前处理方法》(GB 15193.21—2014)、《28天经口毒性试验》(GB 15193.22—2014)、《体外哺乳类细胞染色体畸变试验》(GB 15193.23—2014)、《食品安全性毒理学评价中病理学检查技术要求》(GB 15193.24—2014)、《生殖发育毒性试验》(GB 15193.25—2014)。上述17项国家标准于2015年5月1日实施,替代2003年颁布的相关国家标准。

10.2.2 食品安全性毒理学评价程序

此部分内容详见本书扩展资源。

10.3 新食品原料申报与受理规定

10.3.1 概述

为规范新食品原料申报与受理工作,根据《新食品原料安全性审查管理办法》,制定了《新食品原料申报与受理规定》。申请新食品原料行政许可的单位或者个人(以下简称"申请人"),向国家卫生和计划生育委员会(以下简称"国家卫生计生委")所属卫生监督中心申报新食品原料安全性评估材料,应当符合本规定。新食品原料应当具有食品原料的特性,符合应有的营养要求,且无毒、无害,对人体健康不造成任何急性、亚急性、慢性或者其他潜在性的毒性危害。

符合上述要求且在我国无传统食用习惯的以下四类均属于新食品原料的申报和受理的范围:

(1)动物、植物和微生物;

(2)从动物、植物和微生物中分离出来的成分;

(3)原有结构发生改变的食品成分;

(4)其他新研制的食品原料。

以下情形不属于新食品原料的申报范围:

(1)不具有食品原料特性的;

(2)已列入《食品安全国家标准 食品添加剂使用标准》(GB 2760—2014)、《食品安全国家标准 食品营养强化剂使用标准》(GB 14880—2012)的;

(3)国家卫生计生委已作出不予行政许可决定的;

(4)其他不符合有关法律、法规规定和新食品原料管理要求的。

10.3.2 毒理学评价报告内容

毒理学评价报告应当符合《食品安全国家标准 食品安全性毒理学评价程序》(GB 15193.1—2014)规定。

(1)国内外均无传统食用习惯的(不包括微生物类),原则上应当进行急性经口毒性实验、三项遗传毒性实验(Ames实验、小鼠骨髓红细胞微核实验、小鼠精子畸形实验)、90天经口毒性实验、致畸实验和生殖毒性实验、慢性毒性实验、致癌实验及代谢实验。

(2)仅在国外个别国家或国内局部地区有食用习惯的(不包括微生物类),原则上进行急性经口毒性实验、三项遗传毒性实验、90天经口毒性实验、致畸实验和生殖毒性实验。若有关文献材料及成分分析未发现有毒性作用且人群经长期食用未发现有害作用的新食品原料,可以先评价急性经口毒性实验、三项遗传毒性实验、90 天经口毒性实验和致畸实验。

(3)已在多个国家批准广泛使用的(不包括微生物类新食品原料),在提供安全性评价材料的基础上,原则上应进行急性经口毒性实验、三项遗传毒性实验、28 天经口毒性实验。

(4)国内外均无食用习惯的微生物,应当进行急性经口毒性实验/致病性实验、三项遗传毒性实验、90 天经口毒性实验、致畸实验和生殖毒性实验。仅在国外个别国家或国内局部地区有食用习惯的微生物类新食品原料,应当进行急性经口毒性实验/致病性实验、三项遗传毒性实验、90 天经口毒性实验。已在多个国家批准食用的微生物类新食品原料,可进行急性经口毒性实验/致病性实验、三项遗传毒性实验。

(5)大型真菌的毒理学实验按照植物类新食品原料进行。

根据新食品原料可能的潜在危害,选择必要的其他敏感实验或敏感指标进行毒理学实验,或者根据专家评审委员会的评审意见,验证或补充毒理学实验。

10.4　保健食品及其原料安全性毒理学检验与评价技术指导原则

10.4.1　概述

根据《中华人民共和国食品安全法》,经与国家卫生健康委员会协商一致,市场监督管理总局于 2020 年 10 月 31 日发布了《保健食品及其原料安全性毒理学检验与评价技术指导原则(2020 年版)》。该指导原则明确规定了毒理学实验的主要项目、毒性实验选择依据、特定产品的毒理学设计要求、动物实验设计共性问题以及实验结果的判定与应用。

10.4.2　内容

此部分内容详见本书扩展资源。

10.5　转基因食品安全性毒理学评价程序

从理论上讲,任何外源基因的转入都可能导致转基因生物产生不可预知的或意外的变化,其中包括多向效应。这些效应需要设计复杂的多因子实验来验证。如果转基因食品的受体生物有潜在的毒性,应检测其毒素成分有无变化,插入的基因是否导致毒素含量的变化或产生了新的毒素。在毒性物质的检测方法上应考虑进行 mRNA 分析和细胞毒性分析。

引入物质(非核酸物质)可通过体外核酸技术导入 DNA,导致植物体内合成新的物质。这些物质可能是植物食品的常规组分(如蛋白质、脂肪、糖类、维生素),但对于重组 DNA 植物来说是新的成分。考虑到暴露原因,当一种物质或一种密切相关的物质作为食品可安全食用时,则不需考虑传统的毒理学实验。

在其他情况下,对引入的新物质有必要进行传统的毒理学实验研究,这需要从重组 DNA 植物中分离出新物质,或从另一种替代来源合成或产生该物质。在这种情况下,该物质必须在结构、功能和生化方面都与 DNA 植物所产生的物质具有等同性。引入物质的安全性评价应该确定此物质在重组 DNA 植物可食用部分的浓度,包括其变异和均值;也应考虑到其在亚人群当前膳食中的暴露和可能产生的效应。以蛋白质为例,其潜在毒性的评价应集中于蛋白质与已知蛋白毒素和抗营养物质(如蛋白酶抑制剂、凝集素)的氨基酸序列相似性,其对热或加工的稳定性以及对适宜、典型的胃肠模型降解的稳定性。当待评价的外源蛋白没有与已知安全食用历史的相似蛋白质作为参考时,要经过适当的实验设计进行动物经口实验。应说明外源基因所表达的特性与供体的任何特性(即使可能对人体健康产生危害)无关。要提供相关信息确保供体中编码已知毒素或抗营养素的基因不被转入到在重组 DNA 植物中,这在重组 DNA 植物与供体的加工方式不同时显得尤为重要,因为对供体生物的传统加工技术可能使抗营养素或毒素失活。另外,还需对引入物质的毒性经体内、经体外共同实验研究后加以评价。此研究依赖于引入物质的来源及它们的功能,研究内容可包括代谢测定、毒物动力学、慢性毒性/致癌性、对生殖功能的影响以及致畸性。

安全性评价应考虑到所有物质的潜在蓄积,如毒性代谢物、污染物或可能由于基因修饰而产生的害虫控制剂等。

10.5.1　转基因食品的毒理学评价主要内容

由于外源基因的插入导致植物中新物质的合成,这些新物质还包括新的代谢产物。评价时应考虑新物质的化学特性和功能,并确定这些新物质在可食用部分的浓度,包括差异和均值;还应考虑它们在目前饮食中的暴露情况和对特殊人群可能造成的影响。

对外源基因进行评估,确保已知毒素、抗营养因子的基因不被导入转基因食品中。在评价外源基因表达的蛋白质产物时,潜在的毒性分析应考虑蛋白质与已知蛋白毒素和抗营养因子在氨基酸序列和结构的相似性,外源蛋白对热或加工的稳定性,在模拟胃肠道消化液中的稳定性。当食物中的新蛋白与传统食物的蛋白存在较大差异时,要考虑新蛋白在植物中的生物功能,必要时需做急性毒性研究。

根据膳食中的暴露量和生物功能,未曾安全食用过的新食品或新物质潜在毒性应以个案的方式进行评估。按照传统毒理学评价的方法进行,开展的实验可以包括:代谢实验、毒物动力学实验、亚慢性毒性实验、慢性毒性实验、致癌性实验、生殖发育毒性实验等。

10.5.2　新表达物质毒理学评价

1.新表达蛋白质资料

提供新表达蛋白质(包括目标基因和标记基因所表达的蛋白质)的分子和生化特征等信息,包括相对分子质量、氨基酸序列、翻译后的修饰情况、功能叙述等资料。表达的产物若为酶,还应提供酶活性、酶活性影响因素(pH、温度、离子强度)、底物特异性、反应产物等。

提供新表达蛋白质与已知蛋白质和抗营养因子(蛋白酶抑制剂、植物凝集素等)氨基酸序列相似性比较的资料。

提供新表达蛋白质热稳定性实验资料,体外模拟胃液蛋白消化稳定性实验资料,必要时提供加工过程(热量、加工方式)对其影响的资料。

若用体外表达的蛋白质作为安全性评价的实验材料,需提供体外表达蛋白质与植物中新表达蛋白质等同性分析(相对分子质量、蛋白质序列、免疫原性、蛋白质活性等)的资料。

2.新表达蛋白质毒理学实验

当新表达蛋白质无安全食用历史,且安全性资料不足时,必须提供急性经口毒性资料,

28 天喂养实验毒理学资料视该蛋白质在植物中的表达水平和人群可能摄入水平而定,必要时应进行免疫毒性检测评价。如果不提供新表达蛋白质的急性经口毒性实验和 28 天喂养实验资料,则应说明理由。

3. 新表达非蛋白质物质的评价

新表达物质为非蛋白质,如脂肪、糖类、核酸、维生素及其他成分等,其毒理学评价可能包括毒物代谢动力学、遗传毒性、亚慢性毒性、慢性毒性、致癌性、生殖毒性、发育毒性等方面。具体进行哪些毒理学实验,需采取个案分析的原则。

4. 摄入量估算

应提供外源基因表达物质在植物可食部位的表达量,根据典型人群的食物消费量,估算人群最大可能摄入量,包括同类转基因植物的总摄入量、摄入频率等信息。进行摄入量评估时需考虑加工过程对转基因表达物质含量的影响,并应提供表达蛋白质的测定方法。

10.5.3　转基因食品毒理学评价程序与方法

动物实验是食品安全毒理学评价最常用的方法之一,对转基因食品的毒性检测评价涉及免疫毒性、神经毒性、致癌性与遗传毒性等多种动物模型的建立。

毒理学评价实验包括 4 个阶段。这 4 个阶段分别为急性毒性实验、遗传毒性实验、亚慢性毒性实验和慢性毒性实验。

第 1 阶段:急性毒性实验。

急性毒性实验包括急性经口毒性实验,联合急性毒性实验,一次最大耐受剂量实验。

第 2 阶段:遗传毒性实验。

遗传毒性实验的组合必须考虑原核细胞和真核细胞、生殖细胞与体细胞、体内实验和体外实验相结合的原则。这一阶段的实验对于转基因食品毒理学评价尤为重要。

(1)细菌致突变实验:Ames 实验为首选项目,必要时可另选和增加其他实验。

(2)小鼠骨髓微核率测定或骨髓细胞染色体畸变分析。

(3)小鼠精原细胞或精母细胞染色体畸变分析。

(4)其他备选遗传毒性实验:V97/HGPRT 基因突变实验,显性致死实验,果蝇伴性隐性致死实验,程序外 DNA 修复合成(UDS)实验。

(5)传统致畸实验。

(6)短期喂养实验:如 30 天喂养实验,若受试物需进行第 3、4 阶段毒性实验者,可不进行本实验。

第 3 阶段:亚慢性毒性实验。

亚慢性毒性实验包括 90 天喂养实验、繁殖实验和代谢实验。

第 4 阶段:慢性毒性实验。

慢性毒性实验包括致癌实验。

■ 本章小结

应用食品毒理学的方法对食品进行安全性评价,为我们正确认识和安全使用食品添加剂(包括营养强化剂），开发食品、新资源食品及保健品提供了可靠的技术保证。为我们树立正确评价和控制食品容器和包装材料，食品及食品工具与设备用洗涤消毒剂，农药残留及兽药残留的安全性提供了可靠的操作方法。食品安全性评价是在人体实验和判断识别的基础上发展起来的，对特定化学物产生毒害的可能性做出准确评价，在此基础上对化学物进行有效的管理以保护人体健康。

■重要名词

半数致死量（LD_{50}），不确定系数，亚慢性毒性，慢性毒性，致癌性

?思考题

1. 试述毒理学安全性评价程序的内容。
2. 安全性评价中需注意的问题是什么？
3. 食品安全性毒理学评价实验运用原则是什么？
4. 食品安全性毒理学评价的目的和结果判定是什么？

参 考 文 献

[1] 曹佳. 微核实验:原理、方法及其在人群监测和毒性评价中的应用. 北京:军事医学科学出版社,2000.

[2] 车会莲,贺晓云,韩诗雯. 食品毒理学. 北京:中国农业大学出版社,2021.

[3] 车会莲,马良. 食品安全性评价综合实验. 北京:中国林业出版社,2014.

[4] 党卫红,任平国. 亚硫酸盐生殖毒性研究. 现代食品科技,2009,25(4):373-375.

[5] 高金燕. 食品毒理学. 北京:科学出版社,2017.

[6] 国家市场监督管理总局. 市场监管总局关于发布《保健食品及其原料安全性毒理学检验与评价技术指导原则(2020年版)》《保健食品原料用菌种安全性检验与评价技术指导原则(2020年版)》《保健食品理化及卫生指标检验与评价技术指导原则(2020年版)》的公告. 2020年第44号《保健食品及其原料安全性毒理学检验与评价技术指导原则(2020年版)》(2020-10-31)[2022-5-20]. https://gkml.samr.gov.cn/nsjg/tssps/202010/t20201031_322810.html.

[7] 黄超培,覃辉艳,张陆娟,等. 黑果腺肋花楸提取物的急性毒性和致突变性研究. 癌变·畸变·突变,2020,32(06):474-476.

[8] 黄昆仑,许文涛. 转基因食品安全评价与检测技术. 北京:科学出版社,2009.

[9] 李宁,马良. 食品毒理学. 2版. 北京:中国农业大学出版社,2016.

[10] 莫燕. 碘乙酸的生殖发育毒性研究. 广西:广西医科大学,2016.

[11] 农业部农业转基因生物安全管理办公室. 转基因食品安全面面观. 北京:中国农业出版社,2014.

[12] 彭双清,郝卫东. 药物安全性评价关键技术. 北京:军事医学科学出版社,2013.

[13] 单毓娟. 食品毒理学. 北京:科学出版社,2019.

[14] 生活饮用水卫生标准:GB 5749—2006.

[15] 实验动物　环境及设施:GB 14925—2010.

[16] 实验动物　寄生虫学等级及监测:GB 14922.1—2001.

[17] 实验动物　配合饲料通用质量标准:GB/T 14924.1—2001.

[18] 实验动物　配合饲料卫生标准:GB/T 14924.2—2001.

[19] 实验动物设施建筑技术规范:GB 50447—2008.

[20] 实验动物　微生物学等级及监测:GB 14922.2—2011.

[21] 实验室　生物安全通用要求:GB 19489—2008.

[22] 食品安全国家标准　哺乳动物红细胞微核试验:GB 15193.5—2014.

[23] 食品安全国家标准　急性经口毒性试验:GB 15193.3—2014.

[24] 食品安全国家标准　慢性毒性和致癌合并试验:GB 15193.17—2015.

[25] 食品安全国家标准　慢性毒性试验:GB 15193.26—2015.

[26] 食品安全国家标准　生殖发育毒性试验:GB 15193.25—2014.

[27] 食品安全国家标准　食品安全性毒理学评价程序:GB 15193.1—2014.

[28] 食品安全国家标准　食品毒理学实验室操作规范:GB 15193.2—2014.

[29] 食品安全国家标准　细菌回复突变试验:GB 15193.4—2014.

[30] 孙震.简明食品毒理学.北京:化学工业出版社,2012.

[31] 孙志伟.毒理学实验方法与技术.4版.北京:人民卫生出版社,2018.

[32] 王鸾鸾,孙晓霞,王国伟,等.体外微核试验在一次性使用结扎夹遗传毒性评价中的应用.食品与药品,2021,23(2):5.

[33] 王心如.毒理学基础.北京:人民卫生出版社,2003.

[34] 王心如,孙志伟,陈雯.毒理学实验方法与技术.3版.北京:人民卫生出版社,2012.

[35] 徐小燕,董德臻.N-苯基-2-(4,6-二甲氧基-2-嘧啶氧基)-6-氯-苄胺(ZJ1835)的除草活性研究.农药学学报,2011,13(4):427-430.

[36] 张爱华,蒋义国.毒理学综合实验教程.北京:科学出版社,2017.

[37] 张慧君,陶功华,洪新宇,等.上海市主城区生活饮用水中非挥发性有机物的潜在致突变性分析.环境与职业医学,2021,38(06):612-617.

[38] 张均田,杜冠华.现代药理试验方法(下册).北京:中国协和医科大学出版社,2012.

[39] 张立实,李宁.食品毒理学.北京:科学出版社,2017.

[40] 张石磊.低剂量持续暴露双酚A对小鼠生殖毒性的影响.保定:河北农业大学,2020.

[41] 张双庆.食品毒理学.北京:中国轻工业出版社,2017.

[42] 中华人民共和国国家标准　农药登记毒理学试验方法:GB/T 15670.14—2017.

[43] 中华人民共和国国家卫生和计划生育委员会.卫生计生委关于印发《新食品原料申报与受理规定》和《新食品原料安全性审查规程》的通知.(2013-10-15)[2022-5-20].http://www.gov.cn/gongbao/content/2014/content_2580987.htm.

[44] 中华人民共和国农业部.中华人民共和国农业部令第3号.(2017-6-21)[2022-5-20].http://www.moa.gov.cn/govpublic/ZZYGLS/201706/t20170623_5726059.htm.

[45] 中华人民共和国农业农村部.中华人民共和国农业农村部公告第269号.(2020-8-10)[2022-5-20].http://www.moa.gov.cn/nybgb/2020/202007/202008/t20200810_6350142.htm.

[46] 中华人民共和国卫生部药政局.新药(西药)临床前研究指导原则汇编(药学 药理学 毒理学).北京:中华人民共和国卫生部药政局,1993.

[47] 周长慧,王征,涂宏刚,等.OECD遗传毒性最新修订指导原则的解析.中国新药杂志,2015,24(18):2052-2059.

[48] Crooks I, Dillon D M, Scott J K, et al. The effect of long term storage on tobacco smoke particulate matter in in vitro gentoxicity and cytoxicity assays. Regulatory Toxicology and Pharmacology,2013,65(2):196.

[49] Curtis K. Casarett & Doull's essentials of toxicology. 3rd ed. New York:McGraw-Hill,2015.

[50] Evans H J, Scott D. The induction of chromosome aberrations by nitrogen mustard and its dependence on DNA synthesis. Proceedings of the Royal Society B-Biological Sciences, 1969, 173(1033); 491-512.

[51] Fenech M. The advantages and disadvantages of the cytokinesis-block micronucleus method. Mutation Research, 1997, 392(1-2):11.

[52] Heddle J A. A rapid in vivo test for chromosomal damage. Mutation Research, 1973, 18: 187-190.

[53] Heddle J A, Cimino M C, Hayashi M, et al. Micronuclei as an index of cytogenetic damage: Past, present, and future. Environmental&Molecular Mutagenesis, 2010, 18(4):277-291.

[54] Mutagenicity test schemes and guidelines: U. S. EPA office of pollution prevention and toxics and office of pesticide programs. Environmental & Molecular Mutagenesis, 2010, 21(1):38-45.

[55] Natarajan A T, Vyas R C, Darroudi F, et al. DNA lesions, DNA repair and chromosomal aberrations. In: Obe G, Natarajan AT (eds) Chromosomal aberrations: basic and applied aspects. Berlin:Springer, 1990.

[56] Perthes G. Versucheüber den einfluss der röntgenstrahlen und radiumstrahlen auf die zellteilung. Deutsche Medizinische Wochenschrift,1904, 30: 632-634.

[57] Schmid W. The micronucleus test. Mutat Res, 1975, 31: 9-15.

[58] Scott D, Evans H J. X-ray-induced chromosomal aberrations in Viciafaba. Changes in response during the cell cycle. Mutation Research, 1967, 4(5):579-599.

[59] Sofuni T. Japanese guidelines for mutagenicity testing. Environmental & Molecular Mutagenesis, 1993, 21(1):2-7.

[60] Tijo J H, Levan A. The chromosome number in man. Hereditas, 1956, 44:1-6.

附录　霍恩氏（Horn）法 LD_{50} 值计算

（剂量递增法测定 LD_{50} 计算用表）

参照《食品安全国家标准　急性经口毒性试验》(GB 15193.3—2014)，用于每组 5 只动物，其剂量递增公比为 $\sqrt[3]{10}$，即 $10 \times \sqrt[3]{10} = 21.5$，$21.5 \times \sqrt[3]{10} = 46.4$……，以此类推，见附表 1。此剂量系列排列如下：

$$\left.\begin{array}{l}100 \\ 21.5 \\ 4.62\end{array}\right\} \times 10^{t} \quad t = 0, \pm1, \pm2, \pm3, \cdots\cdots$$

附表 1　剂量递增公比为 $\sqrt[3]{10}$ 时霍恩氏(Horn)法计算 LD_{50} 值

| 组1 | 组2 | 组3 | 组4 | 剂量1＝0.464, 剂量2＝1.00, 剂量3＝2.15, 剂量4＝4.64 $\Big\}\times 10^{t}$ | | 剂量1＝1.00, 剂量2＝2.15, 剂量3＝4.64, 剂量4＝10.0 $\Big\}\times 10^{t}$ | | 剂量1＝2.15, 剂量2＝4.64, 剂量3＝10.0, 剂量4＝21.5 $\Big\}\times 10^{t}$ | |
组1	组3	组2	组4	LD_{50}	置信限	LD_{50}	置信限	LD_{50}	置信限
0	0	3	5	2.00	1.37～2.91	4.30	2.95～6.26	9.26	6.36～13.5
0	0	4	5	1.71	1.26～2.33	3.69	2.71～5.01	7.94	5.84～10.8
0	0	5	5	1.47	～	3.16	～	6.81	～
0	1	2	5	2.00	1.23～3.24	4.30	2.65～6.98	9.26	5.70～15.0
0	1	3	5	1.71	1.05～2.78	3.69	2.27～5.99	7.94	4.89～12.9
0	1	4	5	1.47	0.951～2.27	3.16	2.05～4.88	6.81	4.41～10.5
0	1	5	5	1.26	0.926～1.71	2.71	2.00～3.69	5.84	4.30～7.94
0	2	2	5	1.71	1.01～2.91	3.69	2.17～6.28	7.94	4.67～13.5
0	2	3	5	1.47	0.862～2.50	3.16	1.86～5.38	6.81	4.00～13.5
0	2	4	5	1.26	0.775～2.05	2.71	1.69～4.41	5.84	3.60～9.50
0	2	5	5	1.08	0.741～1.57	2.33	1.60～3.99	5.01	3.44～7.30
0	3	3	5	1.26	0.740～2.14	2.71	1.59～4.62	5.84	3.43～9.95
0	3	4	5	1.03	0.665～1.75	2.33	1.43～3.78	5.01	3.08～8.14
1	0	3	5	1.96	1.22～3.14	4.22	2.63～6.76	9.09	5.66～14.6
1	0	4	5	1.62	1.07～2.43	3.48	2.31～5.24	7.50	4.98～11.3
1	0	5	5	1.33	1.05～1.70	2.87	2.26～3.65	6.19	4.87～7.87
1	1	2	5	1.96	1.06～3.60	4.22	2.29～7.75	9.09	4.94～16.7
1	1	3	5	1.62	0.866～3.01	3.48	1.87～6.49	7.50	4.02～16.7
1	1	4	5	1.33	0.737～2.41	2.87	1.59～5.20	6.19	3.42～11.2

续附表1

| 组1 | 组2 | 组3 | 组4 | 剂量1=0.464
剂量2=1.00
剂量3=2.15
剂量4=4.64 } ×10^t | | 剂量1=1.00
剂量2=2.15
剂量3=4.64
剂量4=10.0 } ×10^t | | 剂量1=2.15
剂量2=4.64
剂量3=10.0
剂量4=21.5 } ×10^t | |
| 组1 | 组3 | 组2 | 组4 | | | | | | |
	或			LD$_{50}$	置信限	LD$_{50}$	置信限	LD$_{50}$	置信限
1	1	5	5	1.10	0.661~1.83	2.37	1.42~3.95	5.11	3.07~8.51
1	2	2	5	1.62	0.818~3.19	3.48	1.76~6.37	7.50	3.80~14.8
1	2	3	5	1.33	0.658~2.70	2.87	1.42~5.82	6.19	3.05~12.5
1	2	4	5	1.10	0.550~2.20	2.37	1.19~4.74	5.11	2.55~10.2
1	3	3	5	1.10	0.523~2.32	2.37	1.13~4.99	5.11	2.43~10.8
2	0	3	5	1.90	1.00~3.58	4.08	2.16~7.71	8.80	4.66~16.6
2	0	4	5	1.47	0.806~2.67	3.16	1.74~5.76	6.81	3.74~12.4
2	0	5	5	1.14	0.674~1.92	2.45	1.45~4.13	5.28	3.13~8.89
2	1	2	5	1.90	0.839~4.29	4.08	1.81~9.23	8.80	3.89~19.9
2	1	3	5	1.47	0.616~3.50	3.16	1.33~7.53	6.81	2.86~16.2
2	1	4	5	1.14	0.466~2.77	2.45	1.00~5.98	5.28	2.16~12.9
2	2	2	5	1.47	0.573~3.76	3.16	1.24~8.10	6.81	2.66~17.4
2	2	3	5	1.14	0.406~3.18	2.45	0.875~6.85	6.28	1.89~14.8
0	0	4	4	1.96	1.18~3.26	4.22	2.53~7.02	9.09	5.46~15.1
0	0	5	4	1.62	1.27~2.05	3.48	2.74~4.42	7.50	5.90~9.53
0	1	3	4	1.96	0.978~3.92	4.22	2.11~8.44	9.09	4.54~18.2
0	1	4	4	1.62	0.893~2.92	3.48	1.92~6.30	7.50	4.14~13.6
0	1	5	4	1.33	0.885~2.01	2.87	1.91~4.33	6.19	4.11~9.33
0	2	2	4	1.96	0.930~4.12	4.22	2.00~8.88	9.09	4.31~19.1
0	2	3	4	1.62	0.797~3.28	3.48	1.72~7.06	7.50	3.70~15.2
0	2	4	4	1.33	0.715~2.49	2.87	1.54~5.36	6.19	3.32~11.5
0	2	5	4	1.10	0.686~1.77	2.37	1.48~3.80	5.11	3.19~8.19
0	3	3	4	1.33	0.676~2.63	2.87	1.46~5.67	6.19	3.14~12.2
0	3	4	4	1.10	0.599~2.02	2.37	1.29~4.36	5.11	2.78~9.39
1	0	4	4	1.90	0.969~3.71	4.08	2.09~7.99	8.80	4.50~17.2
1	0	5	4	1.47	1.02~2.11	3.16	2.20~4.54	6.81	4.74~9.78
1	1	3	4	1.90	0.757~4.75	4.08	1.63~10.2	8.80	3.51~22.0
1	1	4	4	1.47	0.654~3.30	3.16	1.41~7.10	6.81	3.03~15.3

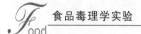

续附表1

组1	组2	组3	组4	剂量1=0.464 剂量2=1.00 剂量3=2.15 ×10^t 剂量4=4.64		剂量1=1.00 剂量2=2.15 剂量3=4.64 ×10^t 剂量4=10.0		剂量1=2.15 剂量2=4.64 剂量3=10.0 ×10^t 剂量4=21.5	
组1	组3	组2	组4	LD$_{50}$	置信限	LD$_{50}$	置信限	LD$_{50}$	置信限
1	1	5	4	1.14	0.581～2.22	2.45	1.25～4.79	5.28	2.70～10.3
1	2	2	4	1.90	0.706～5.09	4.08	1.52～11.0	8.80	3.28～23.6
1	2	3	4	1.47	0.564～3.82	3.16	1.21～8.24	6.81	2.62～17.7
1	2	4	4	1.14	0.454～2.85	2.45	0.977～6.13	5.28	2.11～13.2
1	3	3	4	1.14	0.423～3.05	2.45	0.912～6.57	5.28	1.97～14.2
2	0	4	4	1.78	0.662～4.78	3.83	1.43～10.3	8.25	3.07～22.2
2	0	5	4	1.21	0.583～2.52	2.61	1.26～5.42	5.62	2.71～11.7
2	1	3	4	1.78	0.455～6.95	3.83	0.980～15.0	8.25	2.11～32.3
2	1	4	4	1.21	0.327～4.48	2.61	0.705～9.66	5.62	1.52～20.8
2	2	2	4	1.78	0.410～7.72	3.83	0.883～16.6	8.25	1.90～35.8
2	2	3	4	1.21	0.266～5.52	2.61	0.573～11.9	5.62	1.23～25.6
0	0	5	3	1.90	1.12～3.20	4.08	2.42～6.89	8.80	5.22～14.8
0	1	4	3	1.90	0.777～4.63	4.08	1.67～9.97	8.80	3.60～21.5
0	1	5	3	1.47	0.806～2.67	3.16	1.74～5.76	6.81	3.74～12.4
0	2	3	3	1.90	0.678～5.30	4.08	1.46～11.4	8.80	3.15～24.6
0	2	4	3	1.47	0.616～3.50	3.16	1.33～7.53	6.81	2.86～16.2
0	2	5	3	1.14	0.602～2.15	2.45	1.30～4.62	5.28	2.79～9.96
0	3	3	3	1.47	0.573～3.76	3.16	1.24～8.10	6.81	2.66～17.4
0	3	4	3	1.14	0.503～2.57	2.45	1.08～5.54	5.28	2.33～11.9
1	0	5	3	1.78	0.856～3.69	3.83	1.85～7.96	8.25	3.98～17.1
1	1	4	3	1.78	0.481～6.58	3.83	1.04～14.2	8.25	2.23～30.5
1	1	5	3	1.21	0.451～3.25	2.61	0.972～7.01	5.62	2.09～15.1
1	2	3	3	1.78	0.390～8.11	3.83	0.840～17.5	8.25	1.81～37.6
1	2	4	3	1.21	0.310～4.74	2.61	0.668～10.2	5.62	1.44～22.0
1	3	3	3	1.21	0.279～5.26	2.61	0.602～11.3	5.62	1.30～24.4

参照《食品安全国家标准 急性经口毒性试验》(GB 15193.3—2014),用于每组 5 只动物,其剂量递增公比为 $\sqrt{10}$,意即 $10 \times \sqrt{10} = 31.6$,$31.6 \times \sqrt{10} = 100 \cdots \cdots$,以此类推,见附表 2。此剂量序列可排列如下:

$$\left.\begin{array}{l} 1.00 \\ 3.16 \end{array}\right\} \times 10^{t} \quad t = 0,\pm 1,\pm 2,\pm 3,\cdots\cdots$$

附表 2 剂量递增公比为 $\sqrt{10}$ 时霍恩氏(Horn)法计算 LD₅₀值

组 1	组 2 或 组 3	组 3 组 2	组 4	剂量 1＝0.316⎫ 剂量 2＝1.00 ⎬×10ᵗ 剂量 3＝3.16 ⎪ 剂量 4＝10.0 ⎭		剂量 1＝1.00 ⎫ 剂量 2＝3.16 ⎬×10ᵗ 剂量 3＝10.0 ⎪ 剂量 4＝31.6 ⎭	
				LD₅₀	置信限	LD₅₀	置信限
0	0	3	5	2.82	1.60～4.95	8.91	5.07～15.7
0	0	4	5	2.24	1.41～3.55	7.08	4.47～11.2
0	0	5	5	1.78	～	5.62	～
0	1	2	5	2.82	1.36～5.84	8.91	4.30～18.5
0	1	3	5	2.24	1.08～4.64	7.08	3.42～14.7
0	1	4	5	1.78	0.927～3.41	5.62	2.93～10.8
0	1	5	5	1.41	0.891～2.24	4.47	2.82～7.08
0	2	2	5	2.24	1.01～4.97	7.08	3.19～15.7
0	2	3	5	1.78	0.801～3.95	5.62	2.53～12.5
0	2	4	5	1.41	0.682～2.93	4.47	2.16～9.25
0	2	5	5	1.12	0.638～1.97	3.55	2.02～6.24
0	3	3	5	1.41	0.636～3.14	4.47	2.01～9.92
0	3	4	5	1.12	0.542～2.32	3.55	1.71～7.35
1	0	3	5	2.74	1.35～5.56	8.66	4.26～17.6
1	0	4	5	2.05	1.11～3.80	6.49	3.51～12.0
1	0	5	5	1.54	1.07～2.21	4.87	3.40～6.98
1	1	2	5	2.74	1.10～6.82	8.66	3.48～21.6
1	1	3	5	2.05	0.806～5.23	6.49	2.55～16.5
1	1	4	5	1.54	0.632～3.75	4.87	2.00～11.9
1	1	5	5	1.15	0.537～2.48	3.65	1.70～7.85
1	2	2	5	2.05	0.740～5.70	6.49	2.34～18.0
1	2	3	5	1.54	0.534～4.44	4.87	1.69～14.1
1	2	4	5	1.15	0.408～3.27	3.65	1.29～10.3

续附表2

组1	组2	组3	组4	剂量1=0.316, 剂量2=1.00, 剂量3=3.16, 剂量4=10.0 $\Big\}\times 10^t$		剂量1=1.00, 剂量2=3.16, 剂量3=10.0, 剂量4=31.6 $\Big\}\times 10^t$	
组1	组3	组2	组4				
				LD_{50}	置信限	LD_{50}	置信限
1	3	3	5	1.15	0.378~3.53	3.65	1.20~11.2
2	0	3	5	2.61	1.01~6.77	8.25	3.18~21.4
2	0	4	5	1.78	0.723~4.37	5.62	2.29~13.8
2	0	5	5	1.21	0.554~2.65	3.83	1.75~8.39
2	1	2	5	2.61	0.768~8.87	8.25	2.43~28.1
2	1	3	5	1.78	0.484~6.53	5.62	1.53~20.7
2	1	4	5	1.21	0.318~4.62	3.83	1.00~14.6
2	2	2	5	1.78	0.434~7.28	5.62	1.37~23.0
2	2	3	5	1.21	0.259~5.67	3.83	0.819~17.9
0	0	4	4	2.74	1.27~5.88	8.66	4.03~18.6
0	0	5	4	2.05	1.43~2.94	6.49	4.53~9.31
0	1	3	4	2.74	0.968~7.75	8.66	3.06~24.5
0	1	4	4	2.05	0.843~5.00	6.49	2.67~15.8
0	1	5	4	1.54	0.833~2.85	4.87	2.63~9.01
0	2	2	4	2.74	0.896~8.37	8.66	2.83~26.5
0	2	3	4	2.05	0.711~5.93	6.49	2.25~18.7
0	2	4	4	1.54	0.604~3.92	4.87	1.91~12.4
0	2	5	4	1.15	0.568~2.35	3.65	1.80~7.42
0	3	3	4	1.54	0.555~4.27	4.87	1.76~13.5
0	3	4	4	1.15	0.463~2.88	3.65	1.47~9.10
1	0	4	4	2.61	0.953~7.15	8.25	3.01~22.6
1	0	5	4	1.78	1.03~3.06	5.62	3.27~9.68
1	1	3	4	2.61	0.658~10.4	8.25	2.08~32.7
1	1	4	4	1.78	0.528~5.98	5.62	1.67~18.9
1	1	5	4	1.21	0.442~3.32	3.83	1.40~10.5
1	2	2	4	2.61	0.594~11.5	8.25	1.88~36.3
1	2	3	4	1.78	0.423~7.48	5.62	1.34~23.6
1	2	4	4	1.21	0.305~4.80	3.83	0.966~15.2

续附表2

| 组1 | 组2
或 | 组3 | 组4 | 剂量1＝0.316
剂量2＝1.00
剂量3＝3.16
剂量4＝10.0 ⎱×10^t | | 剂量1＝1.00
剂量2＝3.16
剂量3＝10.0
剂量4＝31.6 ⎱×10^t | |
组1	组3	组2	组4	LD$_{50}$	置信限	LD$_{50}$	置信限
1	3	3	4	1.21	0.276～5.33	3.83	0.871～16.8
2	0	4	4	2.37	0.539～10.4	7.50	1.70～33.0
2	0	5	4	1.33	0.446～3.99	4.22	1.41～12.6
2	1	3	4	2.37	0.307～18.3	7.50	0.970～58.0
2	1	4	4	1.33	0.187～9.49	4.22	0.592～30.0
2	2	2	4	2.37	0.262～21.4	7.50	0.830～67.8
2	2	3	4	1.33	0.137～13.0	4.22	0.433～41.0
0	0	5	3	2.61	1.19～5.71	8.25	3.77～18.1
0	1	4	3	2.61	0.684～9.95	8.25	2.16～31.5
0	1	5	3	1.78	0.723～4.37	5.62	2.29～13.8
0	2	3	3	2.61	0.558～12.2	8.25	1.76～38.6
0	2	4	3	1.78	0.484～6.53	5.62	1.53～20.7
0	2	5	3	1.21	0.467～3.14	3.83	1.48～9.94
0	3	3	3	1.78	0.434～7.28	5.62	1.37～23.0
0	3	4	3	1.21	0.356～4.12	3.83	1.13～13.0
1	0	5	3	2.37	0.793～7.10	7.50	2.51～22.4
1	1	4	3	2.37	0.333～16.9	7.50	1.05～53.4
1	1	5	3	1.33	0.303～5.87	4.22	0.958～18.6
1	2	3	3	2.37	0.244～23.1	7.50	0.771～73.0
1	2	4	3	1.33	0.172～10.3	4.22	0.545～32.6
1	3	3	3	1.33	0.148～12.1	4.22	0.467～38.1

扩展资源

请登录中国农业大学出版社教学服务平台"中农 De 学堂"或扫描下方二维码查看：

1. GB 15193.2—2014 《食品安全国家标准 食品毒理学实验室操作规范》。

2. GBZ/T 240 《化学品毒理学评价程序和试验方法》。

3. GB 15193.1—2014 《食品安全国家标准 食品安全性毒理学评价程序》。

4. 市场监管总局关于发布《保健食品及其原料安全性毒理学检验与评价技术指导原则（2020 年版）》《保健食品原料用菌种安全性检验与评价技术指导原则（2020 年版）》《保健食品理化及卫生指标检验与评价技术指导原则（2020 年版）》的公告。

二维码 扩展资源